ÉRIC VERNES et RÉGIS JEANNE
Illustrations de Sophie Jacopin, Cyrille Martinet, Cécile Mazur et Anne-Christel Rolling

MON ATLAS D'ANATOMIE AIDE-SOIGNANT

90 schémas pour apprendre et s'entraîner

Vuibert

Création de la maquette et mise en pages : Magnard

Illustrations :

Sophie Jacopin (https://illustration-medicale.com/) : Figures 15, 17, 24, 25, 31, 37, 38, 40, 41, 43, 44, 45, 49, 50, 52

Cyrille Martinet (https://www.instagram.com/martinet.graphic/) : Figures 2, 3, 4, 5, 6, 7, 8, 10, 26, 32, 33, 51 (silhouette, organes digestifs)

Cécile Mazur (cecile-labo35@orange.fr) : Figures 1, 9, 11, 12b, 16, 18, 19, 20, 28, 29, 30, 39, 41, 42, 51 (cerveau, cœur, vessie, testicules, pénis, organisation des nerfs, thyroïde, glandes surrénales + assemblage du dessin)

Anne-Christel Rolling (https://www.illustrationsmedicales.com/) : Figures 12a, 13, 14, 21, 22, 23, 27, 34, 35, 36, 46, 47, 48

Couverture : Primo & Primo

ISBN : 978-2-311-66566-6

www.vuibert.fr

Achevé d'imprimer en Août 2024, par l'imprimerie L&C PRINTING GROUP – Pologne
Dépôt légal : Septembre 2024
Numéro d'éditeur : MAGSI20230533

Les auteurs

Le docteur Éric VERNES, lauréat de la faculté de médecine de Montpellier, est un médecin des hôpitaux, spécialisé en anesthésie-réanimation chirurgicale, médecine d'urgence et médecine générale. Il est aussi titulaire d'une Maîtrise de sciences biologiques et médicales en cytologie-histologie-immunologie et d'un Master 2 en pédagogie.

Il est chargé d'enseignement à la faculté de médecine de Montpellier-Nîmes et participe à l'enseignement dans plusieurs Instituts de Formation aux Métiers de la Santé du Gard et de l'Hérault. Il a fondé le Centre de Formation d'Assistants de Régulation Médicale (CFARM) des CHU de Nîmes-Montpellier-Nice-Toulouse et dirige le Centre de Formation en Gestes et Soins d'Urgence du Gard (CESU 30), au CHU de Nîmes.

Passionné de pédagogie, il s'attache à ce que ses enseignements facilitent l'apprentissage des étudiants, en accordant beaucoup d'importance à la compréhension des structures et mécanismes du vivant, aux liens entre eux, et à ce qu'ils soient adaptés à la finalité professionnelle de chaque futur métier. Ce livre a donc été écrit dans cette optique.

Monsieur Régis JEANNE est titulaire d'un Master 2 en Sciences de l'éducation, parcours responsable d'ingénierie des systèmes d'information.

Après une activité professionnelle dans une start-up comme analyste-programmeur, il intègre le milieu du soin en tant qu'agent de service hospitalier faisant fonction d'aide-soignant dans un établissement sanitaire privé. Après l'obtention de son diplôme d'État d'infirmier, il exercera quelques années dans un service d'urgences. L'obtention de plusieurs diplômes universitaires (management infirmier, gestion des risques associés aux soins en établissement de santé, amélioration des pratiques soignantes et des démarches qualité en gériatrie) l'amènera à occuper des postes d'encadrement en tant que cadre infirmier de différents services de soins (urgences, pôle chirurgie, rééducation), puis la fonction de directeur des soins infirmiers d'un établissement sanitaire en Occitanie.

Passionné de pédagogie, il intègre l'équipe de formateurs de l'IFAS du site de Nîmes du pôle formation Croix Rouge Compétence de la Croix Rouge où il participe à la mise en place de l'ingénierie du nouveau référentiel de formation des aides-soignants. Il assurera la formation du Bloc 2 – Évaluation de l'état clinique et mise en œuvre de soins adaptés en collaboration, pour plusieurs promotions d'aides-soignants, avant de rejoindre l'équipe des formateurs de l'IFSI. Dans ces deux fonctions, il s'attache à développer un apprentissage par résolution de situation complexe afin que les élèves aides-soignants, et aujourd'hui les étudiants infirmiers, acquièrent les compétences pour devenir des soignants réflexifs à même de participer à la prise en soins globale des patients.

Comment apprendre l'anatomie ? Et pourquoi ?

Qu'est-ce qu'un aide-soignant a besoin de savoir en anatomie ? « Autant » ou « moins » qu'un infirmier ? Peut-être « moins », puisque les études sont plus courtes et que les compétences attendues sont différentes. Mais tout « autant », puisque le diplôme d'AS valide l'unité d'enseignement correspondante des études infirmières en cas de poursuite du cursus. Nous avons choisi d'écrire un livre qui répond à ces deux objectifs contradictoires. Son contenu, centré sur la terminologie nécessaire à l'AS, est enrichi sur le complément numérique.

Même si seules les informations nécessaires sont présentées, la réaction de l'étudiant restera sans doute la même : « *Jamais je n'arriverai à apprendre tout ça !* ». Mais est-ce réellement le cas ? Apprendre nécessite du temps et un effort, mais celui-ci n'a pas besoin d'être pénible. L'idéal serait même de ne pas le percevoir. Nous allons voir comment.

Comment apprendre ?

Tout commence par le sens que l'on donne à l'anatomie. Essayez d'y voir la découverte d'un pays où l'AS va voyager, avec la mission de l'entretenir, de le protéger et d'aider à reconstruire ce que le temps et la nature auront abîmé. Il est nécessaire pour cela de connaître sa géographie, ses monuments et ses plus beaux panoramas. Donc, plutôt que de vouloir apprendre une liste de mots qui font peur, baladez-vous dans ce pays, dont les cartes sont des dessins anatomiques. Ce n'est pas qu'une image : choisissez un point de départ et suivez le squelette. Il vous donnera une base de noms, souvent déjà connus.

À partir de ce squelette et des règles d'appellation du premier chapitre, vous verrez que la plupart des termes anatomiques se reconstruisent seuls, un peu comme un jeu de mots fléchés, par association, position, proximité, destination ou forme. Cherchez lesquelles, plutôt que de lire les noms mille fois sans vraiment y porter attention. Imaginez-vous en globule rouge et suivez le flux du sang, en influx nerveux dans son neurone, en aliment mangé, en fourmi sur la peau et parlez de vos voisins les muscles. Faut-il lire l'anatomie ? Non, elle est visuelle. C'est une carte, il faut la dessiner ! Combien de fois avez-vous gribouillé dans le coin d'une feuille durant un moment d'ennui ? Continuez mais comme cela :

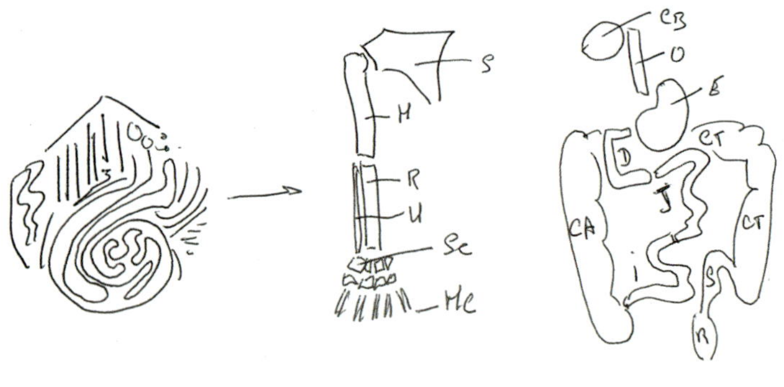

L'esthétique n'a aucune importance. Rectangles, ronds et triangles suffiront. Il faut juste évoquer les noms dans sa tête, inscrire leurs initiales ou les écrire en entier : peu importe ! Vous ferez travailler les mêmes neurones dans votre cerveau en dessinant votre carte. Et quand vous passerez à de vrais dessins, et surtout à une vraie personne, tout vous semblera facile.

Certes, il faut que l'information entre. Mais il faut aussi, et surtout, qu'elle puisse ressortir et être utilisée. Donc récitez, dessinez, plutôt que de lire. Vous verrez alors ce que vous savez déjà, pour vous concentrer sur le reste. Vous trouverez des moyens inconscients pour récupérer la connaissance, vous souvenir. Vous ferez alors des liens qui vous seront propres. La partie entraînement de cet atlas vous permettra de le faire et de le refaire.

Quoi apprendre ?

Il est souvent difficile de percevoir l'intérêt des enseignements fondamentaux du début des études : « *Qu'est-ce que je dois apprendre ?* », « *À quoi cela va servir ?* » sont des questions fréquentes. Afin de vous permettre de percevoir le lien entre votre apprentissage et votre avenir professionnel, chaque dessin est accompagné de deux commentaires précisant en quoi les termes du dessin vous seront utiles. Le premier (en jaune), plus médical, concerne la physiologie ou la pathologie. Le second (en violet) concerne les soins ou les surveillances exercés par l'AS. Par ailleurs, ce qui fixe les connaissances dans votre mémoire, ce sont les liens que vous ferez avec d'autres informations déjà mémorisées. Plus vous ferez de liens, plus votre apprentissage sera facile et durable. Dans les années qui suivront vos études, n'hésitez pas à revenir revoir ces dessins : c'est le moyen le plus sûr de ne jamais vous perdre dans ce pays, en évitant d'oublier ses chemins.

Pourquoi avec cet atlas ?

Ce pays qu'est l'anatomie est vaste, vous n'avez pas besoin d'en connaître tous les recoins. Ainsi, dans ce livre, un choix a été fait, afin de vous présenter ce qui nous semble le plus pertinent. Notre objectif est de ne pas trop appauvrir ni surcharger la carte de ce pays, en restant en lien direct avec les termes utilisés dans les soins. L'anatomie est une science et elle se veut précise et exacte ; chaque nom évoquant une structure et une seule. Afin de simplifier et d'alléger, nous n'avons pas toujours précisé le côté par exemple (merci aux experts de nous en excuser). Dans la réalité du patient, identifier le côté est fondamental, vous pourrez le rajouter vous-même. En effet, **ce livre est votre livre**, il peut le rester longtemps, car l'anatomie ne change pas. Vous pouvez donc y surligner les termes cités par vos propres enseignants, en ajouter, écrire d'autres liens que ceux évoqués... Bref en faire votre carnet de voyage, comme un archéologue aventurier-explorateur ou un élève d'une école de magie !

Ainsi, en sachant que vous pouvez parfaitement réussir à apprendre l'anatomie, autrement, sans inquiétude, non pas pour une évaluation ponctuelle mais pour un voyage qui vous attire et qui durera longtemps, en ayant pris conscience de son utilité, **votre motivation soutiendra votre effort, qui vous semblera finalement léger**. En dessinant à la moindre occasion, en vous remémorant ce que vous saviez ou croyiez savoir, en zappant (pas trop longtemps) sur les connaissances évoquées – Internet rend cela facile – vous ferez des liens multiples et variés qui faciliteront l'ancrage de vos connaissances à long terme.

Voici **quelques conseils généraux :**

- **soyez concentrés**, en cours et en travaillant. Ne restez donc pas trop longtemps sur le même schéma : l'attention ne dure pas ;
- croyez en vous et **faites-vous confiance**. Vous n'êtes pas là par hasard ;
- **revoyez vos cours régulièrement** mais pas longtemps. Si vous avez retenu ce qui est dit précédemment, ne le faites pas en les lisant mais en les dessinant et en les récitant. Mieux encore, en les expliquant aux autres ;
- **intéressez-vous !** À votre avenir, à votre futur métier, à vos futurs patients, à comprendre plutôt qu'à apprendre. Ayez pour cible votre compétence, pas vos examens. Si vous êtes compétents, vous réussirez vos évaluations, l'inverse n'est pas toujours vrai ;
- **dormez !** Vos synapses se font la nuit et plutôt en seconde partie. Donc, si vous ne dormez pas tout le temps nécessaire (en général 8 heures), vous ne serez peut-être pas fatigué, mais vous n'aurez rien mémorisé. Votre travail tardif n'aura servi à rien.

Il ne nous reste plus qu'à vous souhaiter un bon voyage et de belles aventures au pays du corps humain !

Les auteurs

Comment utiliser ce livre ?

Pour mieux vous aider à apprendre et comprendre toutes les notions fondamentales d'anatomie utiles à tous les aides-soignants étudiants et professionnels, ce livre regroupe 90 schémas tout en couleurs, soigneusement sélectionnés et légendés par les auteurs. Il vous permettra à la fois :

- d'apprendre les structures anatomiques ;
- d'assimiler leur position et leur interaction dans le corps humain ;
- de comprendre leur importance pour l'exercice professionnel aide-soignant.

Pour chaque schéma, vous trouverez :

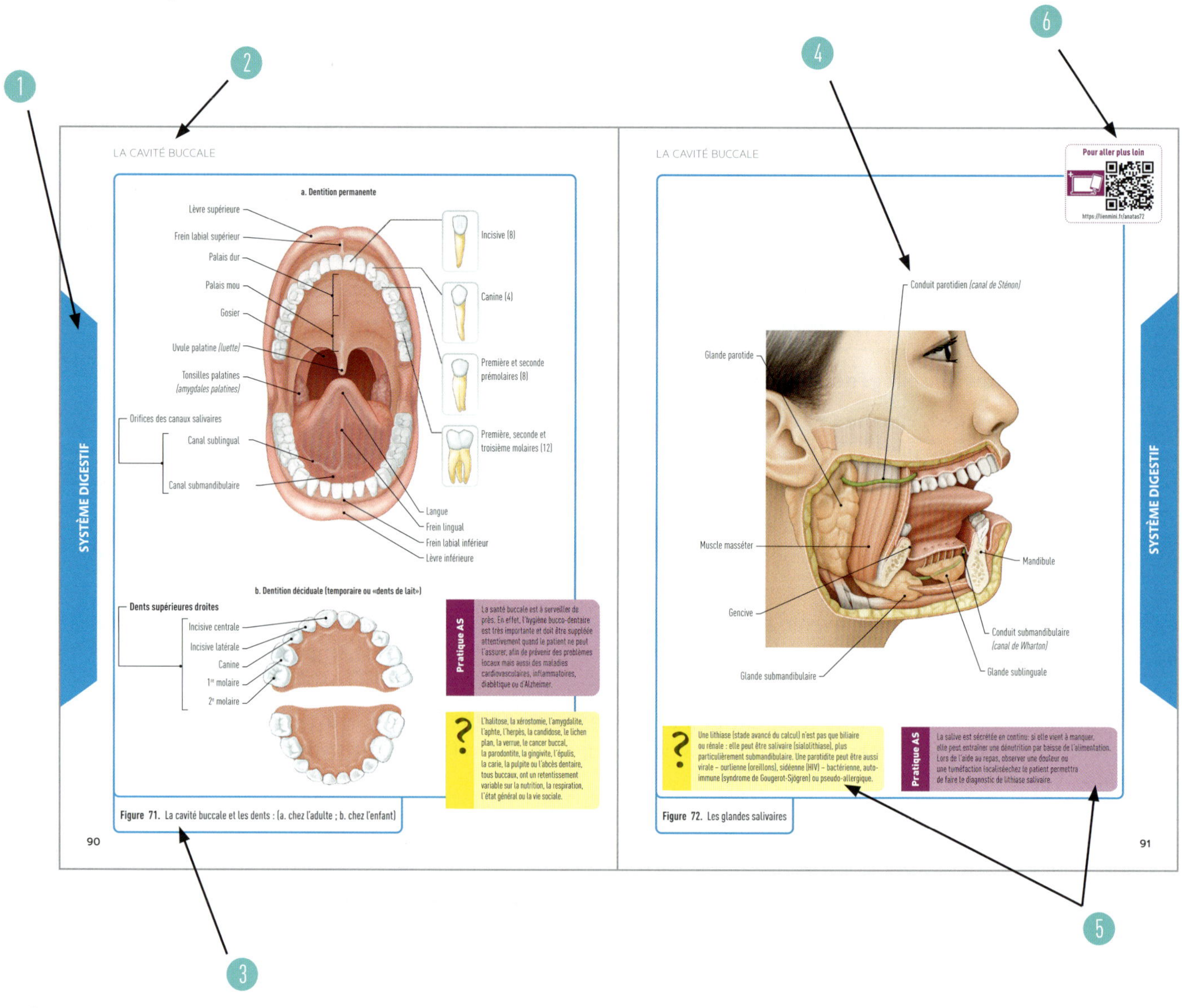

1. Une couleur différente pour chacun des 12 chapitres et de larges onglets pour se repérer facilement dans le livre :

- Bases anatomiques
- Système tégumentaire
- Système locomoteur
- Système nerveux
- Système sensoriel
- Système endocrinien
- Système cardiovasculaire
- Système sanguin et hématopoïétique
- Système respiratoire
- Système digestif
- Système urinaire
- Système reproducteur

2. Des titres généraux pour situer la zone du corps où se trouve la structure étudiée.

3. Une mention descriptive et explicite de la structure étudiée (vue, coupe, etc.). Référez-vous à la figure 1 page 11 pour apprendre ce vocabulaire spécifique et visualiser dans quel sens on observe les structures. Des mentions complémentaires sont présentes dès qu'il y en a besoin.

4. Des traits de légendes précis et des légendes détaillées pour faire le lien entre les structures et réviser le vocabulaire. Vous trouverez entre parenthèses et en italique les anciennes appellations, parfois encore utilisées dans le langage courant mais qui ne sont plus d'actualité en termes d'anatomie (oreillette, rotule, omoplate, péroné, etc.). Certaines légendes seront matérialisées par des pointillés. Elles désignent des structures peu ou pas visibles sur le schéma mais essentielles à la compréhension de l'anatomie et de ses interactions. Ne nous inquiétez pas : vous retrouverez ces structures sur d'autres dessins présentant d'autres coupes/vues. Et là, tout sera visible !

5. Pour chaque schéma, des encarts explicatifs indiquent :
   - pourquoi il est essentiel, en tant qu'aide-soignant, de connaître la structure étudiée (encadré jaune) ;
   - quel lien il faut faire entre le schéma et la pratique et les soins aide-soignants (encadré violet).

   Pour chaque schéma, n'hésitez pas à faire des allers-retours entre les différents systèmes de l'atlas pour comprendre l'interaction entre les différents muscles, organes, etc. Par ailleurs, utilisé en parallèle des schémas d'entraînement pour remobiliser les connaissances apprises sur les schémas légendés, cet atlas est un vrai outil de visualisation et de mémorisation à consulter lors de ses études et à conserver tout au long de sa vie professionnelle : c'est votre livre.

6. Pour les formateurs ou les élèves souhaitant aller plus loin, retrouvez certains schémas légendés de manière plus approfondie pour situer d'autres structures.

Une fois la théorie acquise, retrouvez tous les schémas en version vierge pour vous entraîner. Des traits de légende précis larges et espacés, sur un papier où l'on peut gommer, vous permettront de réviser le vocabulaire à l'infini.

Pour vous auto-évaluer, n'hésitez pas à faire des allers-retours entre les différents systèmes de la première partie légendée pour comprendre vos éventuelles erreurs. C'est par l'entraînement que vous y arriverez !

Bonne lecture !

SOMMAIRE

ATLAS LÉGENDÉ

BASES ANATOMIQUES

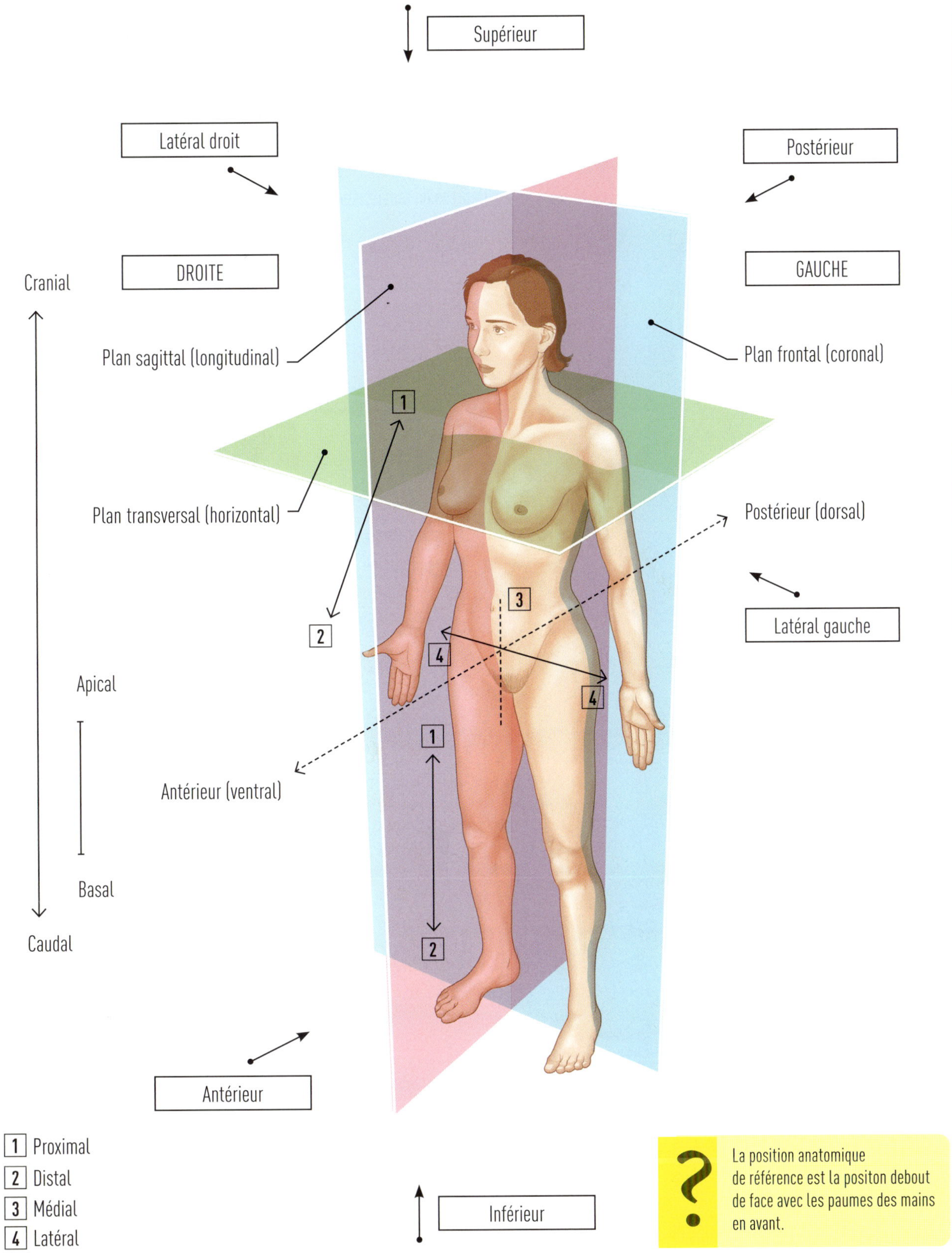

?

La position anatomique de référence est la positon debout de face avec les paumes des mains en avant.

Figure 1. Les axes de référence

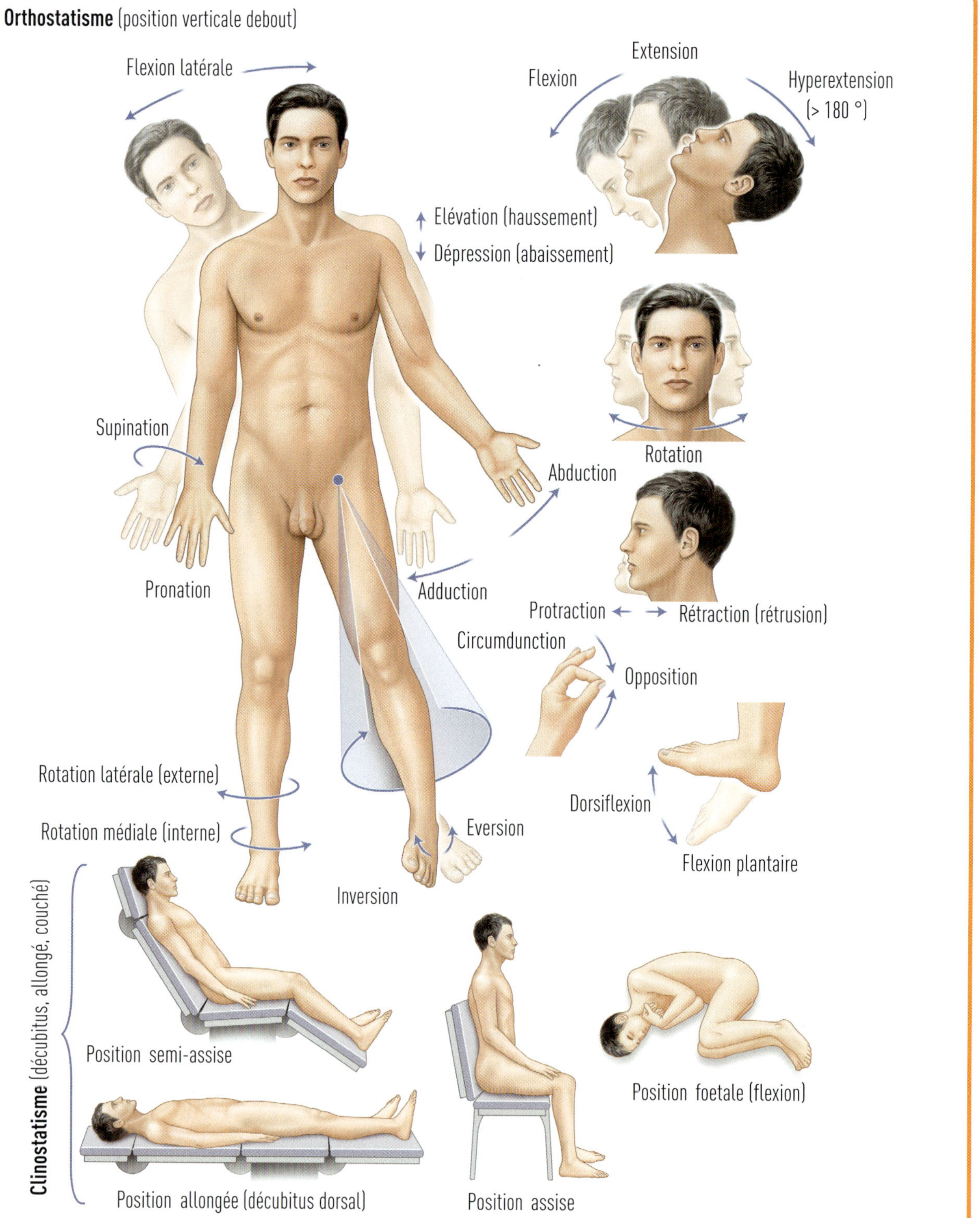

Pratique AS

Connaître les noms des mouvements permet de bien comprendre les consignes sur les mouvements à éviter afin de diminuer le risque de luxation d'une prothèse totale de hanche par exemple (adduction, abduction, en rotation latérale externe).

Figure 2. Les mouvements

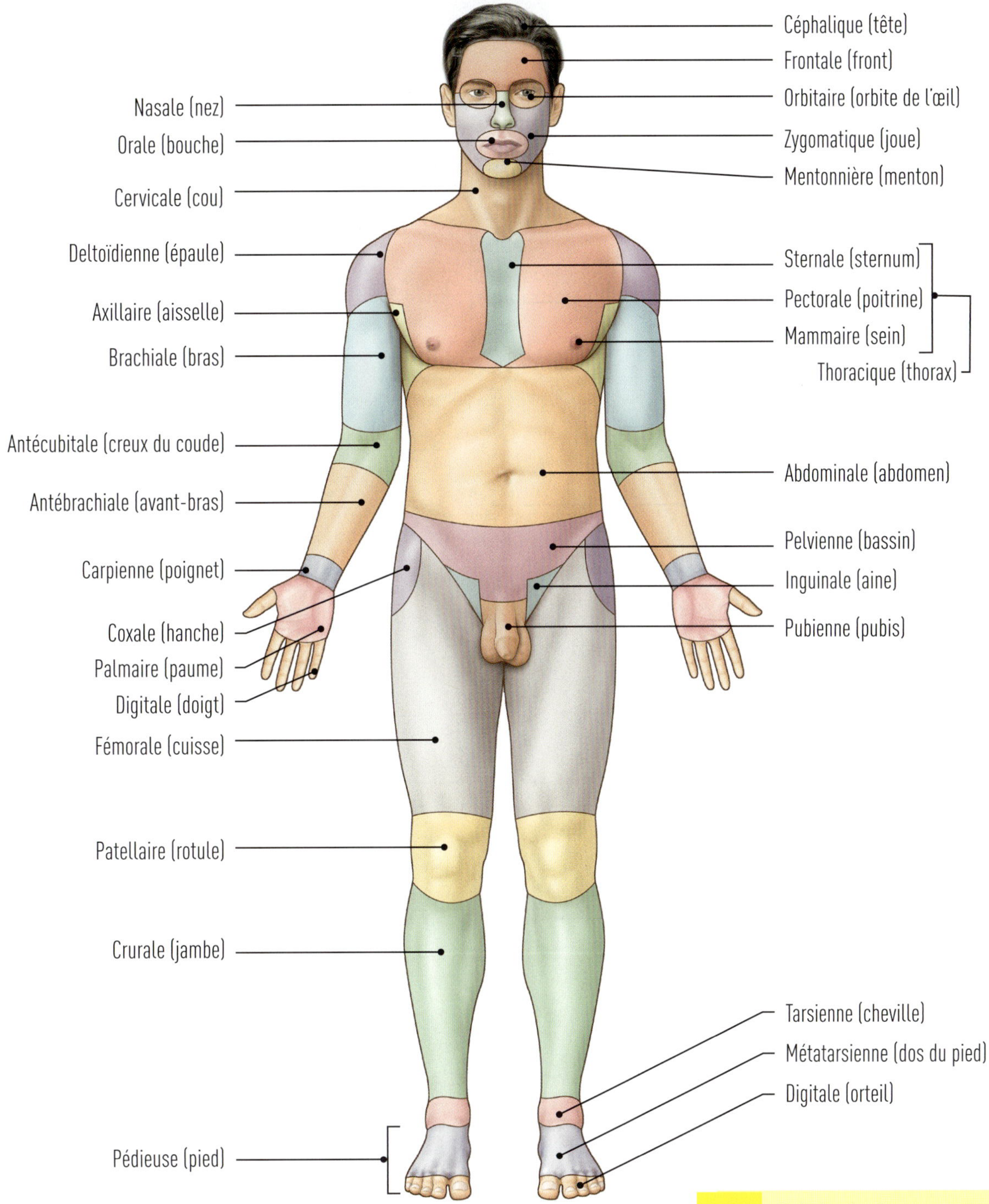

? Parler le même langage, avec le même vocacabulaire, permet à tous les intervenants, administratifs, médicaux et paramédicaux, de se comprendre sans risque d'erreur d'interprétation.

Figure 3. Les parties du corps (vue externe antérieure)

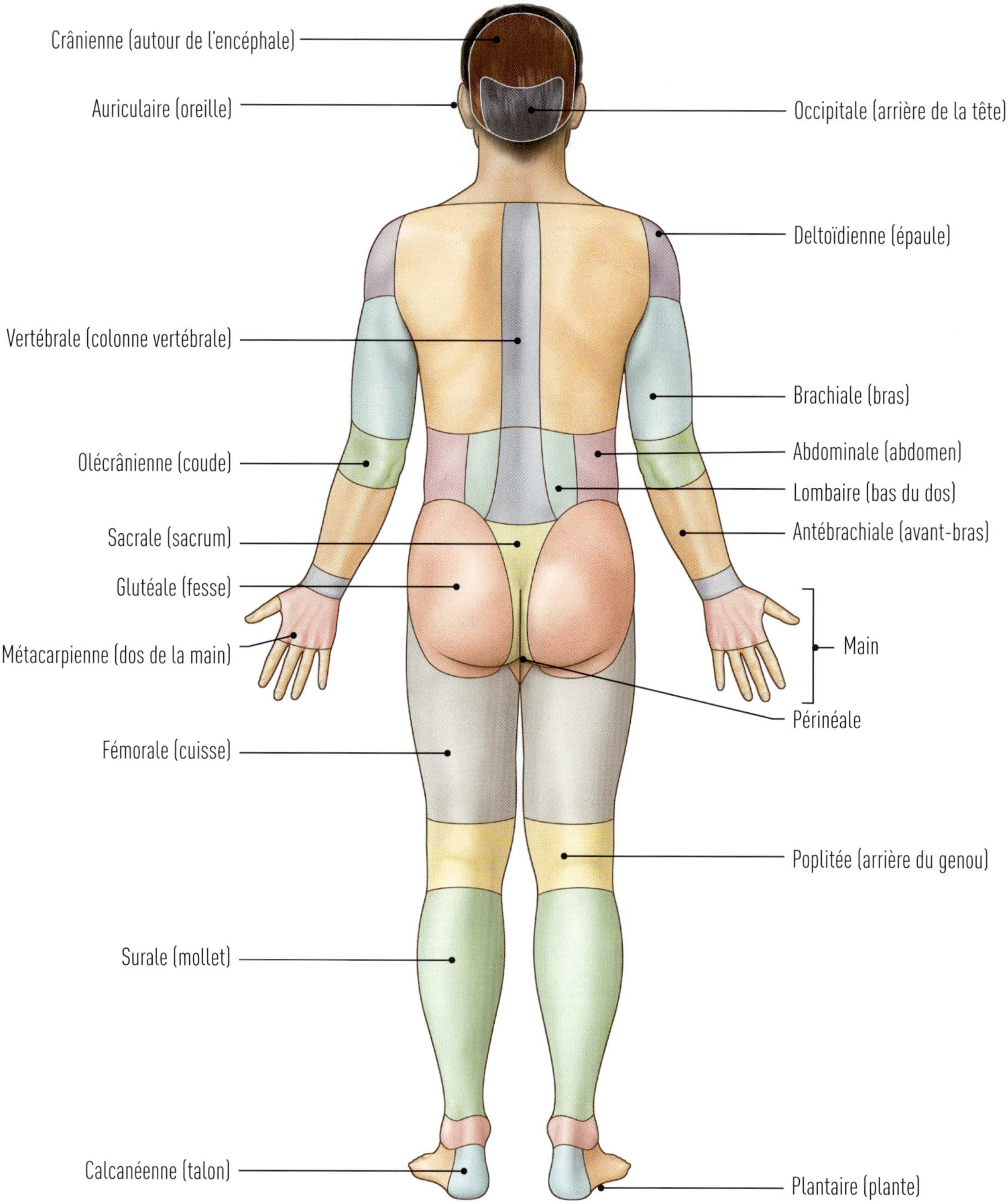

Pratique AS

Connaître les différents termes médicaux et les noms anatomiques permet à l'aide-soignant d'avoir une crédibilité lorsqu'il transmet le résultat de ses actions et surveillances.

Figure 4. Les parties du corps (vue externe postérieure)

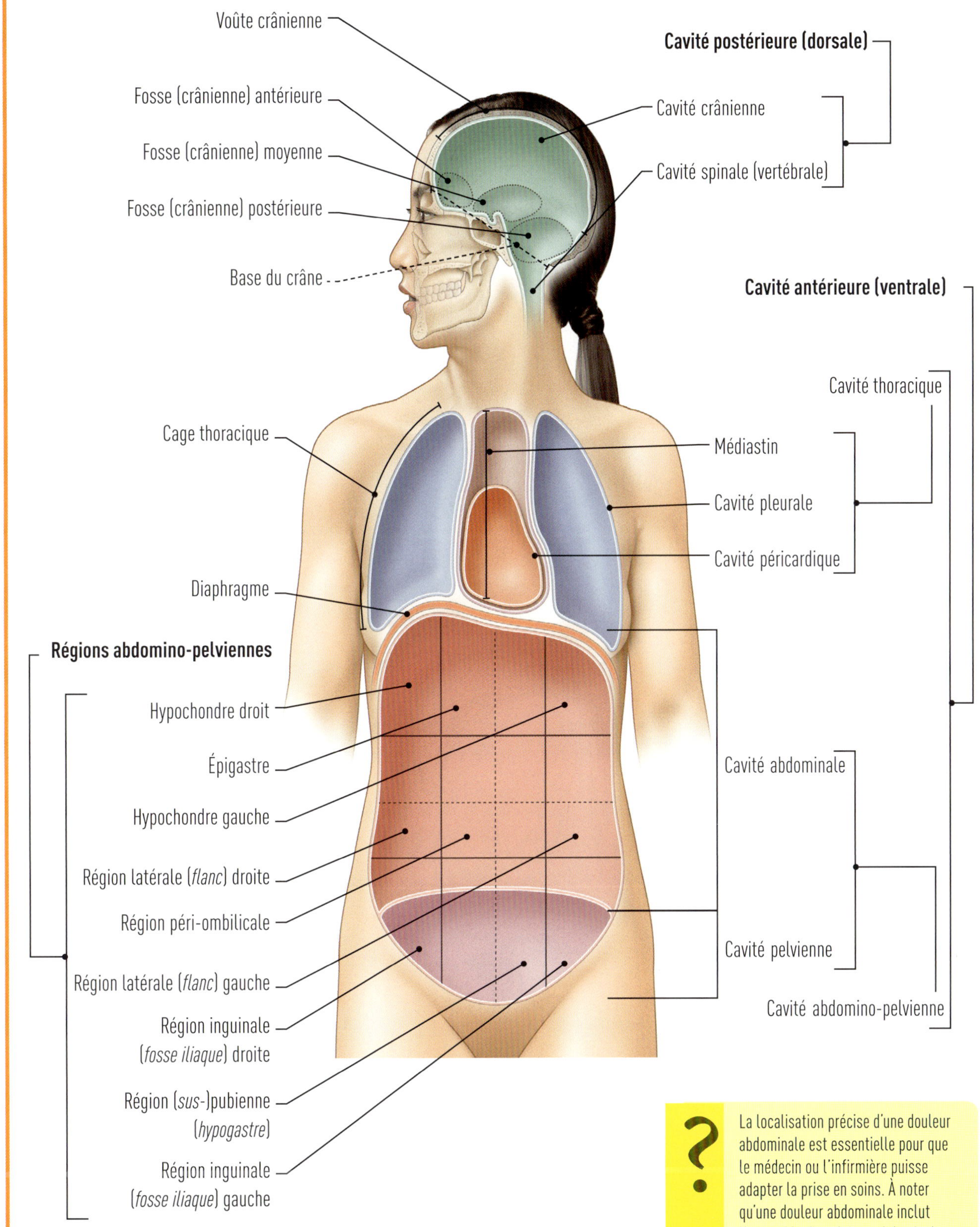

La localisation précise d'une douleur abdominale est essentielle pour que le médecin ou l'infirmière puisse adapter la prise en soins. À noter qu'une douleur abdominale inclut l'ensemble des régions abdominales.

Figure 5. Les parties du corps (vue interne)

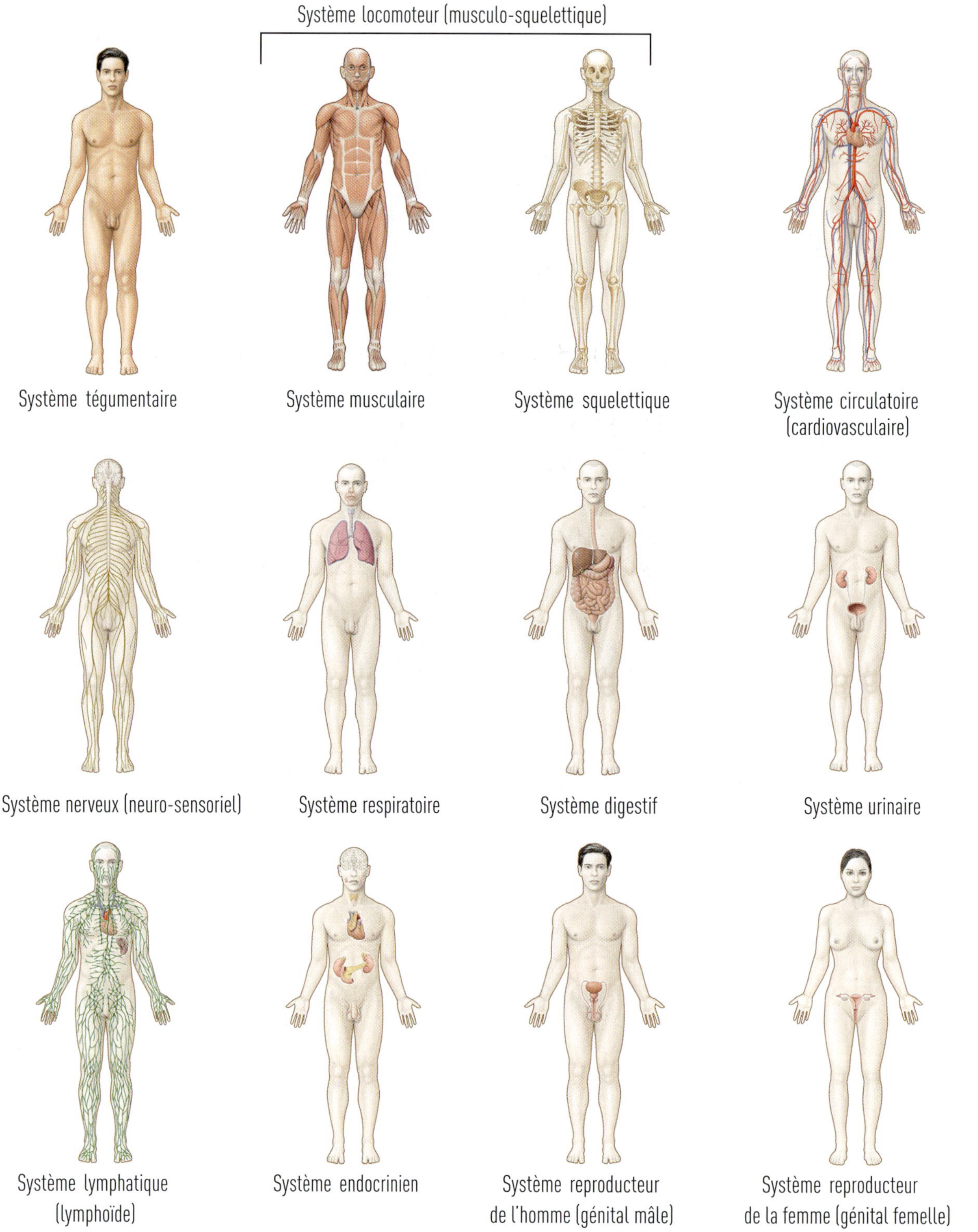

?

Les organes concourants à une même fonction sont regroupés en systèmes. Ils sont faits d'une association des tissus qui contiennent des cellules spécialisées.

Figure 6. Les systèmes de l'organisme humain

BASES ANATOMIQUES

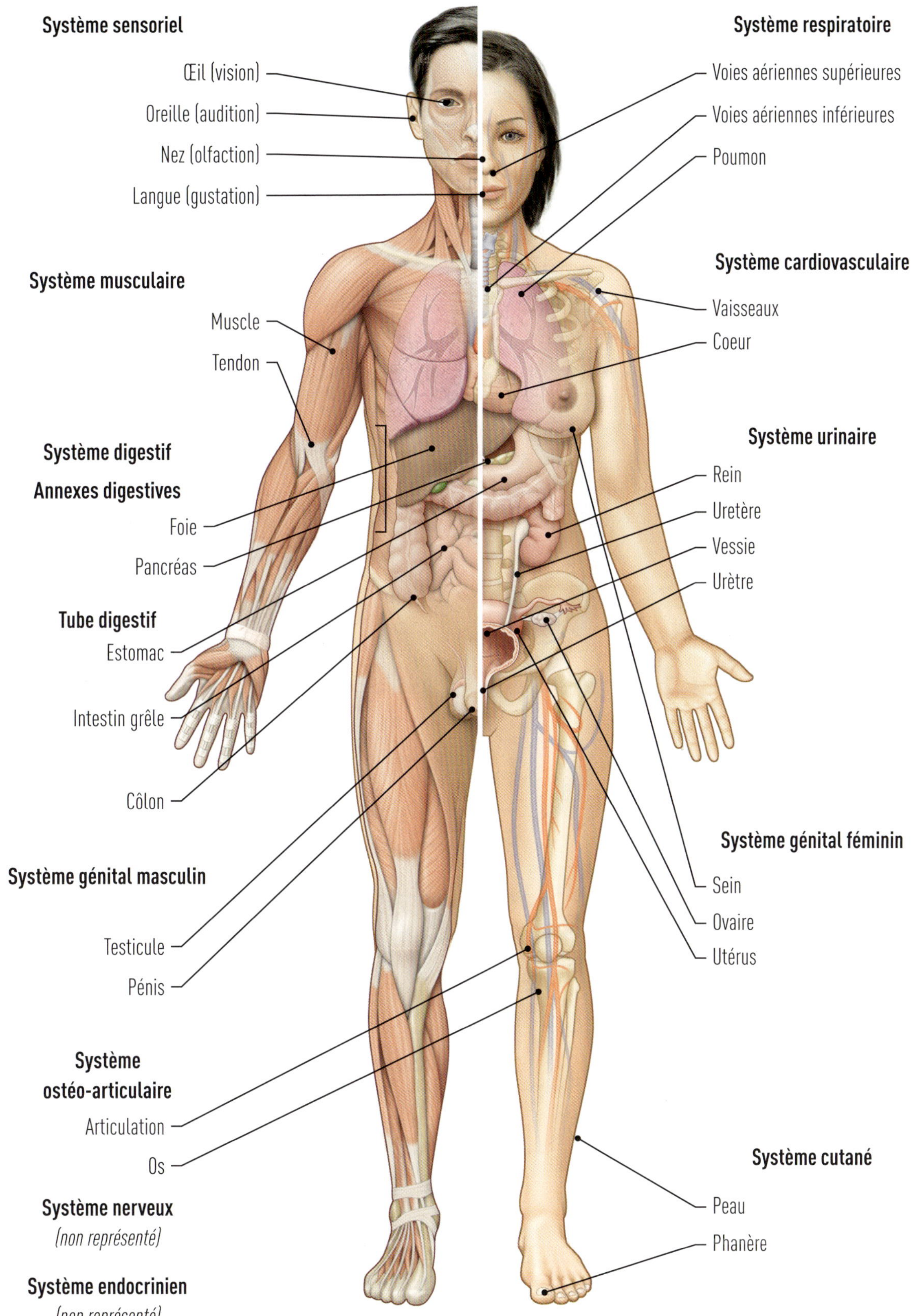

Figure 7. La répartition des organes au sein des systèmes

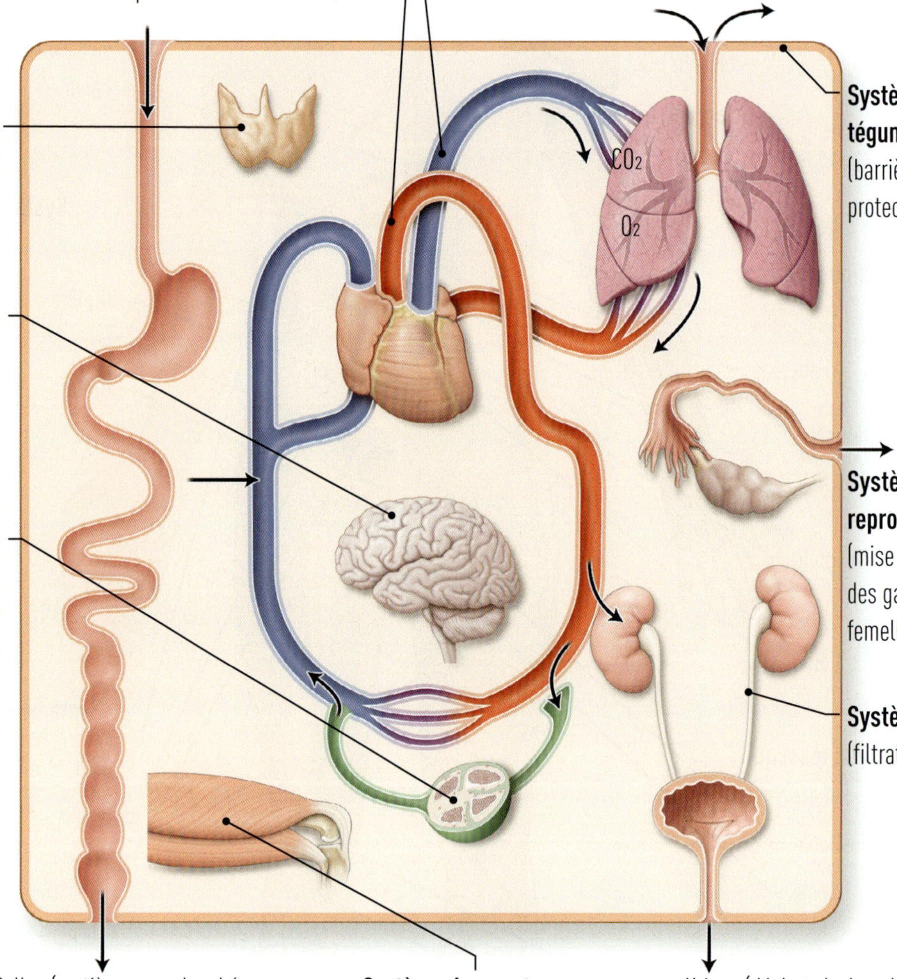

? Chaque système a son rôle, mais c'est de l'interaction harmonieuse entre tous les systèmes que naît l'équilibre (homéostasie) nécessaire à la vie et à la bonne santé.

Figure 8. Les rôles et les interactions des systèmes du corps

Pour aller plus loin

https://lienmini.fr/anatas09

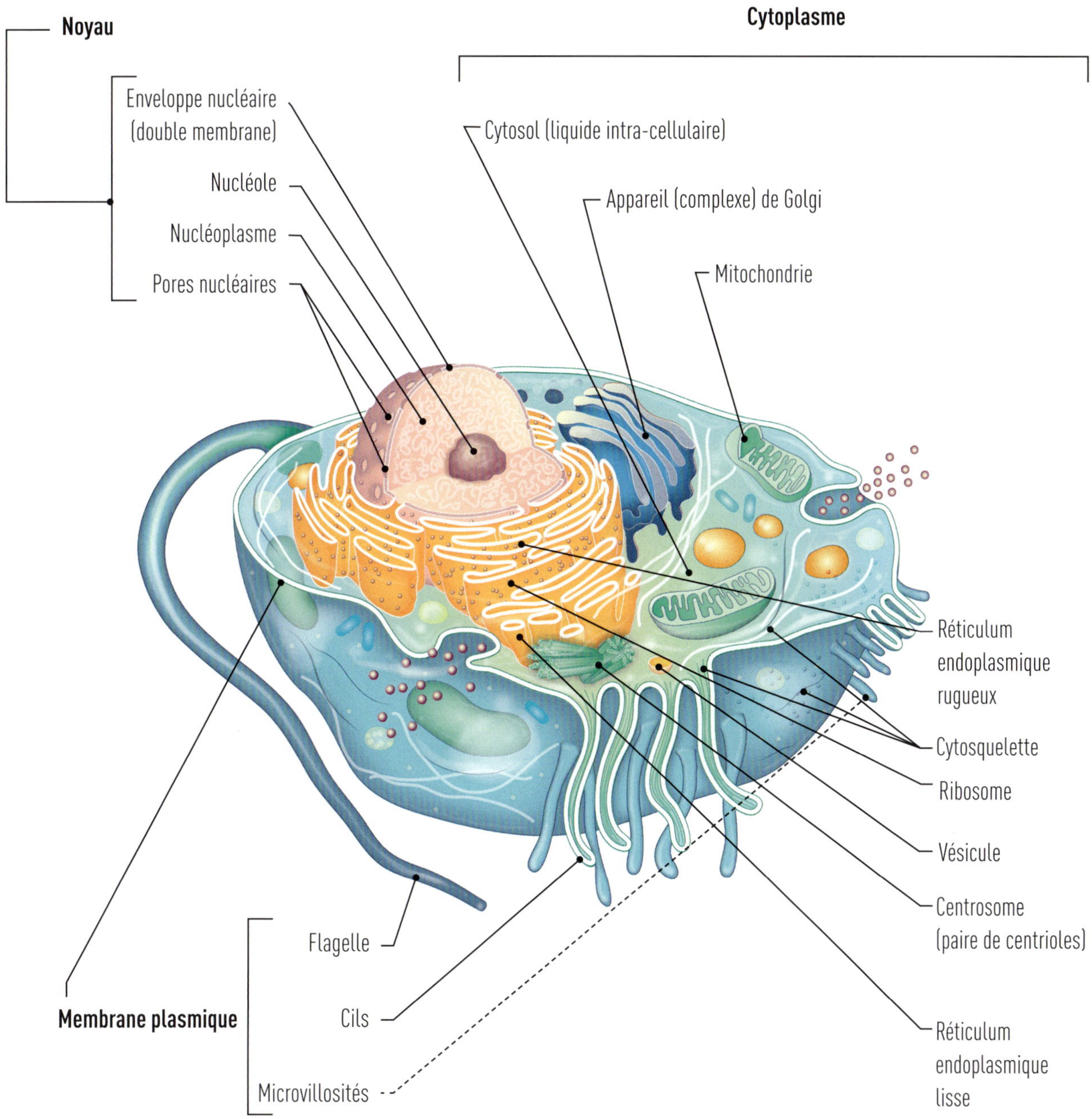

Le noyau d'une cellule contient les « recettes » des protéines que cette cellule peut produire dans le cytoplasme. Les mitochondries produisent l'énergie grâce au sucre (glucose) et à l'oxygène. Les membranes servent aux échanges.

Figure 9. La cellule eucaryote

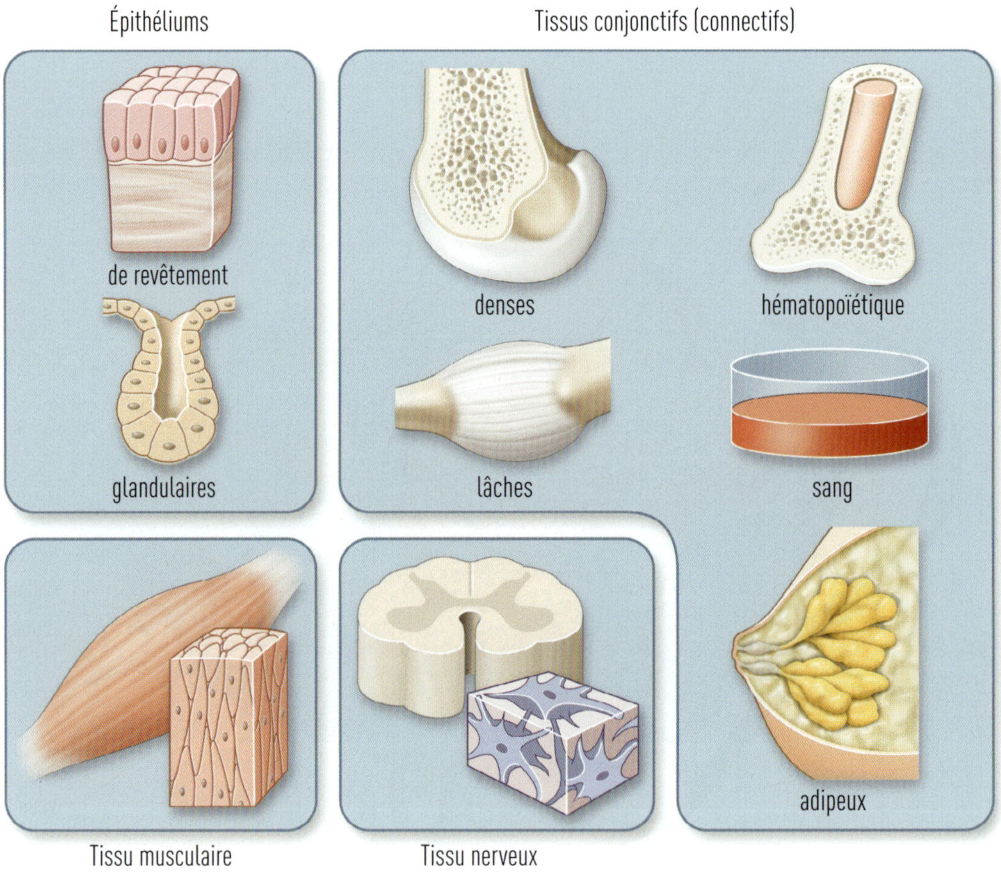

? Les épithéliums recouvrent ou sécrètent (en interne : endocrine ; en externe : exocrine). Les tissus conjonctifs soutiennent ou circulent. Le tissus nerveux commande et le musculaire bouge.

Figure 10. Les tissus

SYSTÈME TÉGUMENTAIRE

Pour aller plus loin
https://lienmini.fr/anatas11

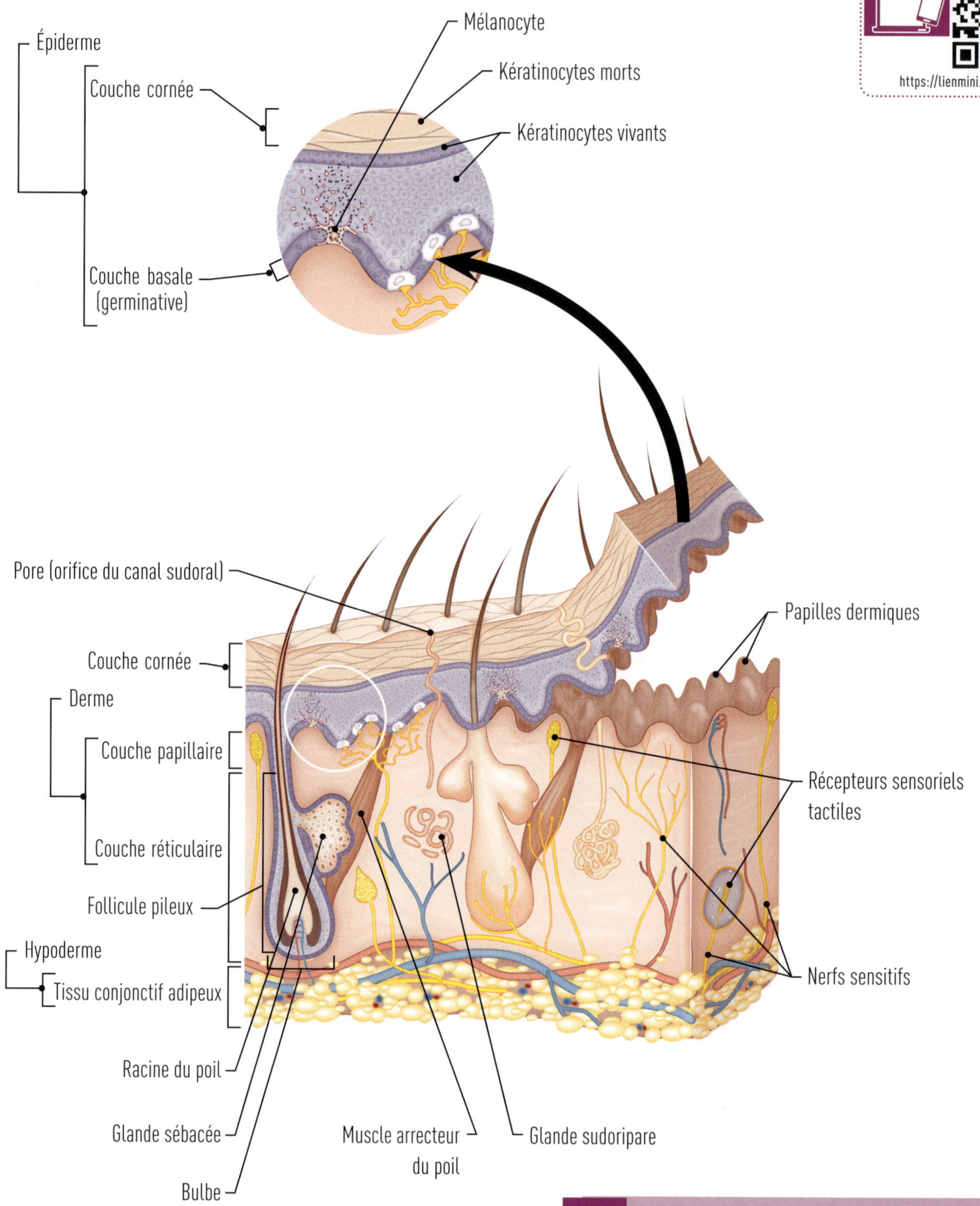

?

Les papilles expliquent la cicatrisation selon la profondeur d'une brûlure. Les cellules cutanées sont la source de plusieurs cancers. Les sensibilités nociceptive, au toucher léger (superficielle), au froid, au chaud, à la pression ou l'étirement (profonde) sont perçues via des fibres libres ou de nombreux récepteurs spécialisés.

Pratique AS

La peau nécessite de nombreux soins ou actions préventives et doit être surveillée avec attention. Son aspect et sa coloration sont des informations très utiles (exemples : jaune de l'ictère, bleue diffuse d'une méthémogloninémie ou localisée d'une cyanose, rouge et œdématiée d'un urticaire, pâle d'une anémie, marbrée d'un état de choc, etc.).

Figure 11. L'histologie de la peau

Pour aller plus loin
https://lienmini.fr/anatas12

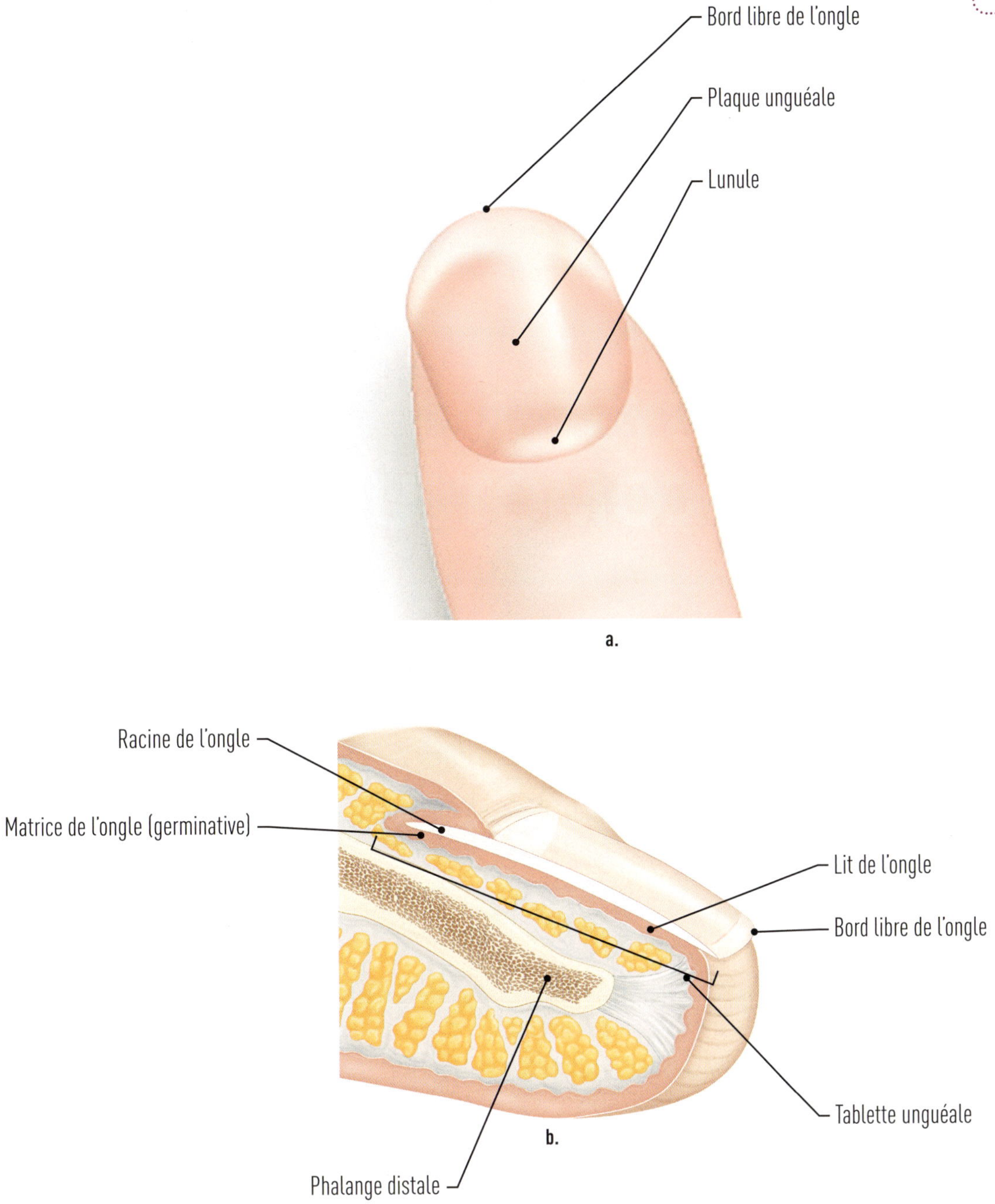

? L'aspect de la lunule (disparition/coloration) ou de l'ongle (aspect/forme/épaisseur) peut être le signe de maladies systémiques ou d'infection (bactérienne/fongique).

Pratique AS Leur soin est important, surtout chez le patient fragile (diabétique, âgé).

Figure 12. Les ongles (a. vue externe ; b. vue en coupe)

SYSTÈME LOCOMOTEUR

Pour aller plus loin

https://lienmini.fr/anatas13

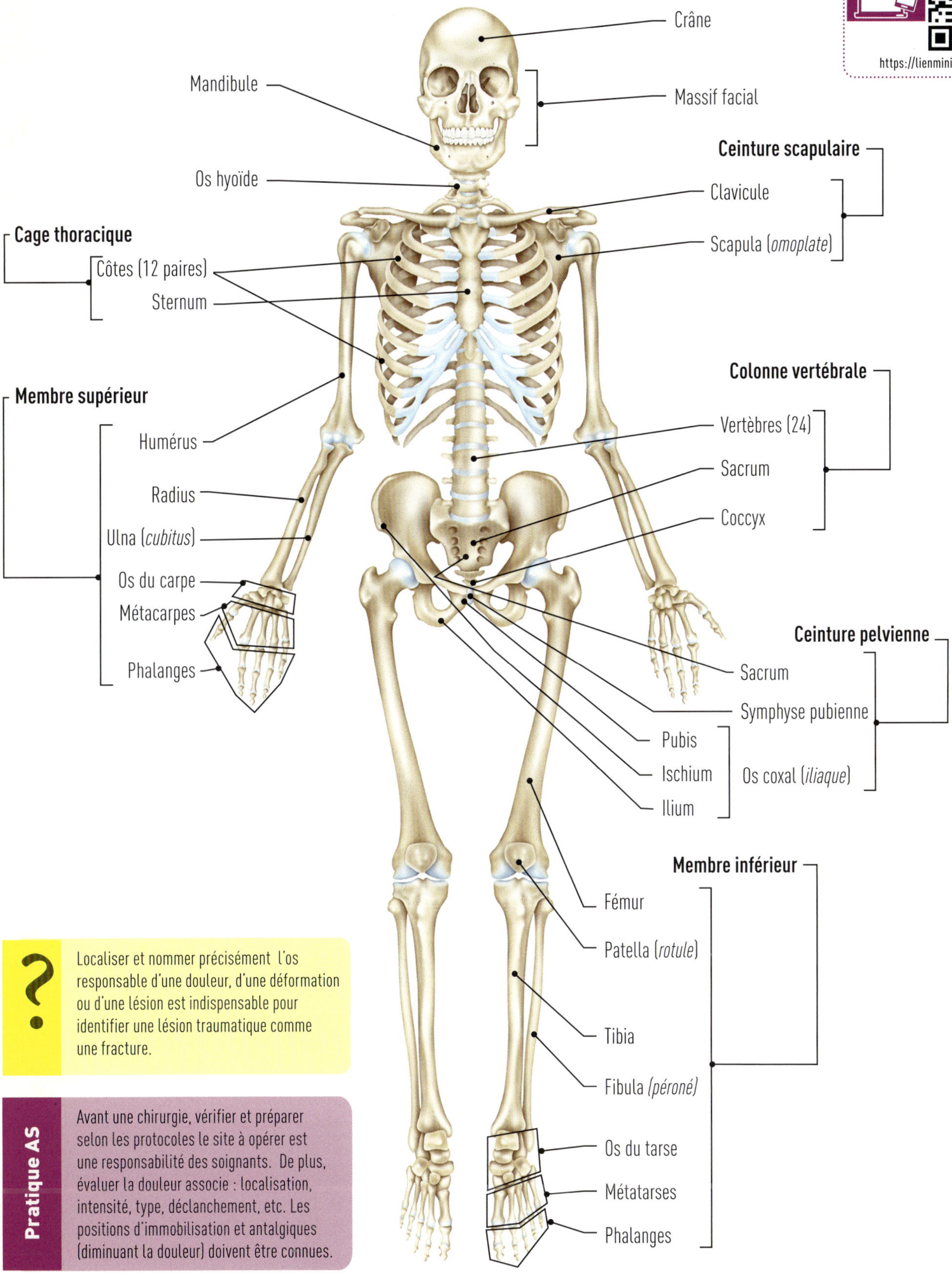

? Localiser et nommer précisément l'os responsable d'une douleur, d'une déformation ou d'une lésion est indispensable pour identifier une lésion traumatique comme une fracture.

Pratique AS Avant une chirurgie, vérifier et préparer selon les protocoles le site à opérer est une responsabilité des soignants. De plus, évaluer la douleur associe : localisation, intensité, type, déclanchement, etc. Les positions d'immobilisation et antalgiques (diminuant la douleur) doivent être connues.

Figure 13. Le squelette (vue antérieure)

SYSTÈME LOCOMOTEUR

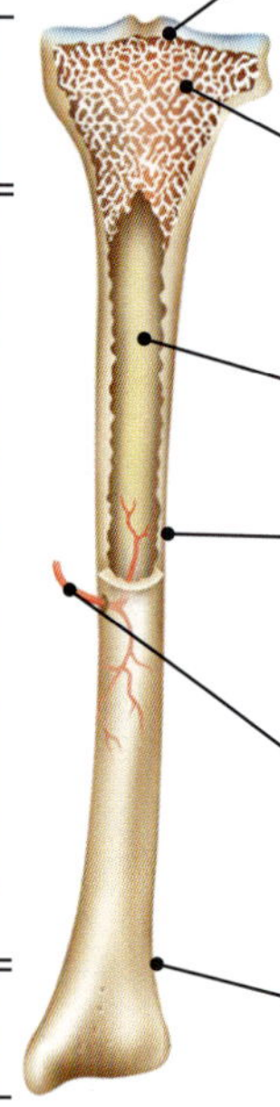

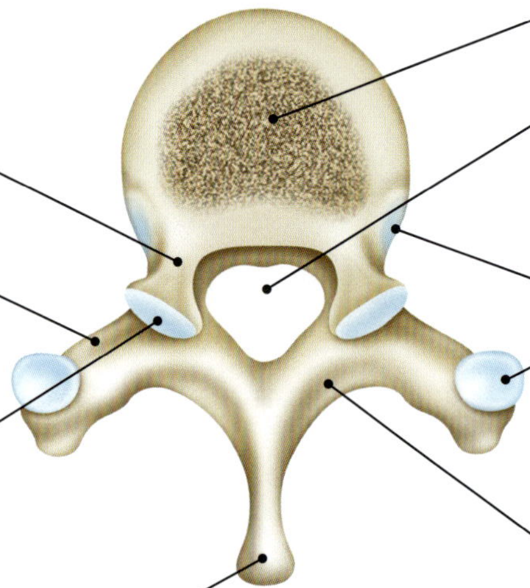

? La moelle rouge (tissu hématopoïétique) contenue dans les os fabrique les cellules du sang. Elle est en permanent remodelage et peut être fragilisée par la décharge (alitement/immobilisation), l'âge et les médicaments (ostéoporose). Du fait de sa structure, la fracture saigne.

Pratique AS

L'os est un accès vasculaire (intra-osseuse). Sa fragilité est à prendre en compte lors de la mobilisation des patients.
Le risque hémorragique d'une fracture rend indispensable la surveillance des paramètres vitaux par l'aide-soignant.

Figure 14. Os long et vertèbre

a.

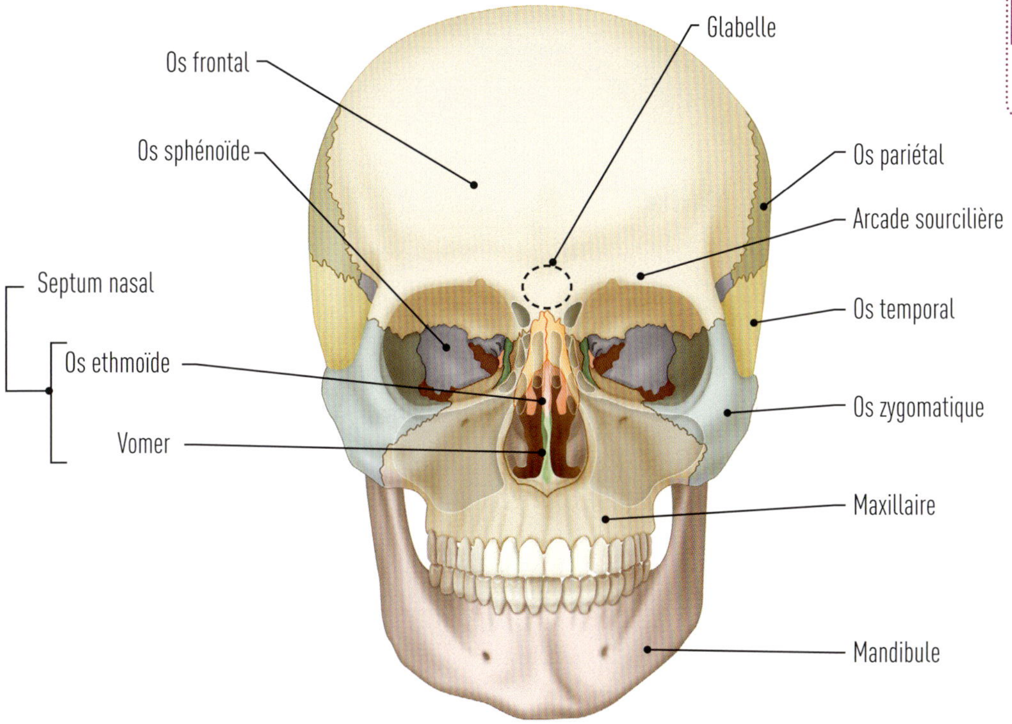

b.

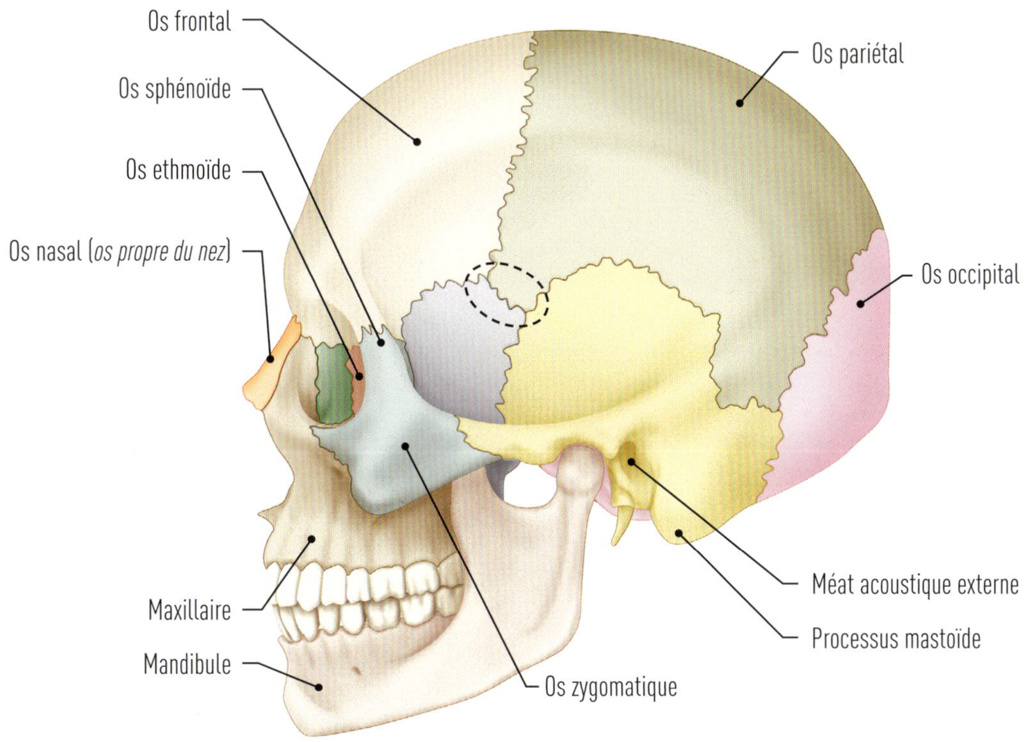

? Le crâne, très solide, protège le cerveau : un traumatisme crânien peut avoir des conséquences neurologiques et un traumatisme de la face peut obstruer les voies aériennes. Une infection de la mastoïde (mastoïdite) peut quant à elle compliquer une otite moyenne aiguë.

Pratique AS Les soignants doivent pouvoir localiser et reconnaître les signes de gravité d'un trausmatisme crânien ou facial. Les différentes zones du scalp se nomment du nom de l'os sous-jacent, ce qui permet de décrire précisément une plaie.

Figure 15. Les os du crâne et de la face (a. vue antérieure ; b. vue latérale)

Pour aller plus loin

https://lienmini.fr/anatas16

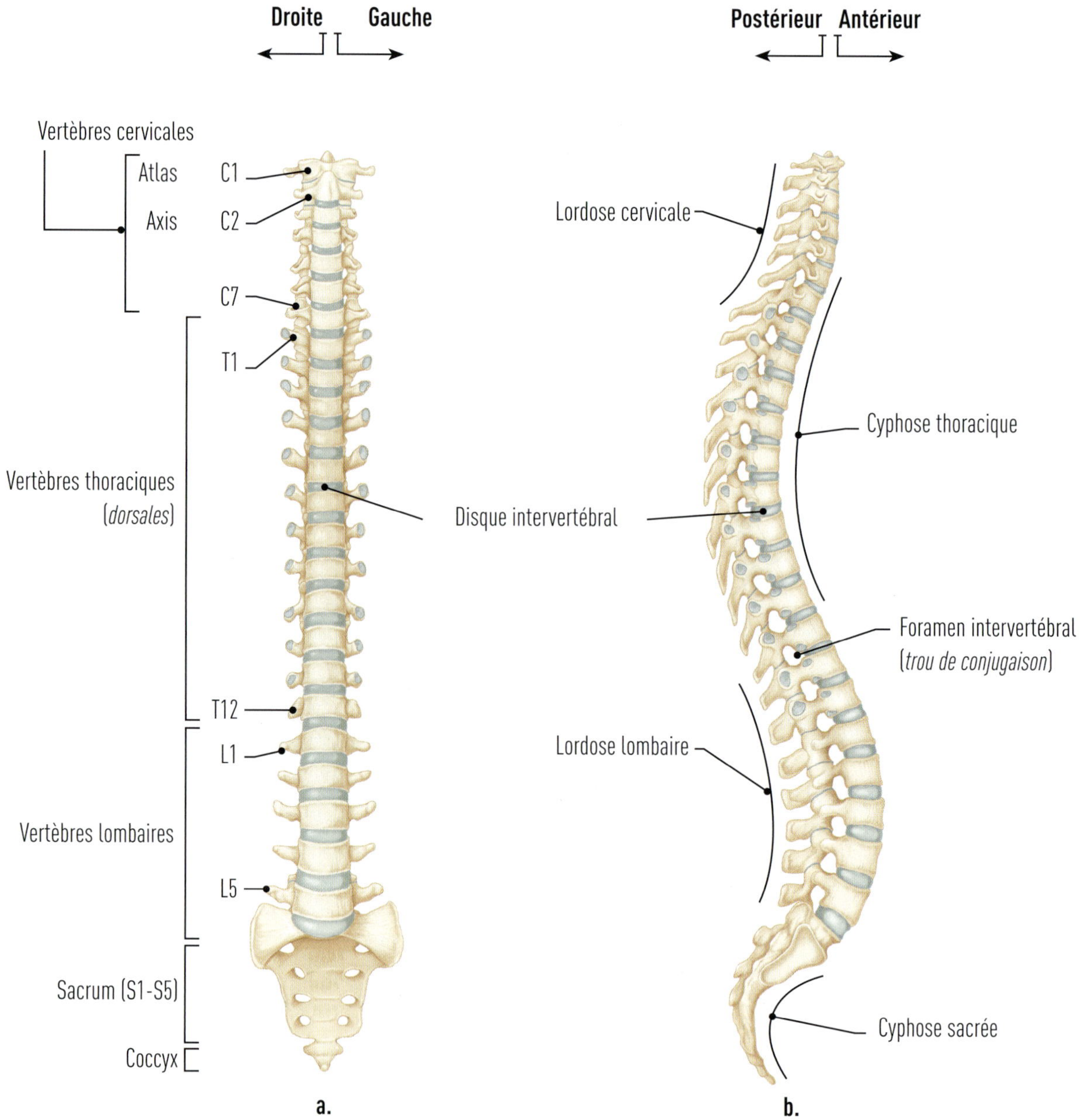

?

Le rachis assure en même temps la stabilité du corps, la protection de la moelle spinale, le mouvement et la souplesse. L'hypercyphose et l'hyperlordose sont des déformations pathologiques de la colonne.

Pratique AS

Toute fracture du rachis impose de l'attention lors de la mobilisation et lors des soins d'hygiène et de confort, afin de prévenir une douleur et une aggravation des lésions.

Figure 16. Le rachis (a. vue antérieure ; b. vue latérale droite)

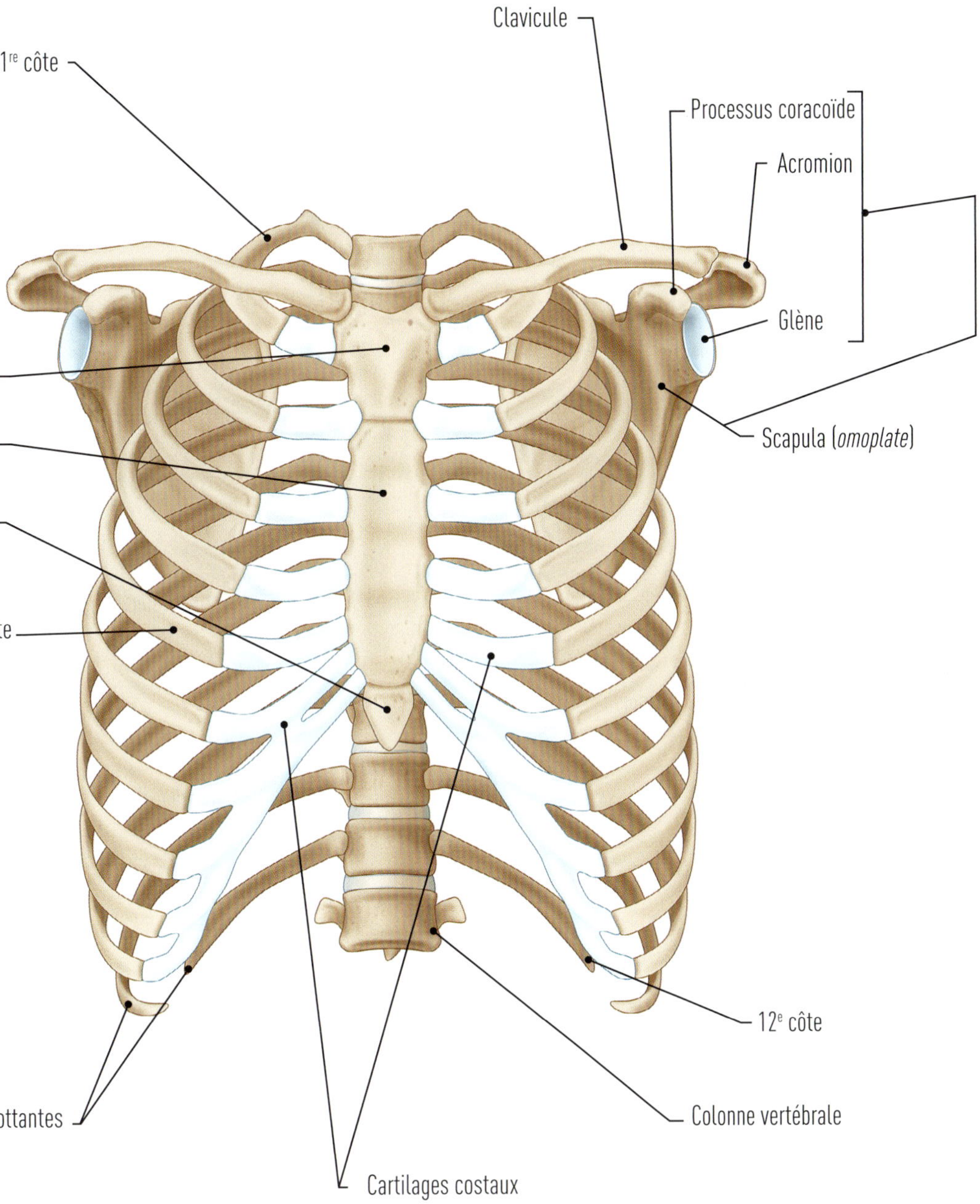

?

Les lésions traumatiques du gril costal et les déformations ou rigidifications du thorax peuvent entraîner une insuffisance respiratoire. Une fracture de côte donne une douleur élective sur son trajet.

Pratique AS

Bien savoir se repérer sur la cage thoracique est indispensable pour placer les électrodes lors d'un électrocardiogramme ou pour réaliser un bon massage cardiaque externe.

Figure 17. Le thorax et la ceinture scapulaire (vue antérieure)

Pour aller plus loin
https://lienmini.fr/anatas18

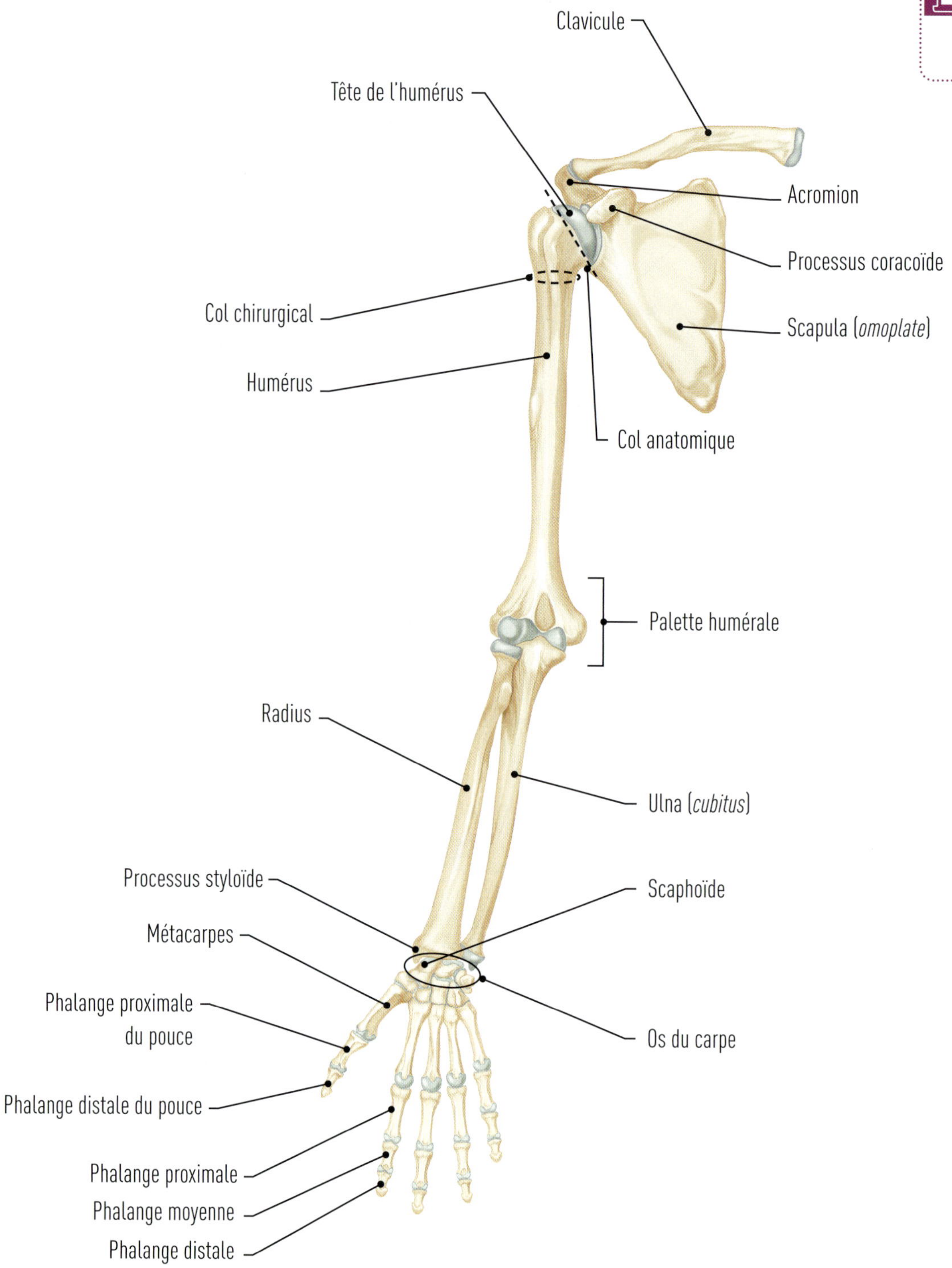

? Structures fixes, les os donnent leurs noms à de nombreuses autres structures (zones anatomiques, articulations, vaisseaux, nerfs). Il faut pouvoir localiser une fracture, une tumeur, une infection (ostéite), un point de compression, etc.

Pratique AS

Les reliefs osseux sont des points de compression possibles chez le patient âgé ou immobilisé, il faut les surveiller régulièrement afin de prévenir par exemple le risque d'escarre. Bien connaître l'emplacement des os et des reliefs osseux permet d'identifier une déformation évoquant une luxation ou une fracture.

Figure 18. Le membre supérieur (vue antérieure)

Pour aller plus loin

https://lienmini.fr/anatas19

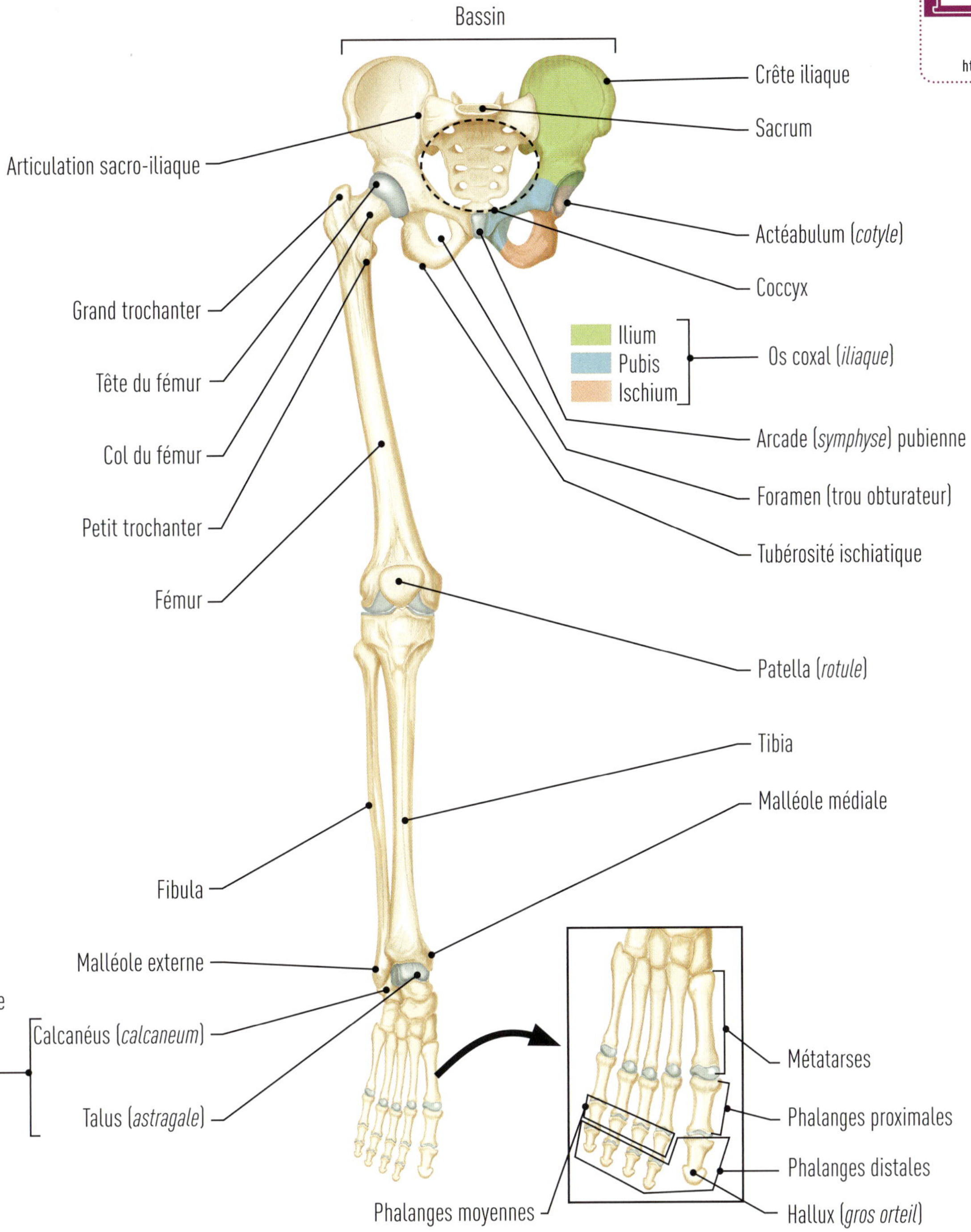

? La connaissance de l'anatomie des membres permet de comprendre les termes médicaux comme : luxation patellaire, disjonction de la symphyse, fracture du col ou bimalléolaire, sacro-iliite, coxalgie, coxarthrose, épine calcanéenne.
Les fractures du fémur et du bassin sont très hémorragiques.

Pratique AS

Il faut savoir positionner une ceinture pelvienne au niveau du grand trochanter ou préparer un prélèvement à la crête iliaque en médecine. Il est également important de connaître les conséquences vitales et fonctionnelles dont vont dépendre les soins et les aides, d'une fracture de tel ou tel os.

Figure 19. Le bassin et le membre supérieur (vue antérieure)

SYSTÈME LOCOMOTEUR

Pratique AS

Des articulations peuvent se remplacer par des prothèses. L'AS doit savoir quoi surveiller et connaître les actions à éviter pour chacune. Observer une cicatrice opératoire identifie une prothèse et son type : par exemple, pour la hanche, les mouvements à éviter sont différents si l'abord est postérieur ou antérieur.

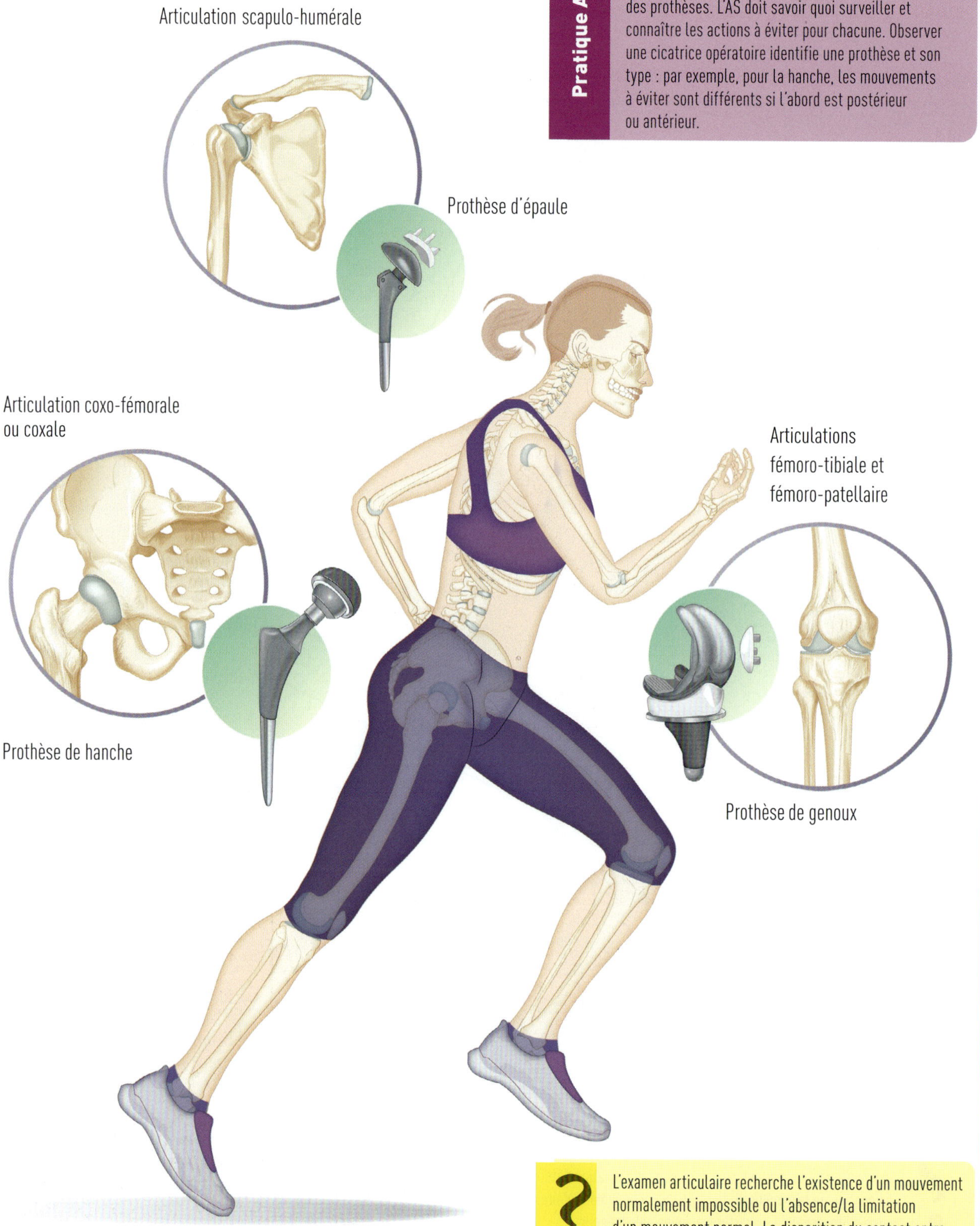

?

L'examen articulaire recherche l'existence d'un mouvement normalement impossible ou l'absence/la limitation d'un mouvement normal. La disparition du contact entre deux surfaces articulaires est une luxation.

Figure 20. Exemples d'articulations synoviales

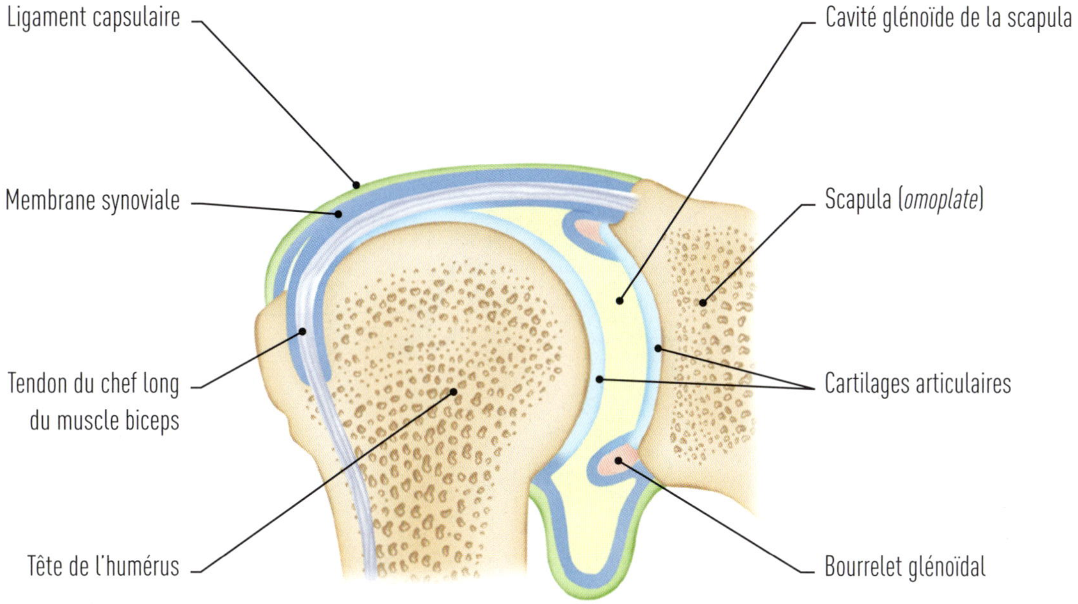

?

L'anatomie explique les termes suivants : conflit sous-acromial, luxation gléno-humérale ou fracture de la tête humérale, qui sont quelques pathologies (traumatiques ou inflammatoires) de l'épaule.

Pratique AS

Durant les premières semaines après une intervention sur la coiffe des rotateurs ou après la pose d'une prothèse d'épaule, la prescription d'une mobilisation passive de l'épaule obligera le soignant à mettre en place une aide spécifique lors de soins d'hygiène et de confort.

Figure 21. L'articulation de l'épaule droite (coupe frontale)

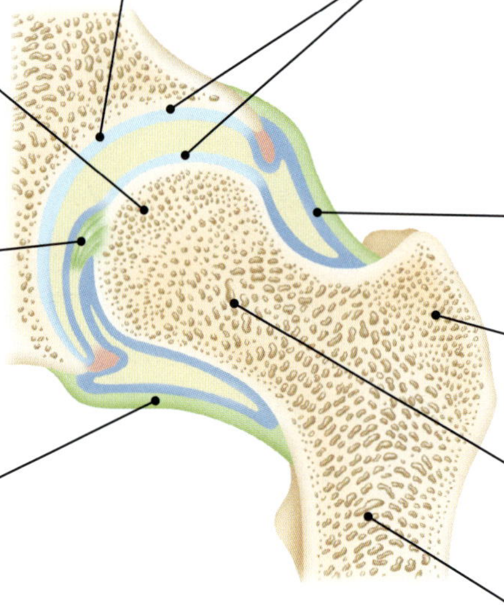

? La luxation coxo-fémorale et la fracture du col fémoral, fréquentes chez la personne âgée, associent parfois une ostéonécrose aseptique de la tête fémorale qui peut aussi être isolée et non traumatique : hémopathie, drépanocytose, éthylisme chronique, lupus, corticothérapie.

Pratique AS

Certains mouvements (rotations forcées, croisement des jambes, flexion forcée > 90 °) peuvent causer une luxation postopératoire d'une prothèse de hanche : l'AS doit les connaître. De même, il doit connaître ce qui sera appris en rééducation : positions à éviter, pour dormir, se lever, se baisser, faire sa toilette, s'habiller, prendre l'escalier, etc.

Figure 22. L'articulation de la hanche gauche (coupe frontale)

Pour aller plus loin

https://lienmini.fr/anatas23

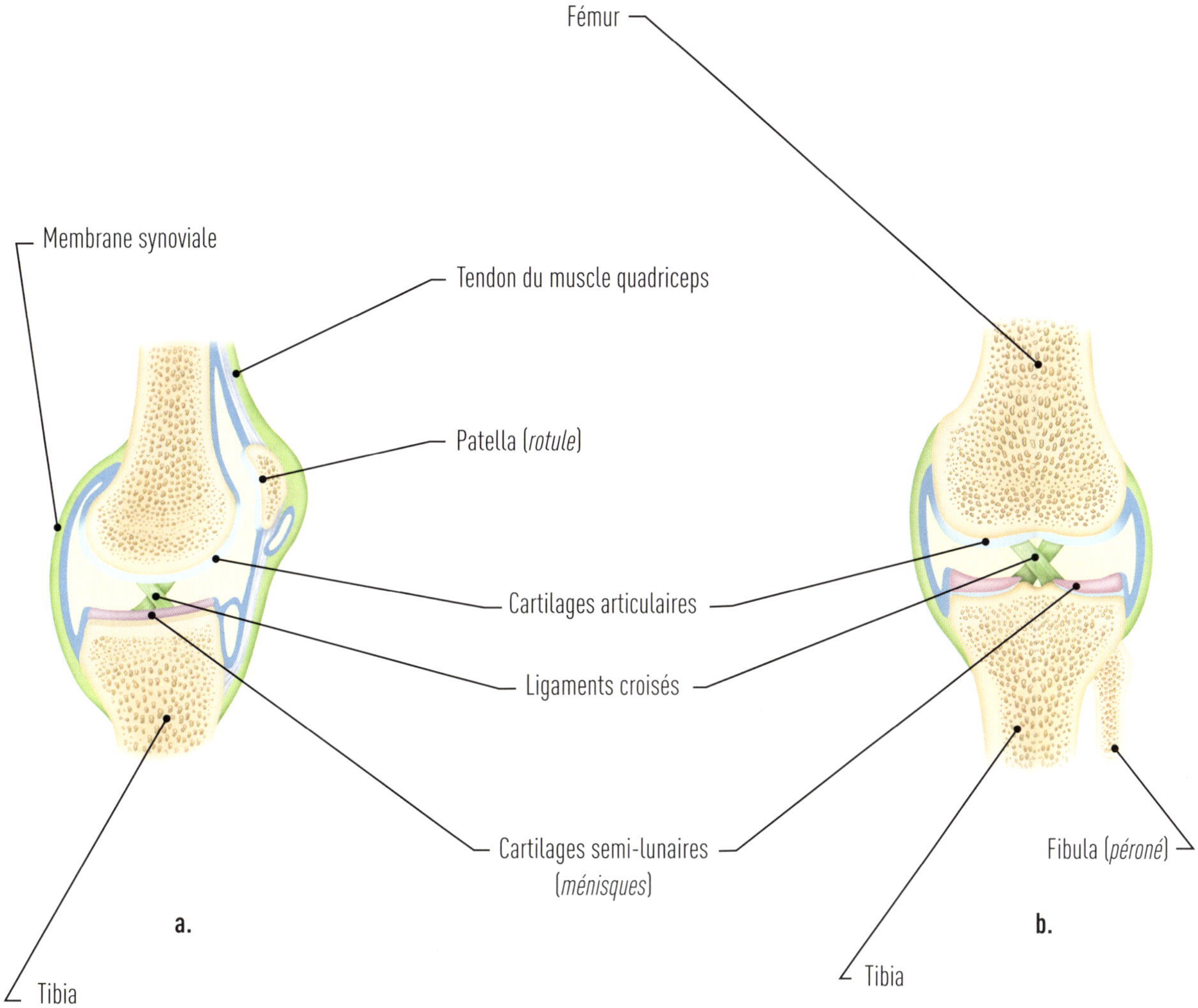

?

L'anatomie explique les noms de pathologies du genou comme : syndrome fémoro-patellaire (rotulien), fissure de ménisque, épanchement synovial, rupture des ligaments croisés ou gonarthrose.

Pratique AS

En tant qu'AS, il faut savoir identifier et signaler une inflammation du genou, une instabilité (risque de chute) ou une raideur diminuant la mobilité. La reverticalisation précoce, dès le soir d'une intervention, est bénéfique pour le patient et est une action conjointe du kinésithérapeute et de l'AS.

Figure 23. L'articulation du genou gauche (a. coupe sagittale, b. coupe frontale)

SYSTÈME NERVEUX

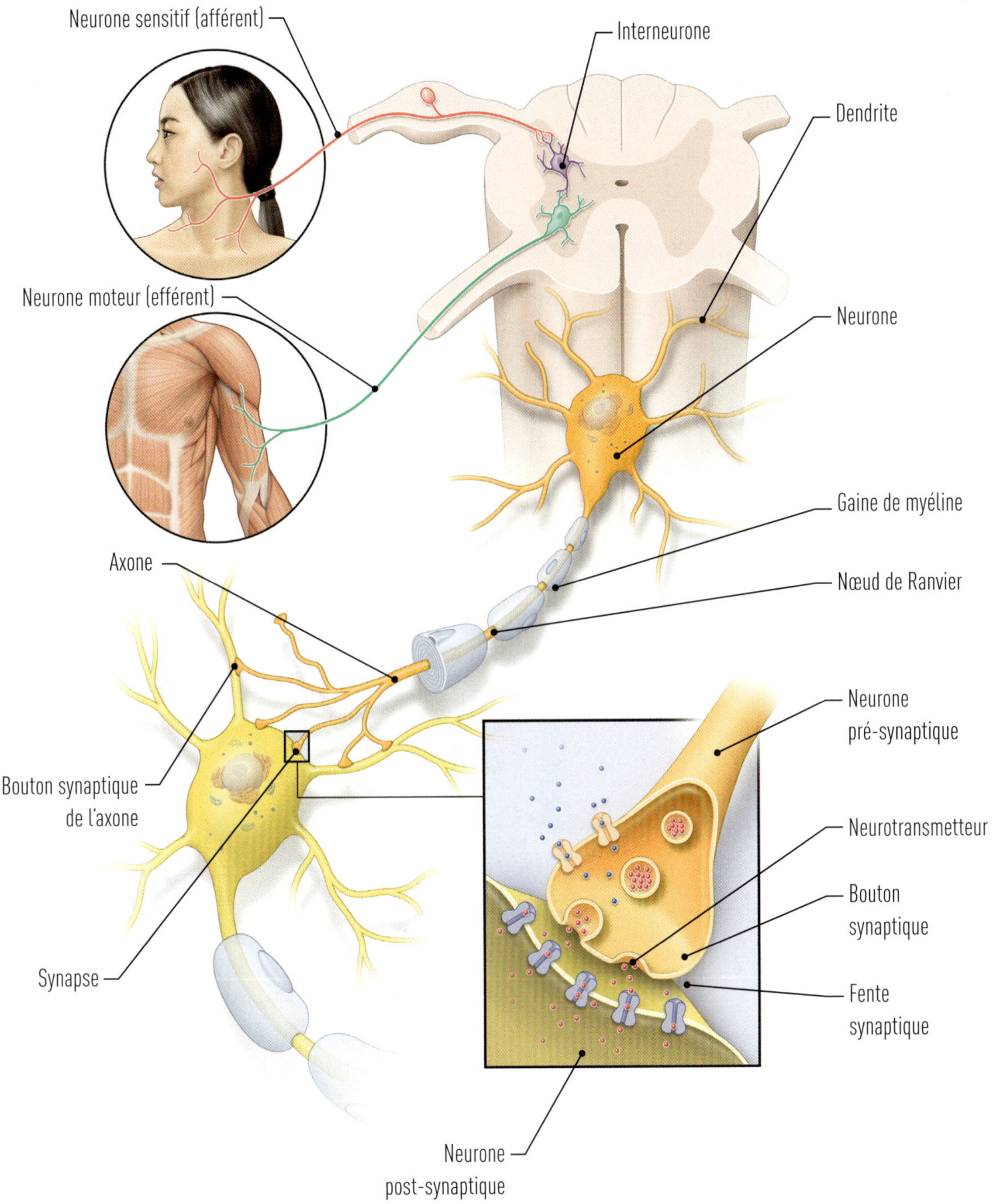

? Des pathologies neurologiques peuvent concerner la conduction nerveuse (neuropathie), le fonctionnement des synapses (intoxication, auto-immunité), la myéline (sclérose en plaques), la production de neurotransmetteurs (maladie de Parkinson) ou la mort des neurones (maladie d'Alzheimer).

Pratique AS

Dans les maladies du motoneurone, la faiblesse musculaire impose une aide au déplacement et aux actes de la vie. Les pathologies des neurones sensitifs font disparaître les signaux d'alerte (tact, douleur), qu'il faut remplacer par la surveillance visuelle (lors d'un pied diabétique par exemple).

Figure 26. Neurone et synapse

* Contient le liquide cérébro-spinal

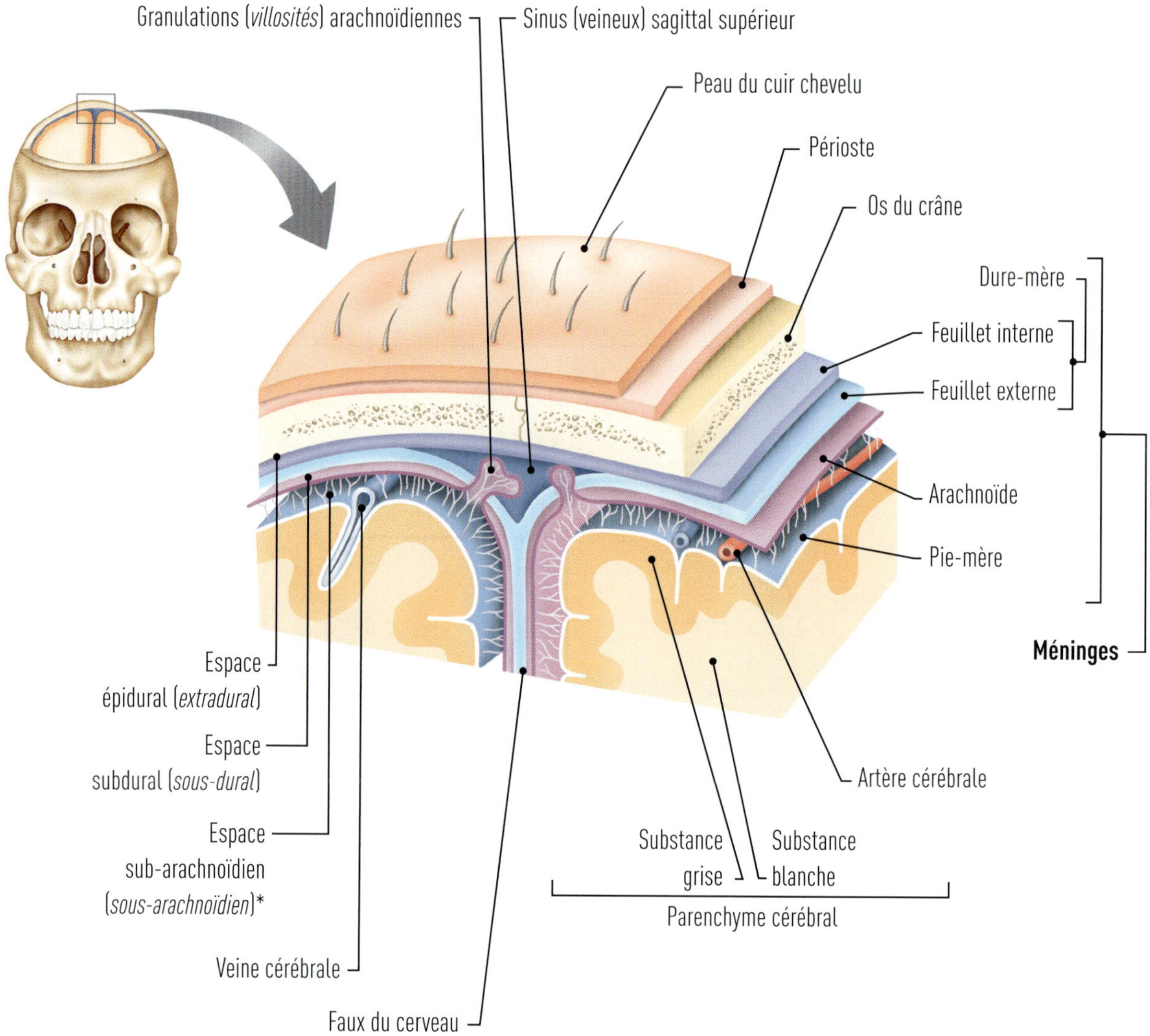

?

Les méninges ont un rôle physiologique (protection et drainage lymphatique) mais aussi en pathologie (méningiome [tumeur], hydrocéphalie, sectorisation des hémorragies [épidurale (extra-) (HED), subdurale (sous-) (HSD), sous-arachnoïdienne (méningée)]).

Pratique AS

En cas d'œdème cérébral important, et pour éviter que la pression intra-crânienne (PIC) ne monte trop, le chirurgien peut retirer une partie de la voûte crânienne (craniotomie). Le cerveau n'est alors protégé que par les méninges, la peau et les pansements. Des précautions lors des manipulations du patient s'imposent.

Figure 27. Les méninges (vue en coupe)

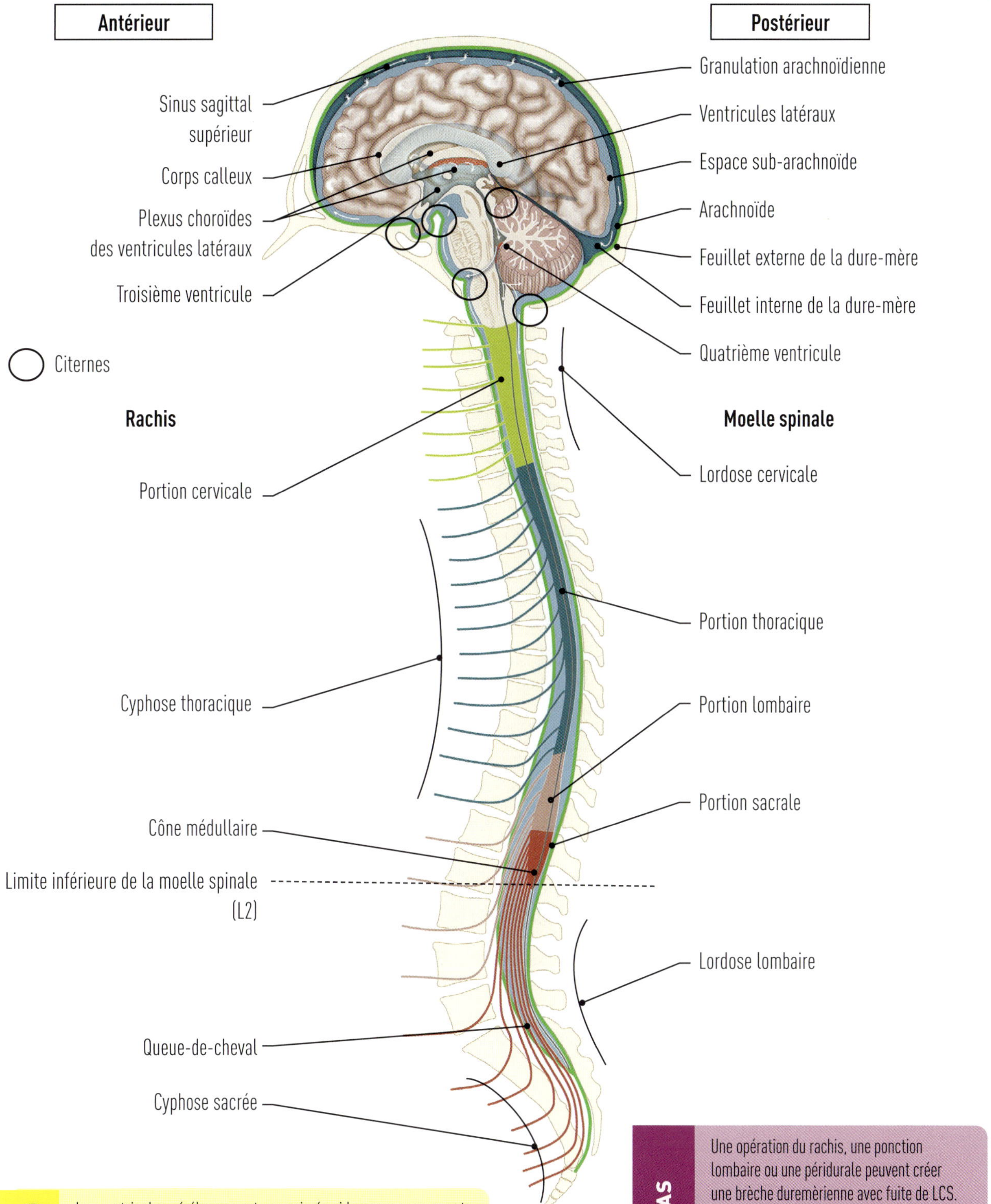

? Les ventricules cérébraux sont comprimés si le cerveau augmente de volume (lors d'un hématome ou d'un œdème) et dilatés si le LCS ne s'évacue pas (hydrocéphalie). Ils seront drainés à l'extérieur ou par dérivation ventriculo-péritonéale. Le LCS (ou LCR) est prélevé par une ponction lombaire pour rechercher une infection (méningite) ou une hémorragie (sous-arachnoïdienne/méningée).

Pratique AS

Une opération du rachis, une ponction lombaire ou une péridurale peuvent créer une brèche duremèrienne avec fuite de LCS. La surveillance après ces gestes doit identifier ces signes (céphalées positionnelles).
Une fuite nasale de LCS (traumatisme crânien), comme de l'eau, est identifiable s'il contient du glucose (bandelette), contrairement à la rhinorrhée (rhume).

Figure 28. La circulation du liquide cérébro-spinal (LCS) (ou céphalo-rachidien [LCR])

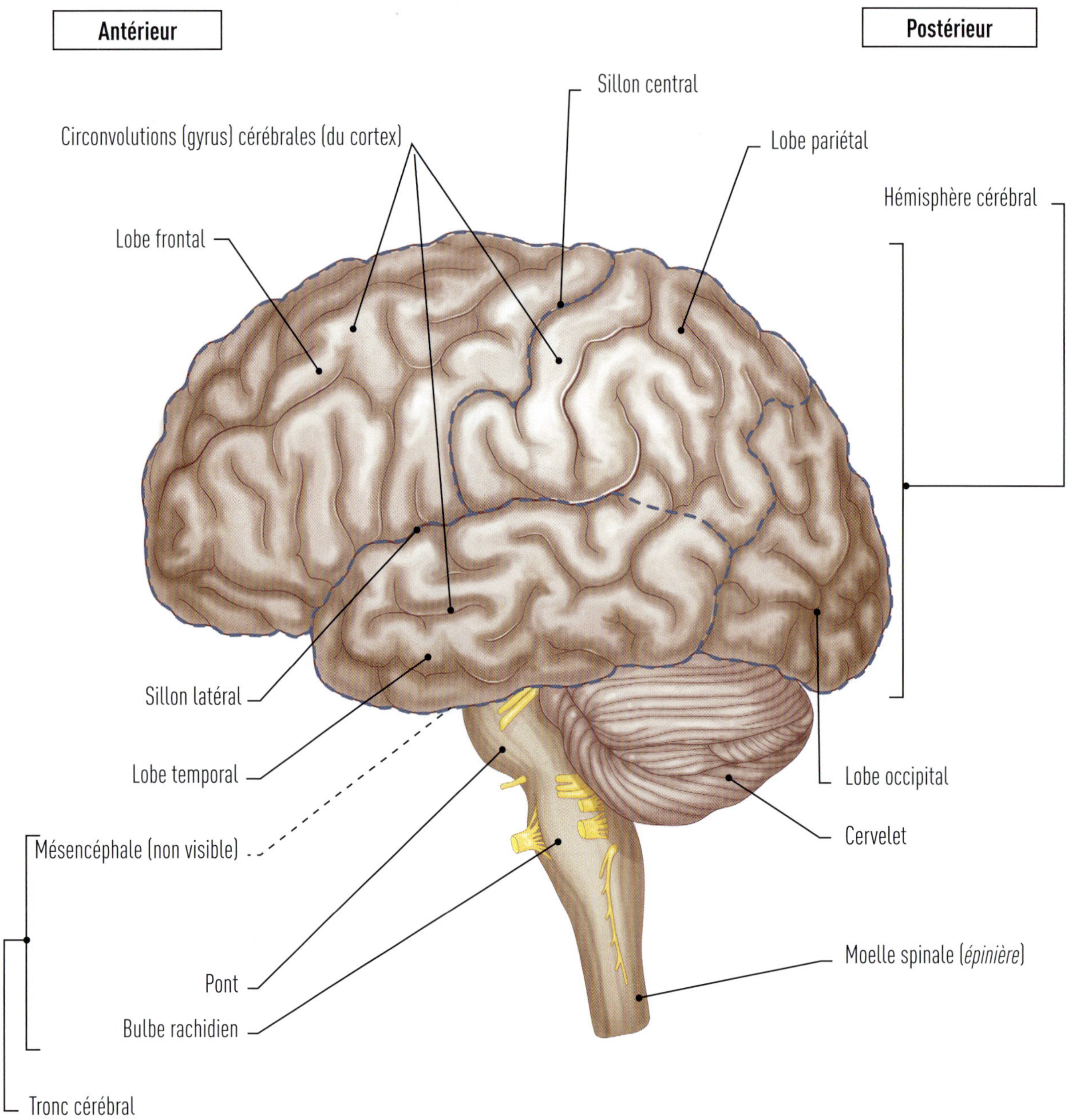

?

Les lobes limbique (face interne de l'hémisphère) et insulaire (fond du sillon latéral) complètent cette figure. Les circonvolutions, plus présentes chez les mammifères à gros cerveaux, permettent d'augmenter la surface corticale et donc les capacités cérébrales.

Pratique AS

Le cerveau peut être déplacé par effet de masse (tumeur, abcès, hématome) vers les orifices du crâne en comprimant des structures nerveuses (engagement cérébral). Les signes sont la dilatation d'une pupille (mydriase unilatérale : anisochorie) (nerf III) et la bradycardie (tronc cérébral).

Figure 29. La configuration externe du cerveau

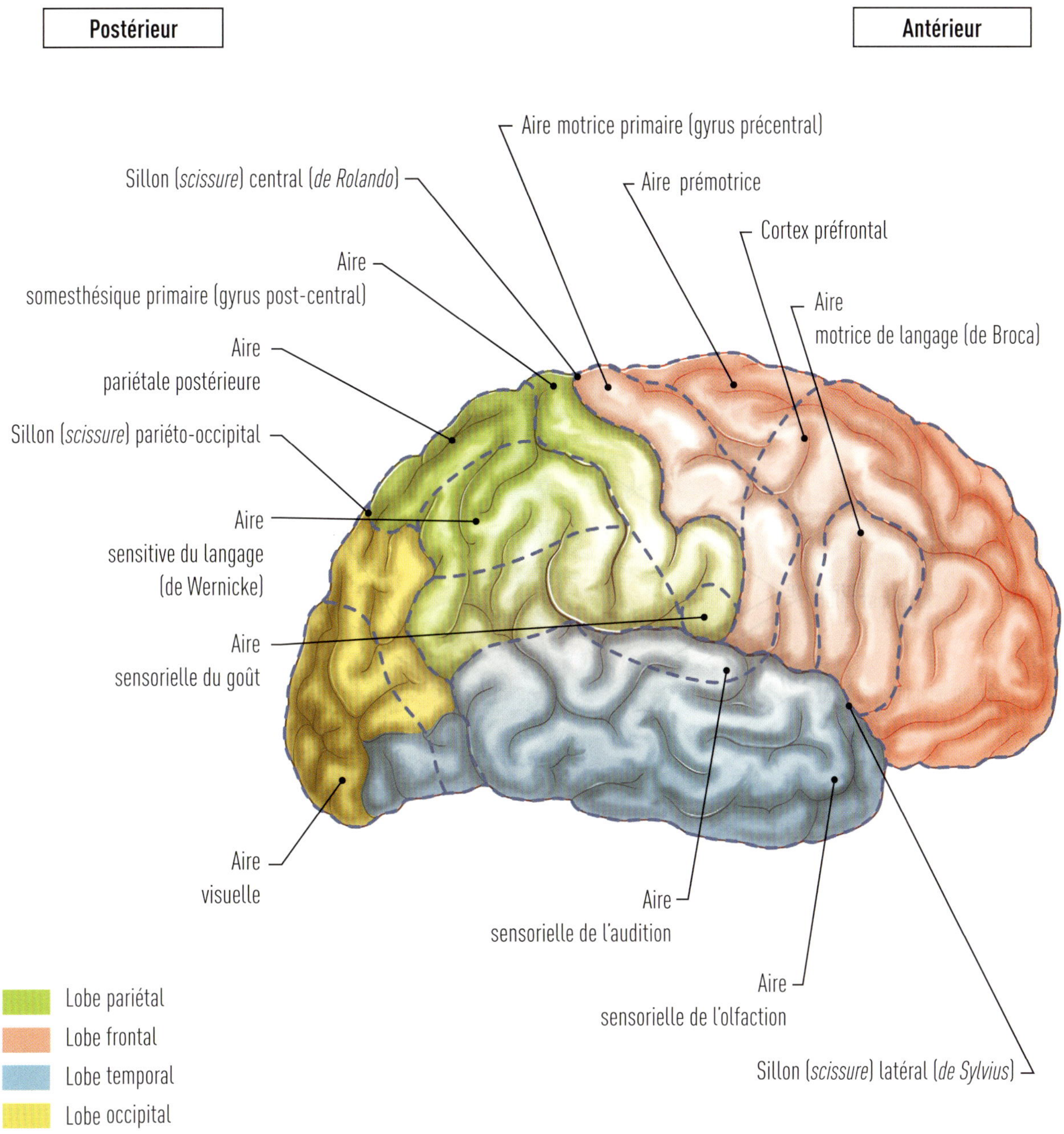

?

Chaque zone du cerveau a un rôle défini. Leur atteinte donne des signes spécifiques, souvent déficitaires, qui permettent d'identifier la zone lésée : aphasie motrice de Broca ou réceptive de Wernicke, syndrome frontal, syndrome de l'hémisphère dominant/dominé (pariétal), cécité corticale.

Pratique AS

Connaître la latéralité d'un patient et décrire précisément, sans interprétation, son expression vocale, son comportement ou ses autres troubles déficitaires pour les communiquer fidèlement au médecin, lui permettra de poser un diagnostic fiable.

Figure 30. L'organisation fonctionnelle du cortex cérébral

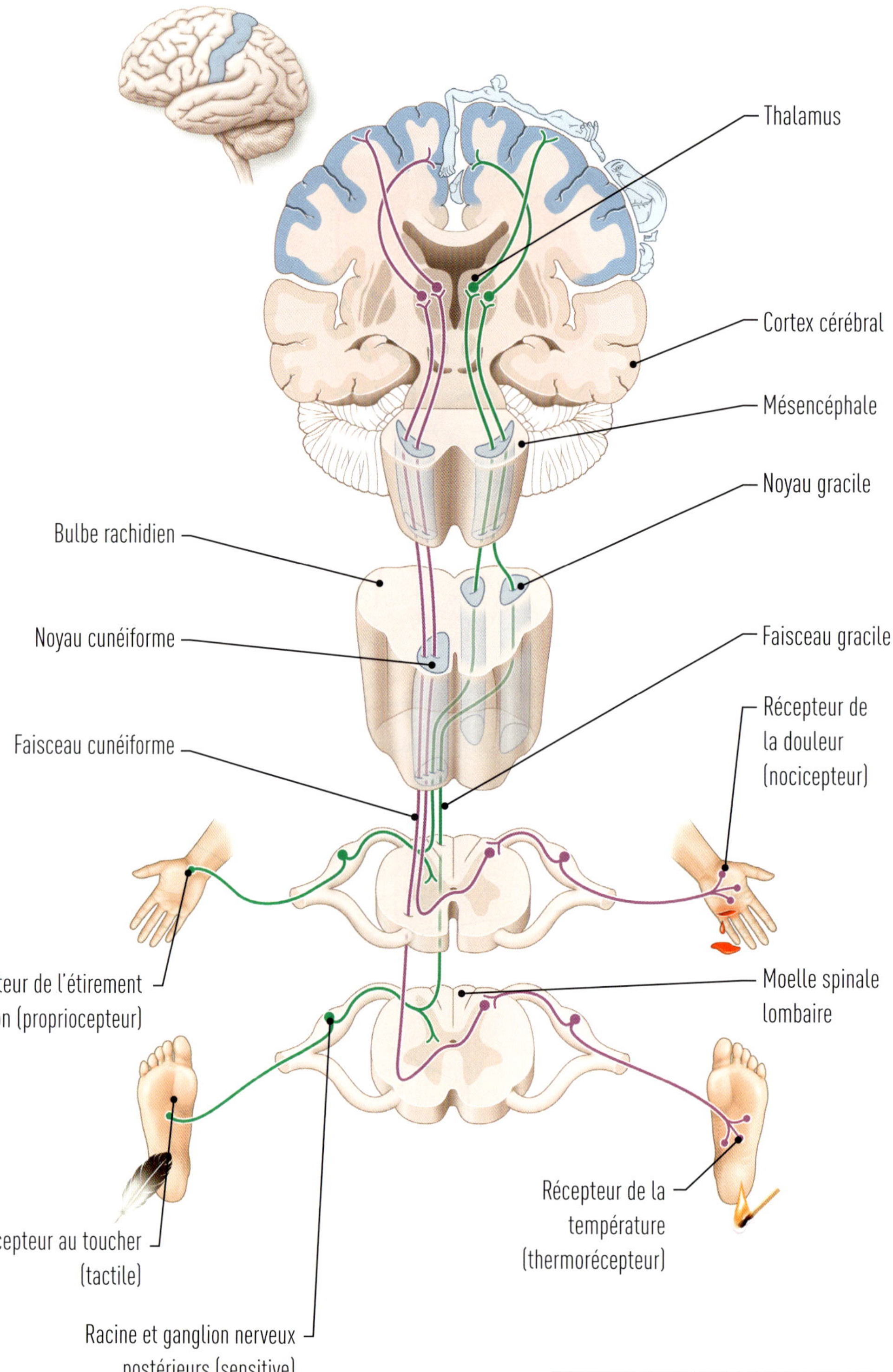

?

Une lésion d'une hémi-moelle (syndrome de Brown-Séquard) donne une anesthésie tactile (et paralysie) homolatérale, nociceptive controlatérale. Une lésion du centre de la moelle (syndrome syringomyélique) donne une anesthésie nociceptive suspendue entre 2 niveaux métamériques.

Pratique AS

Explorer la sensibilité cutanée doit associer la sensibilité de contact (tact), à la douleur (algique), à la température (thermique) et de la position des articulations (proprioception). Ces sensations ne passent pas par les mêmes voies et ne sont pas forcément atteintes de façon identique.

Figure 33. Les voies de la sensibilité somatique

Pour aller plus loin

https://lienmini.fr/anatas34

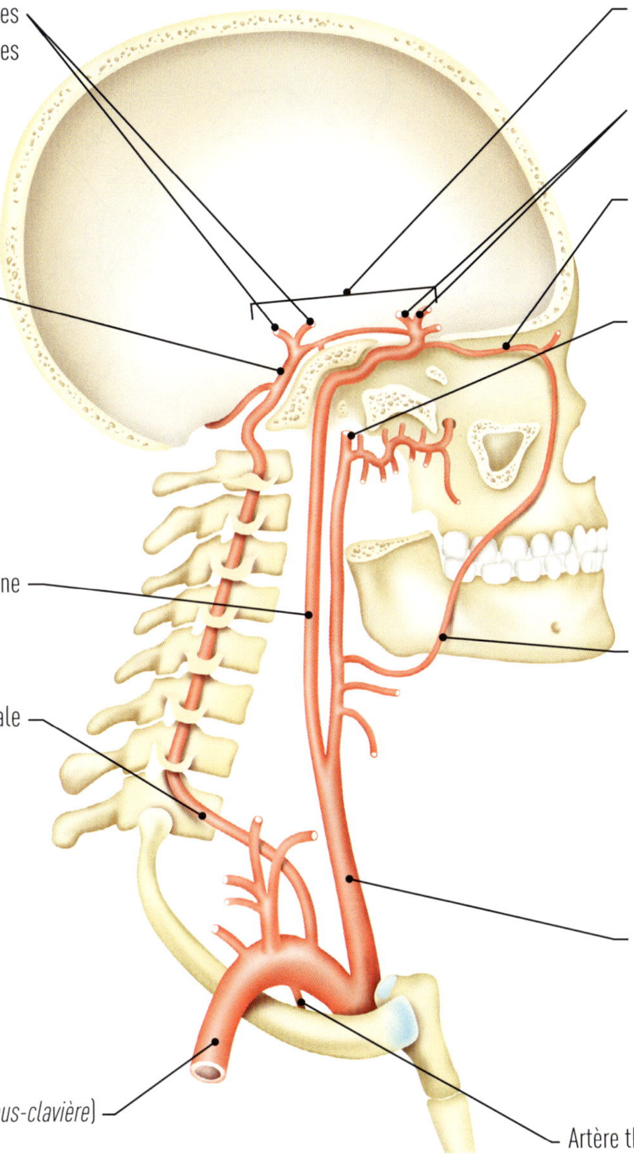

? Les suppléances (anastomoses) artérielles, entre artères vertébrales/carotides et droite/gauche (Willis), carotides interne/externe (ophtalmique), sécurisent l'encéphale. Cela protège d'une compression/thrombose localisée, mais pas de la migration d'un embole.

Pratique AS

Il faut savoir trouver et palper le pouls carotidien, car c'est le dernier à disparaître en cas d'hypotension. Toutefois, le geste doit être maîtrisé, car comprimer la zone de division des carotides externes et interne (glomus) peut déclencher une bradycardie vagale, si l'appui est trop fort.

Figure 34. Les artères de la tête et du cou

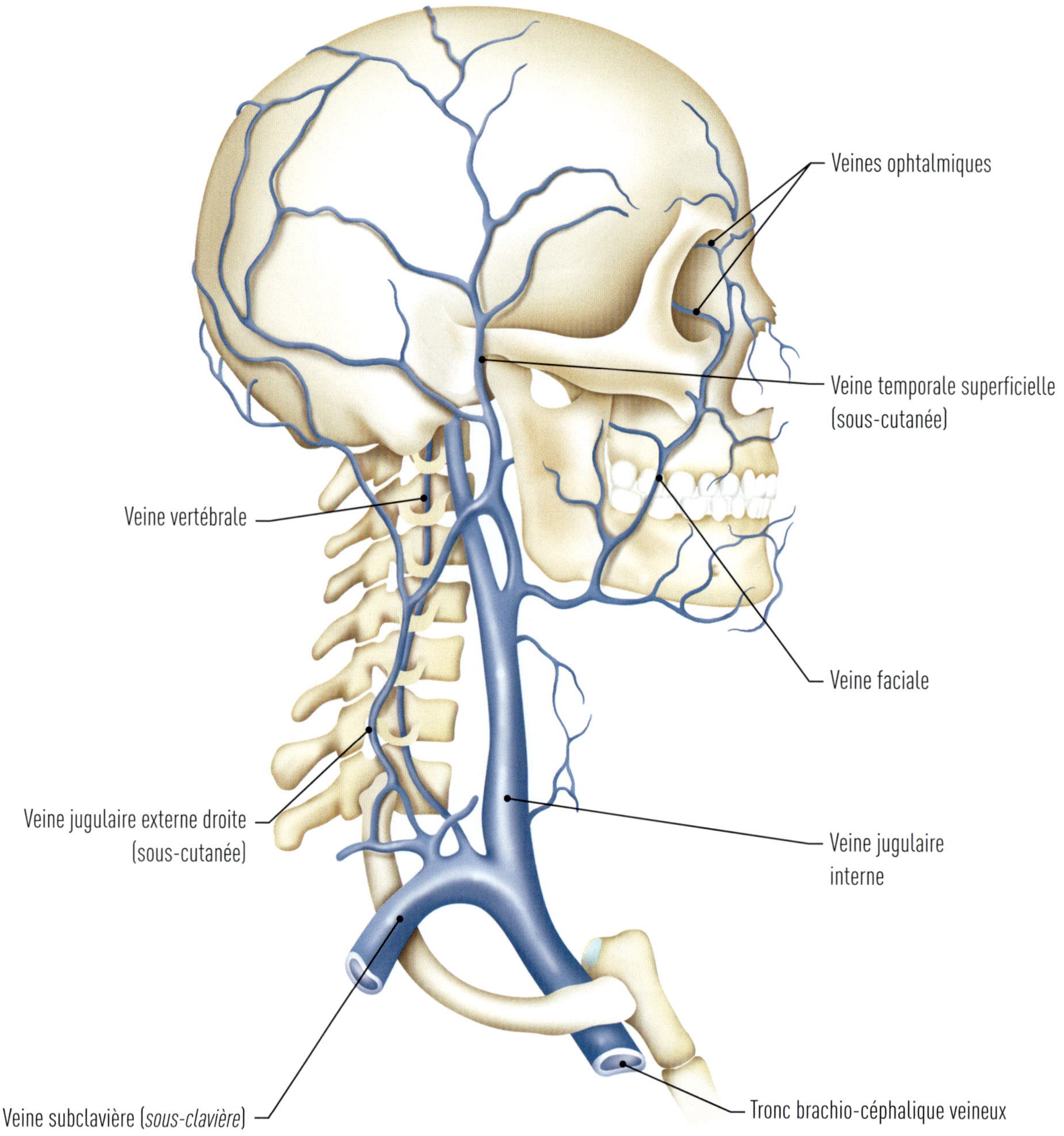

?

Un ou deux kg de compression sont suffisants pour bloquer le retour veineux et entraîner un œdème cérébral et de l'hypertension intracrânienne (HTIC) : c'est une pendaison incomplète. La veine jugulaire interne peut être cathétérisée (voie veineuse centrale : VVC).

Pratique AS

Une turgescence (dilatation) de la veine jugulaire externe évoque une obstruction à l'éjection ou une insuffisance du cœur droit. Des jugulaires externes plates suggèrent une hypovolémie. Ces sont des signes facilement observables et qui doivent être signalés.

Figure 35. Les veines de la tête et du cou

Pratique AS

Des soins de protection occulaire sont nécessaires en cas de paralysie faciale périphérique, par défaut de clignement de la paupière. Connaître les zones gachettes d'une névralgie du trijumeau permet d'éviter de déclencher des crises douloureuses très violentes et prolongées chez le patient lors des soins.

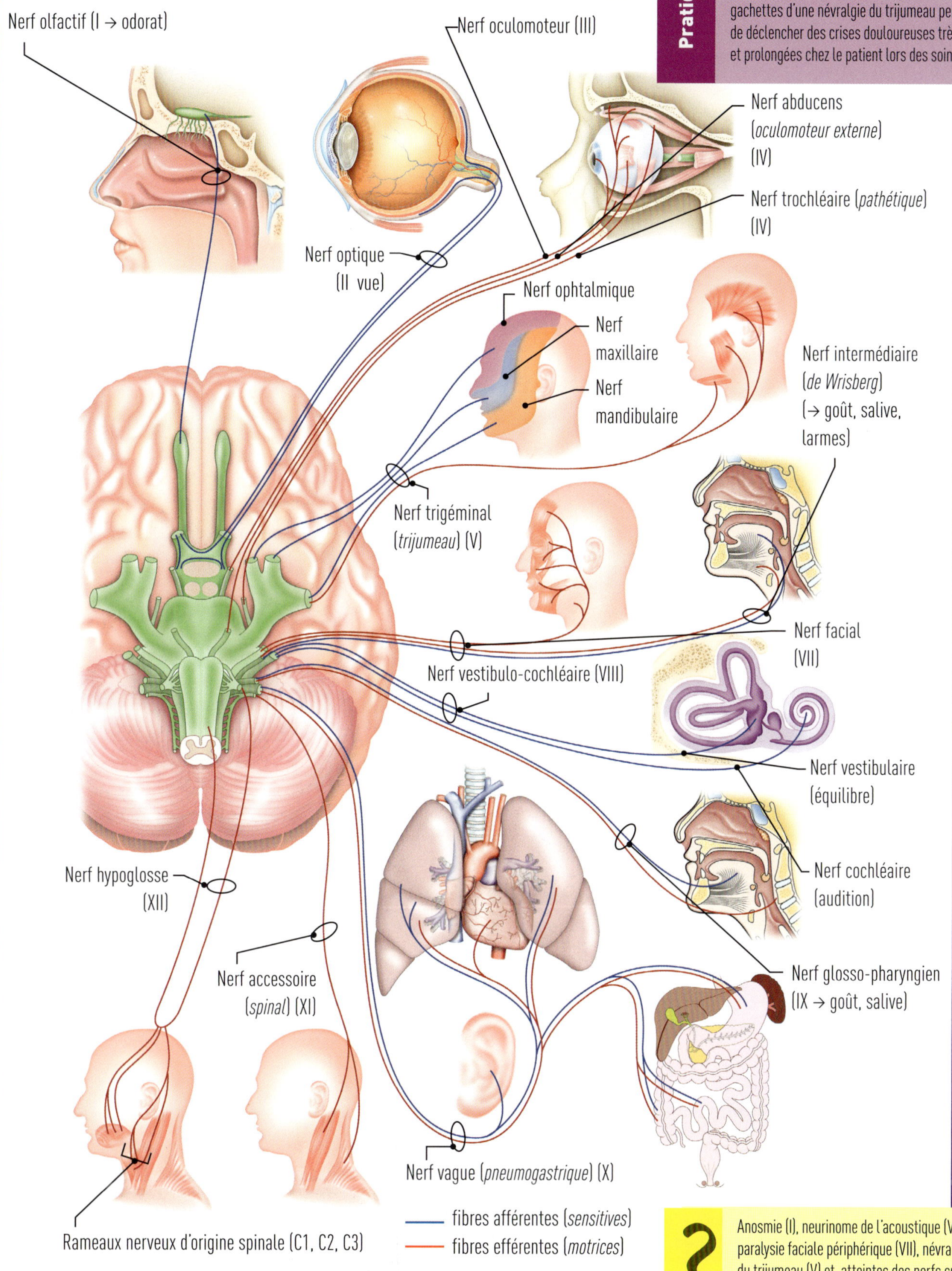

Figure 36. Les nerfs crâniens et leurs territoires d'innervation sensitivo-moteurs

?

Anosmie (I), neurinome de l'acoustique (VIII), paralysie faciale périphérique (VII), névralgie du trijumeau (V) et atteintes des nerfs crâniens sont fréquentes. Le malaise par ralentissement du cœur (bradycardie) et hypotension est appelé « vagal » car le X conduit l'ordre responsable.

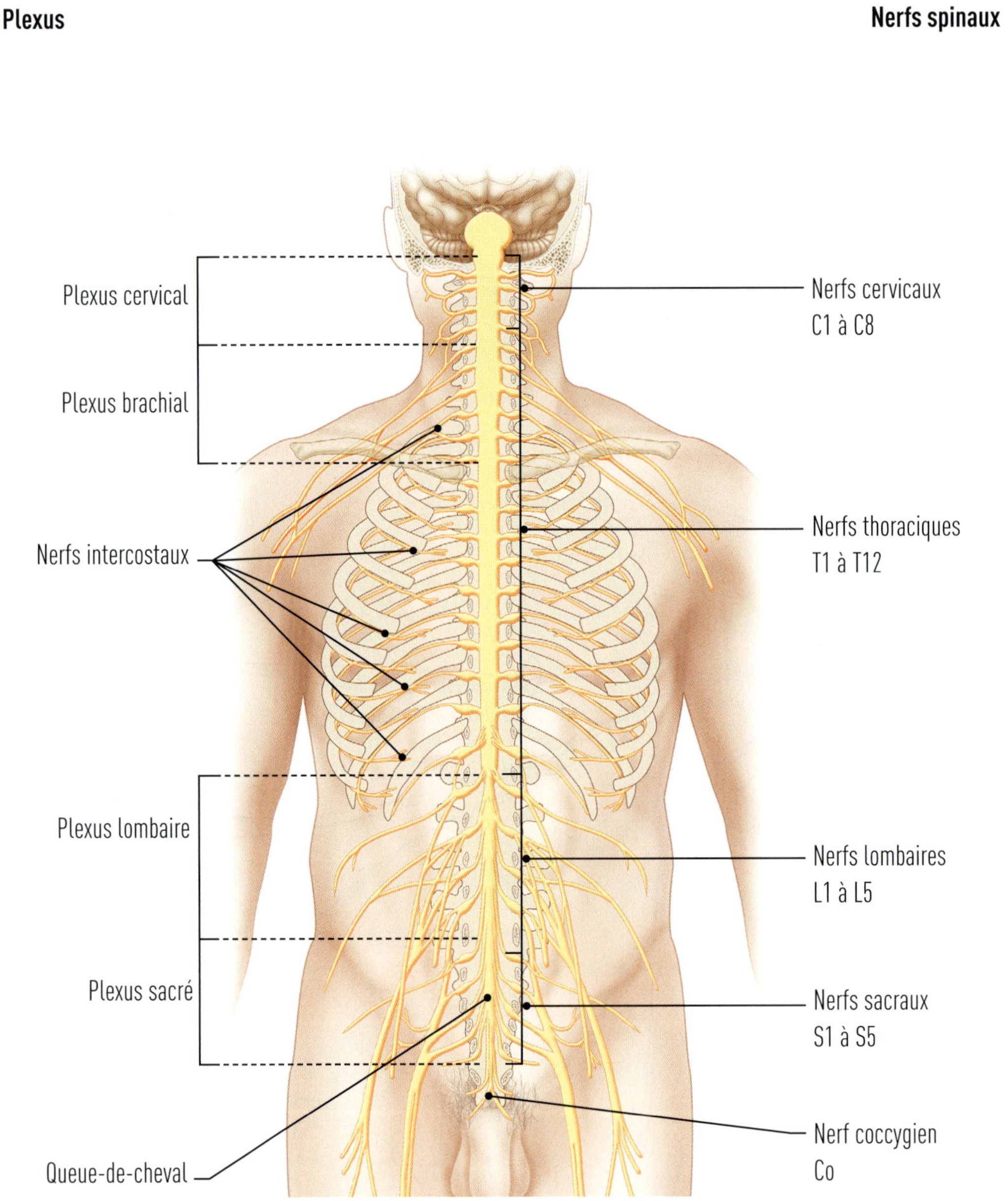

?

Les racines nerveuses (nerfs spinaux) se mélangent dans les plexus qui formeront les troncs nerveux. Les lésions radiculaires, plexiques ou tronculaires ne concerneront donc pas le même territoire sensitivo-moteur. Le syndrome de la queue-de-cheval correspond à la compression des racines descendant dans le canal rachidien sous le cone médullaire.

Pratique AS

Mal positionner un patient inconscient (coma, anesthésie générale) ou sans tonus musculaire (paralysie, anesthésie locorégionale) peut entraîner un étirement des plexus ou une compression des nerfs. L'AS participant doit le savoir et veiller à l'absence de déplacement après validation de la position par les médecins kinésithérapeutes ou ergothérapeutes.

Figure 37. Les nerfs spinaux et les plexus

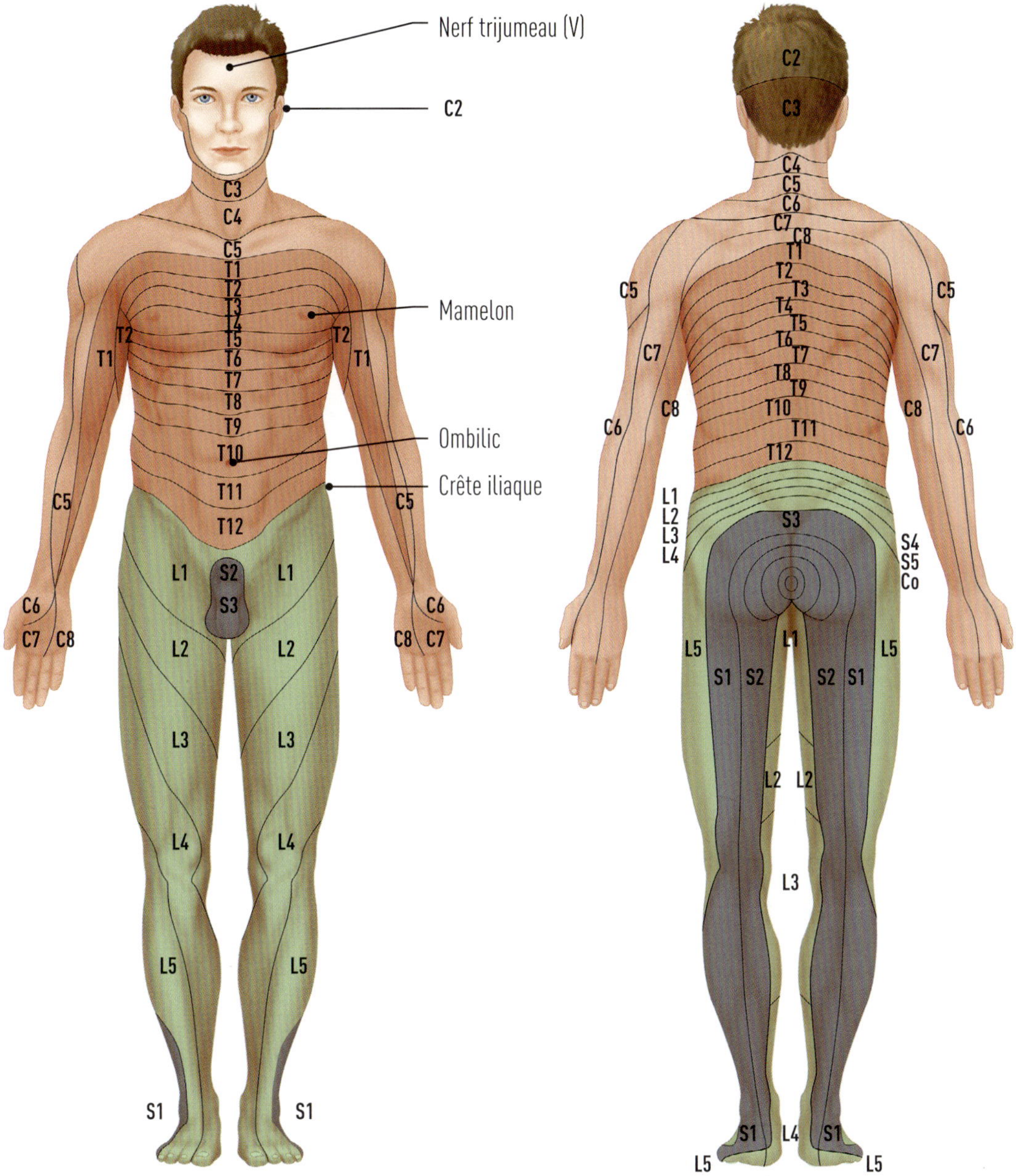

?

Au niveau spinal (métamère) sensitif cutané, le dermatome localise : le niveau lésionnel ou anesthésique, le territoire zona, la racine comprimée. Repères : C6 bord ulnaire, T4 mamelon, T10 ombilic, T12 crête iliaque, L5 bord interne (S1 externe) du pied.

Pratique AS

Lors d'une anesthésie locorégionale périmédullaire (rachi-anesthésie et péridurale), il sera nécessaire d'évaluer la reprise de la sensibilité des différentes zones concernées par l'anesthésie.

Figure 38. Les territoires d'innervation cutanés sensitifs des nerfs spinaux : innervation métamérique (dermatomes)

SYSTÈME NERVEUX

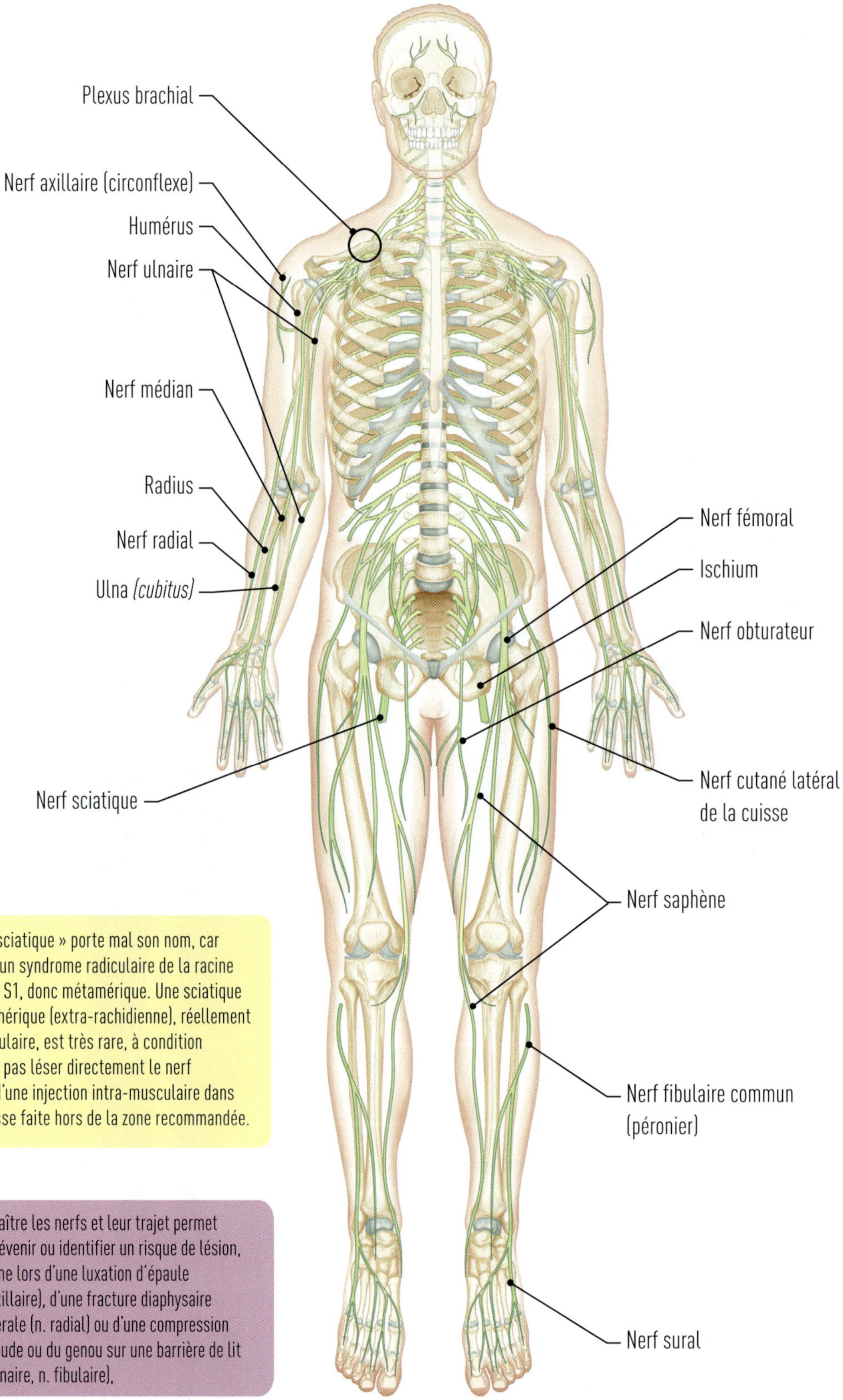

?

La « sciatique » porte mal son nom, car c'est un syndrome radiculaire de la racine L5 ou S1, donc métamérique. Une sciatique périphérique (extra-rachidienne), réellement tronculaire, est très rare, à condition de ne pas léser directement le nerf lors d'une injection intra-musculaire dans la fesse faite hors de la zone recommandée.

Pratique AS

Connaître les nerfs et leur trajet permet de prévenir ou identifier un risque de lésion, comme lors d'une luxation d'épaule (n. axillaire), d'une fracture diaphysaire humérale (n. radial) ou d'une compression du coude ou du genou sur une barrière de lit (n. ulnaire, n. fibulaire).

Figure 39. Les nerfs du corps

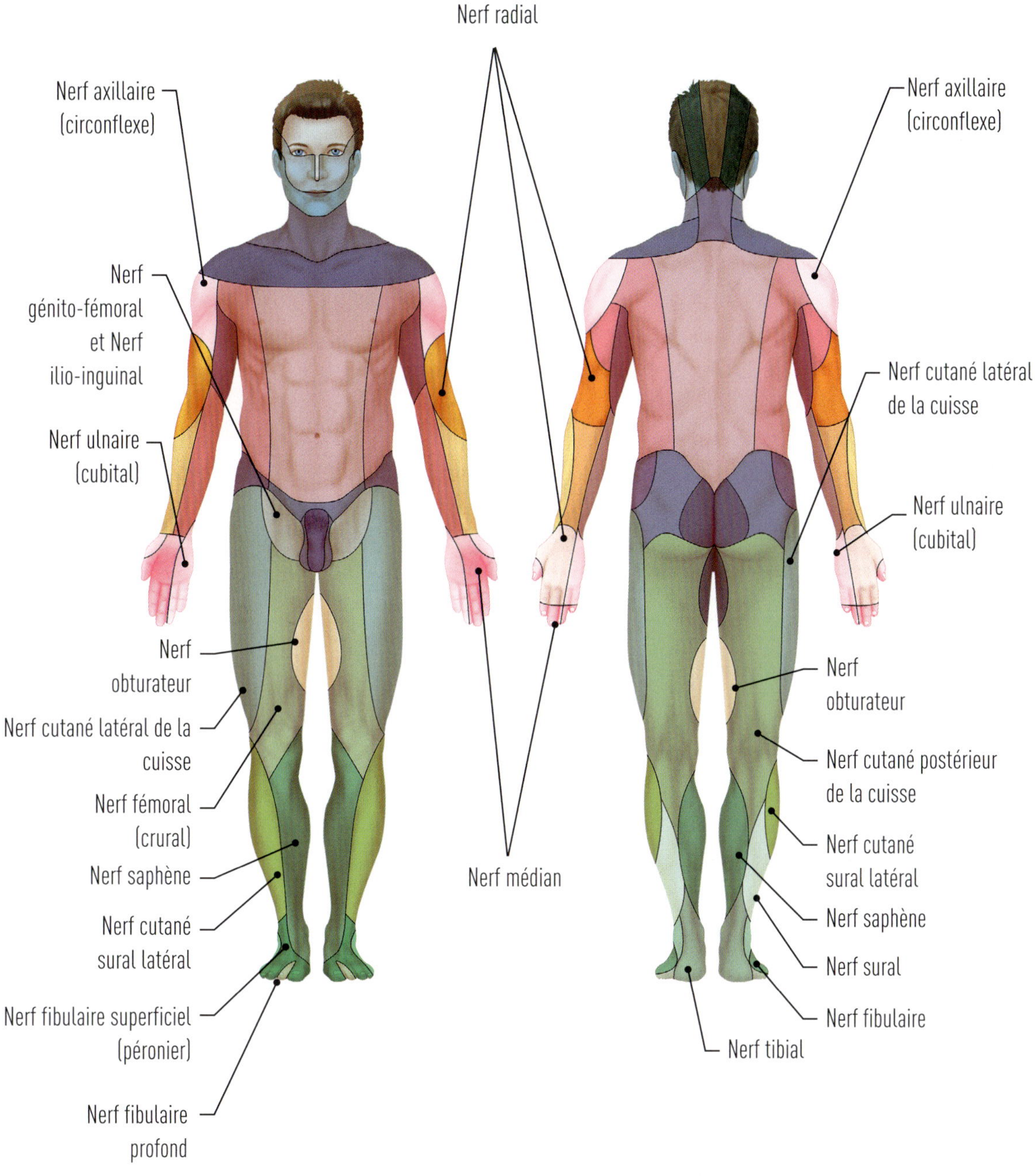

?

Les dermatomes et les territoires sensitifs cutanés tronculaires sont différents mais proches. Il est possible d'anesthésier spécifiquement un nerf, grâce à un anesthésique local mis à son contact après repérage échographique : c'est l'anesthésie locorégionale périphérique.

Pratique AS

L'innervation sensitive permet d'identifier la compression d'un nerf en cas de signes sensitifs du territoire (par exemple, du médian pour le syndrome du canal carpien au poignet, de l'ulnaire pour le syndrome du canal cubital au coude, du cutané fémoral latéral pour la méralgie paresthésique au pli de l'aine).

Figure 40. Les territoires d'innervation cutanés sensitifs des nerfs du corps

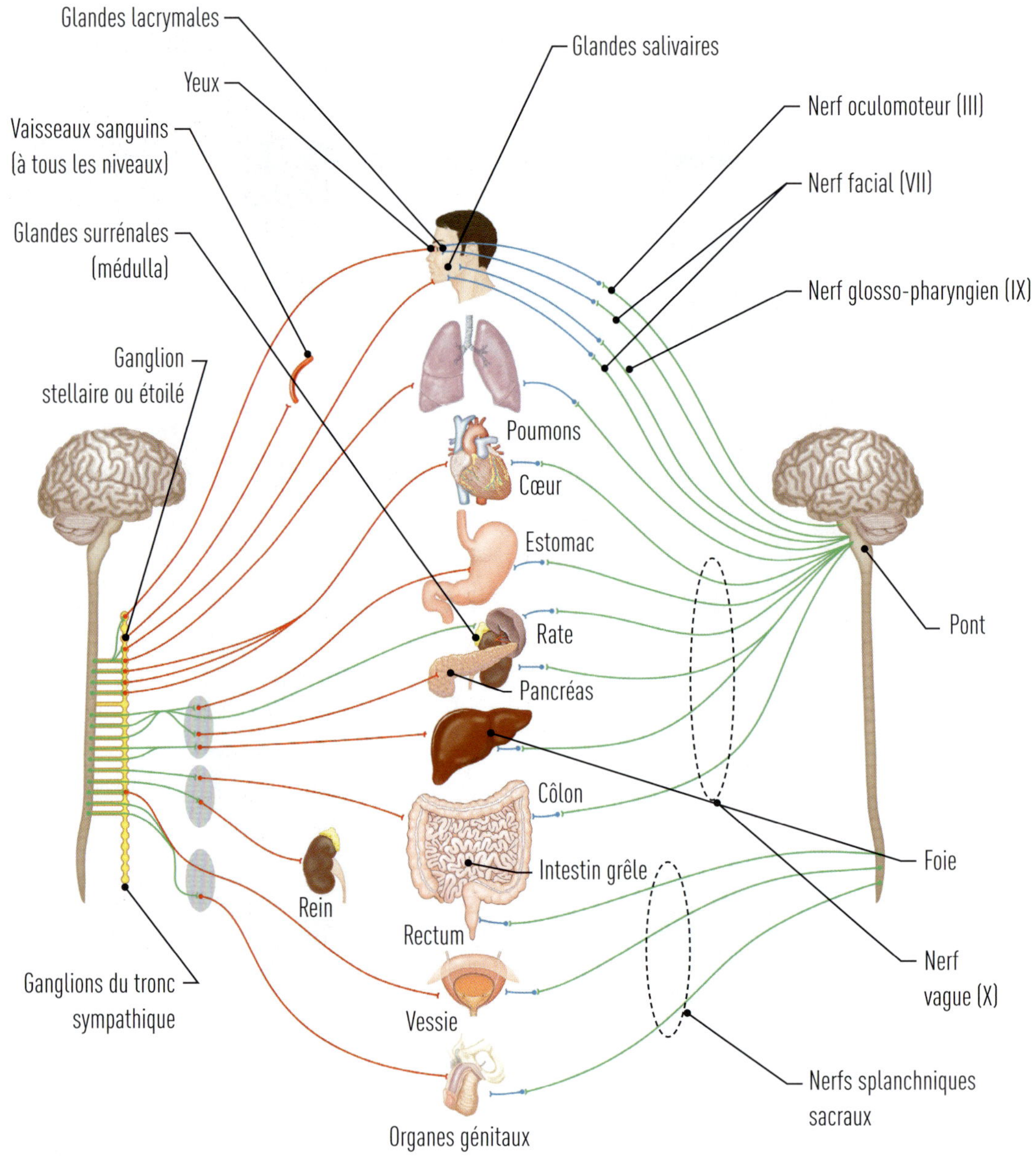

?

Opposé au sympathique métamérique, le parasympathique reste le seul maître en cas d'atteinte médullaire, entraînant une hypotension, voire une bradycardie, selon le niveau. L'innervation des gonades sera conservée, mais pas celle des organes génitaux, ni des émonctoires, vésical et rectal.

Pratique AS

Le niveau lésionnel médullaire informe des conséquences en aval: fréquence cardiaque, pression artérielle, diamètre pupillaire, sudation, transit digestif, miction, défécation et érection sont évaluables. Le malaise vagal (parasympathique) associe hypotension, bradycardie, sueurs, nausées voire accélération du transit et diarrhée.

Figure 41. Les voies et organes cibles du système nerveux autonome

SYSTÈME SENSORIEL

Pour aller plus loin

https://lienmini.fr/anatas44

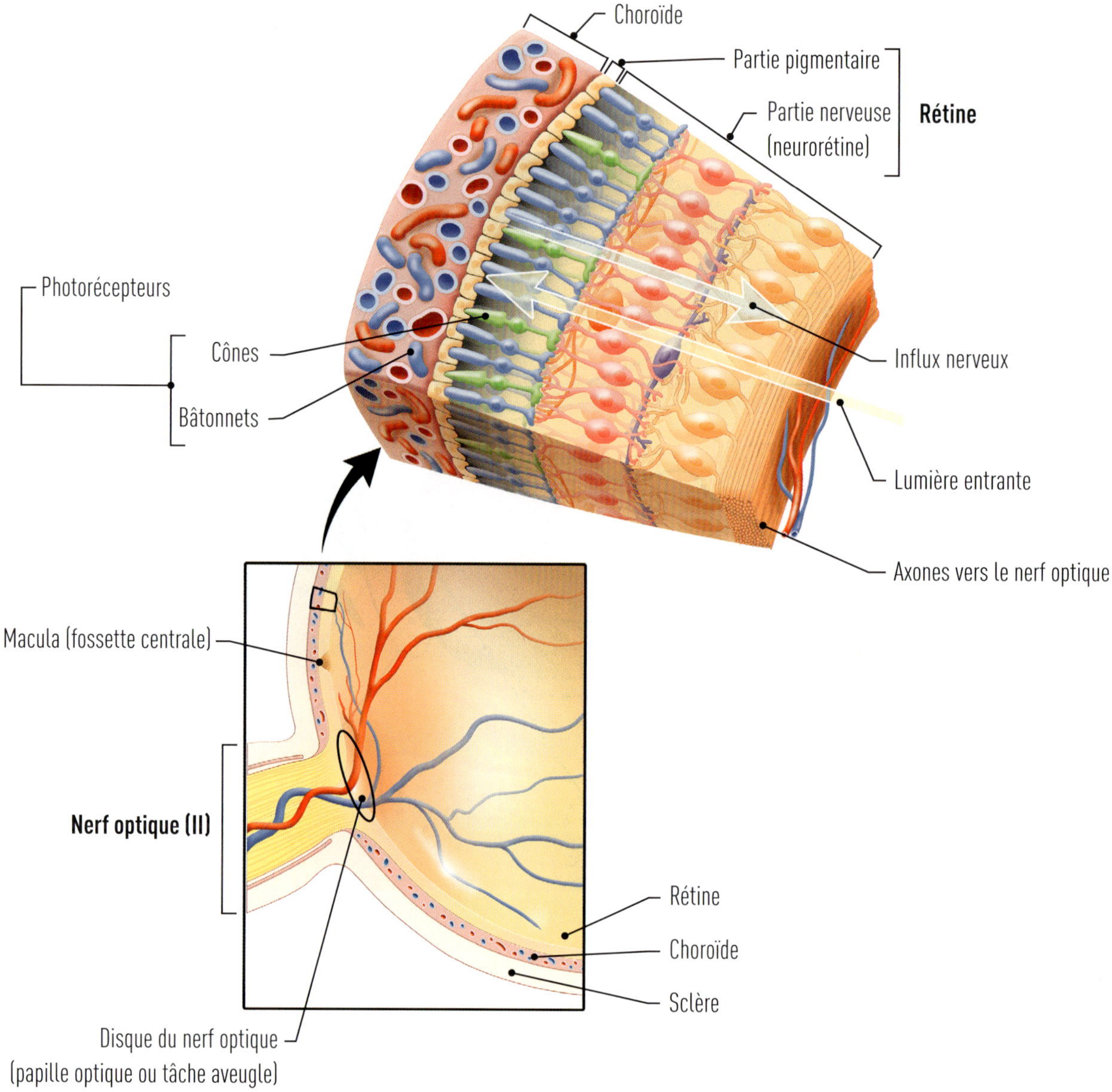

?

La vision nocturne par les bâtonnets et la vision des couleurs diurnes par les trois types de cônes (trichromatique) sont assurées par la rétine. Le trouble de la vision des couleurs (dyschromatopsie, daltonisme) et la rétinite pigmentaire sont des atteintes spécifiques de la rétine.

Pratique AS

La rétine transforme la lumière en impulsion électrique : la vision est la reconstruction au niveau de ces aires visuelles (lobe occipital) du signal perçu. Une lumière trop forte éblouit, et une lumière trop faible ne permet pas une vision efficace. C'est important à considérer pour éviter les chutes des patients âgés.

Figure 44. La rétine

Pour aller plus loin

https://lienmini.fr/anatas45

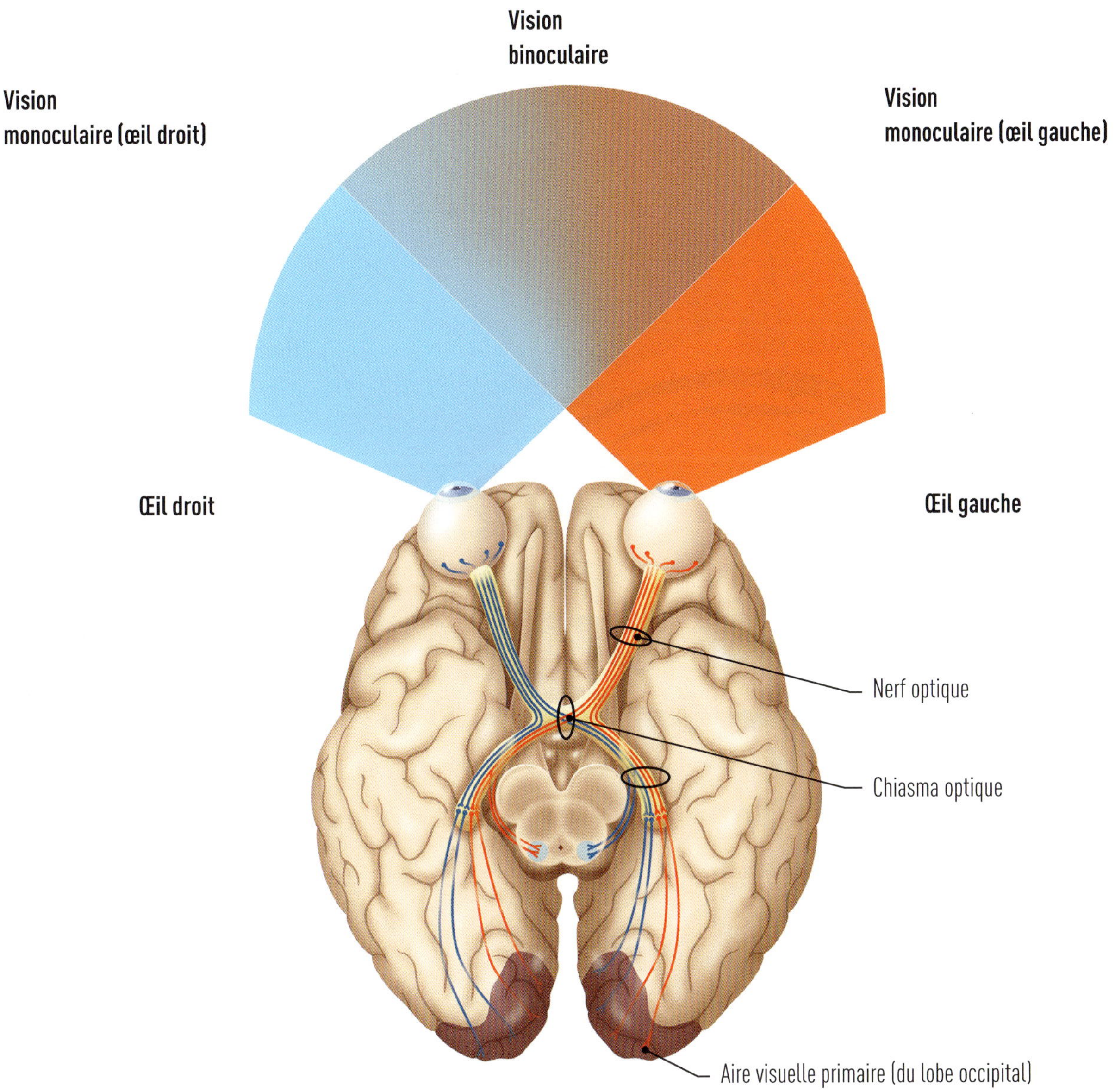

?

Voici quelques anomalies du champ visuel qui situent la lésion entre la rétine et le cortex visuel : cécité unilatérale (un œil), hémianopsie bitemporale (externe des 2 yeux), hémianopsie latérale homonyme (même côté des 2 yeux), quadranopsie (quadrant), avec ou sans la zone centrale.

Pratique AS

Lorsque l'aire visuelle d'un lobe occipital est lésée (accident vasculaire cérébral ou traumatisme par exemple), le patient présentera une négligence visuelle qui entraînera des difficultés à se mouvoir, des risques de chute, une impossibilité de lire, conduire. Il faudra le considérer lors des soins.

Figure 45. Les voies et centres optiques

SYSTÈME SENSORIEL

III : nerf oculo-moteur
IV : nerf trochléaire
VI : nerf abducens

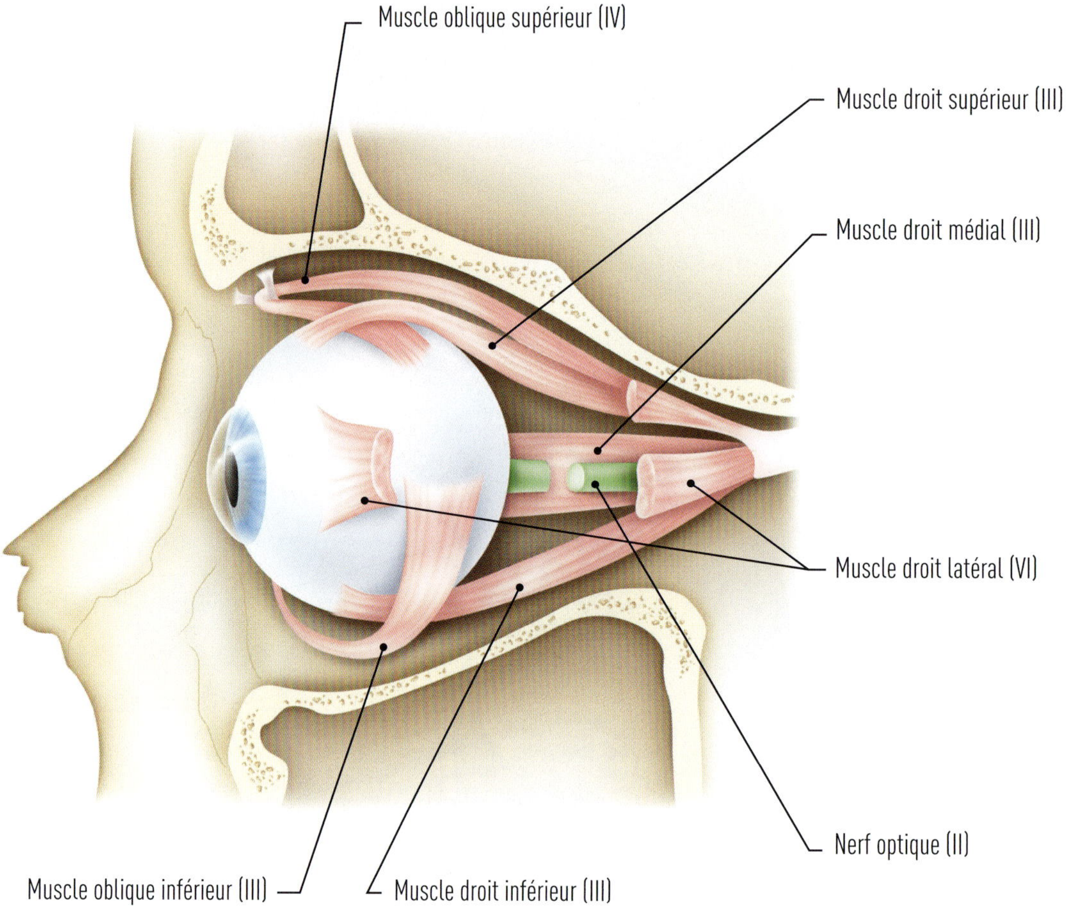

?

Une vision floue, une diplopie, un mouvement oculaire d'un axe absent ou un mouvement saccadé (nystagmus) permettent d'identifier une origine neurologique périphérique ou centrale d'un trouble ou d'une pathologie avant ou après le noyau des nerfs crâniens.

Pratique AS

Un muscle oculaire déficient entraînera une perte du parallélisme des yeux. Une détection précoce permettra des mesures de correction par rééducation ou chirurgie.

Figure 46. Les muscles oculaires extrinsèques et leur innervation

Pour aller plus loin

https://lienmini.fr/anatas47

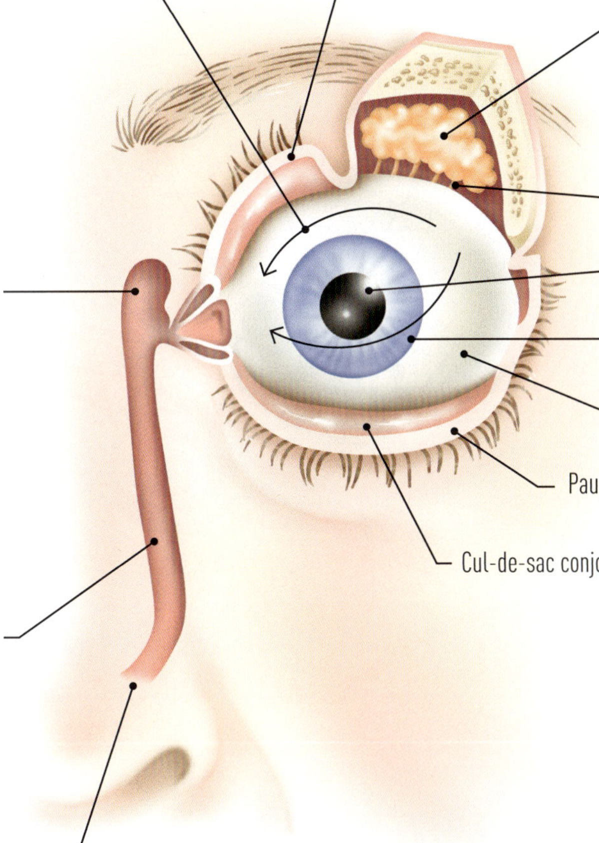

?

Les larmes protègent l'œil et permettent la vision. Elles peuvent être en excès (dacryocystite, infection du sac lacrymal par obstruction du canal lacrymonasal), ou en manque (kérato-conjonctivite sèche, par sécheresse oculaire d'origine auto-immune, médicamenteuse, mécanique).

Pratique AS

L'hygiène des yeux, le lavage occulaire, l'instillation de collyres ou encore l'identification d'une anomalie des paupières (orgelet) ou des cornées, sont des compétences à maîtriser par l'aide-soignant.

Figure 47. Les glandes et voies lacrymales

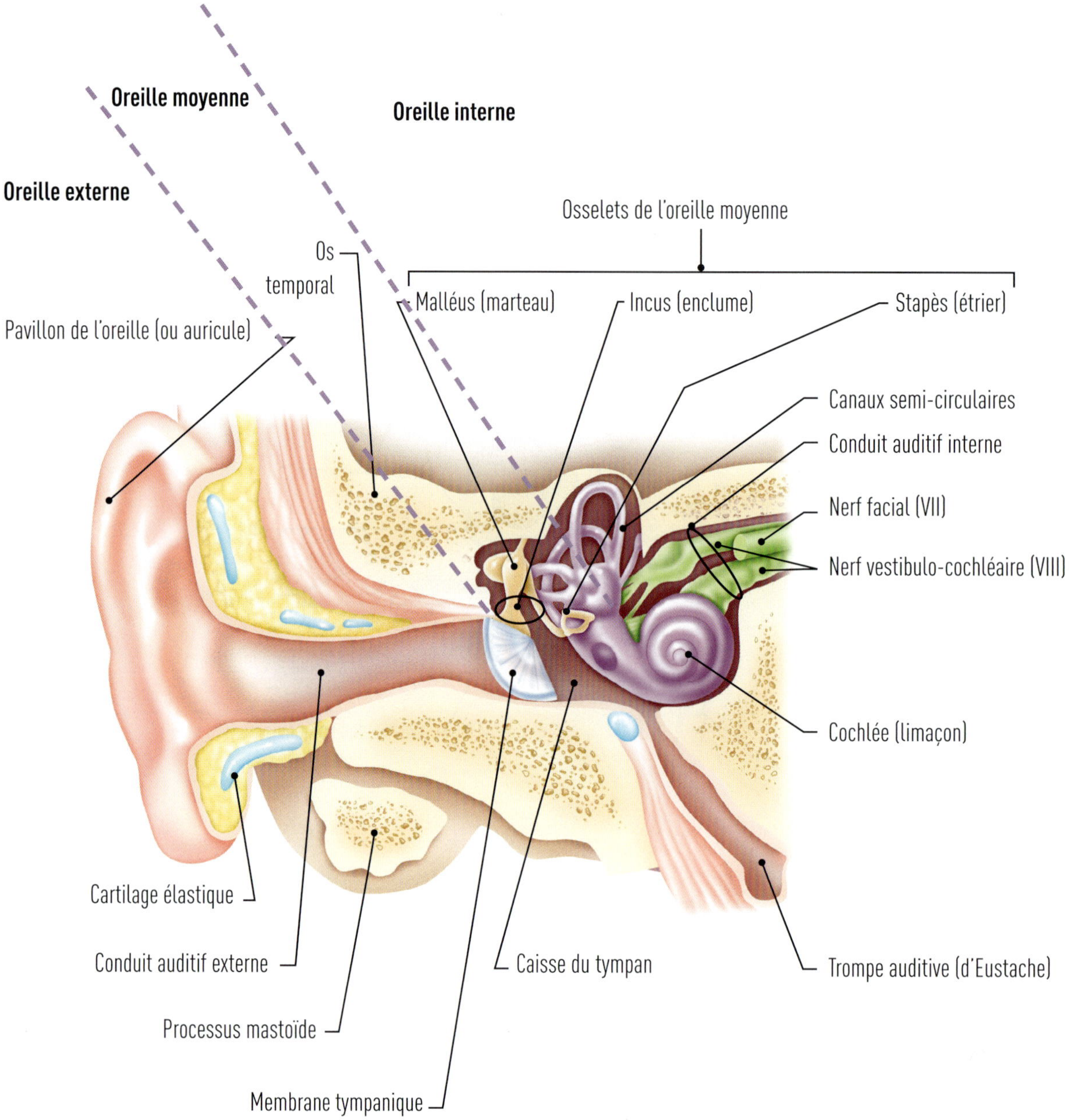

?

Les otites externe, moyenne (souvent d'origine pharyngée via la trompe d'Eustache) et interne (labyrinthite) concernent respectivement l'oreille externe, moyenne et interne. L'examen du tympan visualise les otites moyennes, qui peuvent se compliquer de mastoïdites.

Pratique AS

Les ondes sonores aériennes rentrent par l'oreille externe, puis la chaîne des osselets de l'oreille moyenne les tranfère au liquide cochléaire de l'oreille interne. L'examen du conduit externe et du pavillon par la présence de douleur à la mobilisation et l'audition est simple et informe sur les pathologies de l'oreille externe et de l'audition.

Figure 48. L'oreille (coupe sagittale)

?

Le vertige positionnel paroxystique bénin (VPPB) est dû aux otolithes d'un canal semi-circulaire. La surdité de perception peut être liée à l'âge (presbyacousie), héréditaire ou congénitale, traumatique (crânien, sonore), virale, ototoxique (antibiotique, antimitotique) ou liée à une anomalie de pression endo/périlymphe (maladie de Ménière).

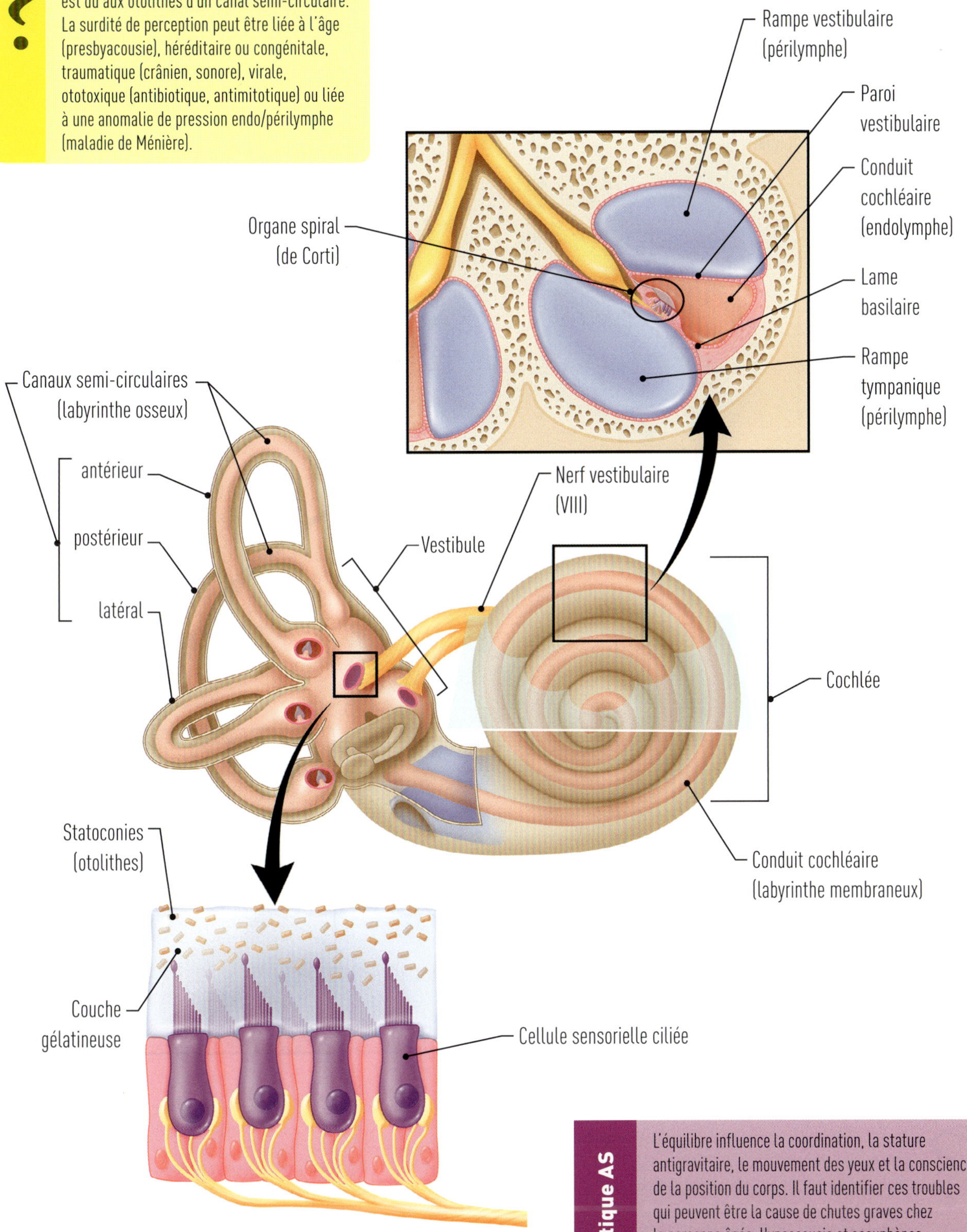

Pratique AS

L'équilibre influence la coordination, la stature antigravitaire, le mouvement des yeux et la conscience de la position du corps. Il faut identifier ces troubles qui peuvent être la cause de chutes graves chez la personne âgée. Hypoacousie et acouphènes, s'ils ne sont pas pris en charge efficacement, peuvent entraîner un syndrome dépressif sévère.

Figure 49. La cochlée (ou limaçon), le labyrinthe et le vestibule

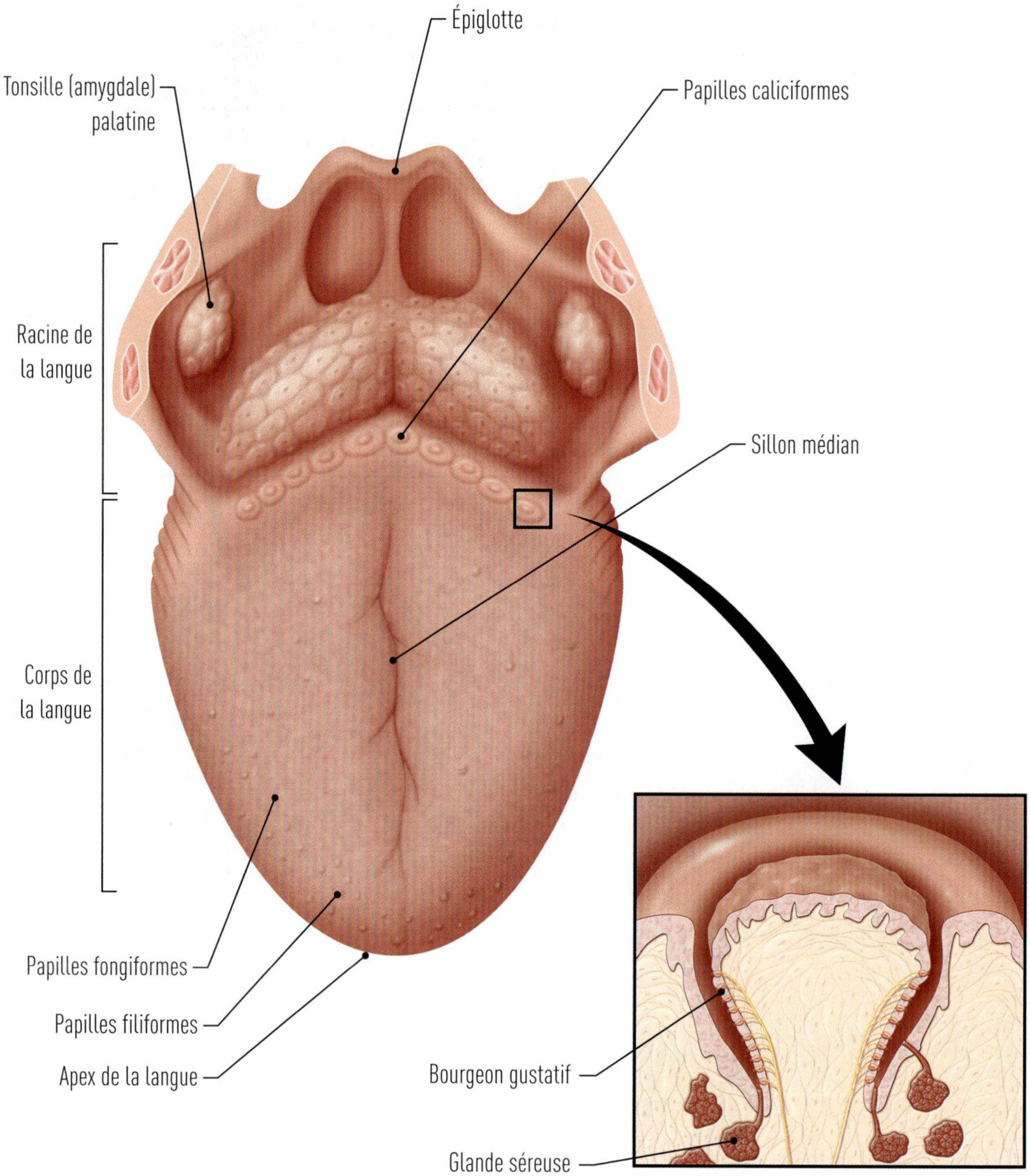

?

La perte (agueusie), diminution (hypogueusie) ou anomalie (dysgueusie) du goût due à une mauvaise hygiène bucco-dentaire, une pathologie de la langue, une radiothérapie, une infection, une carence ou une lésion du VII peut entraîner anorexie et dénutrition, surtout chez la personne âgée. Avec l'odorat, la perception des goûts sucré, salé, acide, amer ou umami (glutamate), la température et le tact donnent le goût.

Pratique AS

Un déficit d'hygiène bucco-dentaire aura pour conséquence une douleur, une halitose (mauvaise haleine) et la dénutrition. La prévention et les soins de bouche, dont ceux de la langue, sont dans le rôle de l'aide-soignant. La coloration de la langue est un signe important qu'il faudra regarder régulièrement pour identifier une modification d'aspect.

Figure 50. La langue et le goût

SYSTÈME ENDOCRINIEN

? Sécrétées dans le sang (endocrine), les hormones régulent le métabolisme, la croissance, la sexualité, la reproduction, l'allaitement, le sommeil, l'éveil, le stress, la faim, l'humeur et l'immunité.

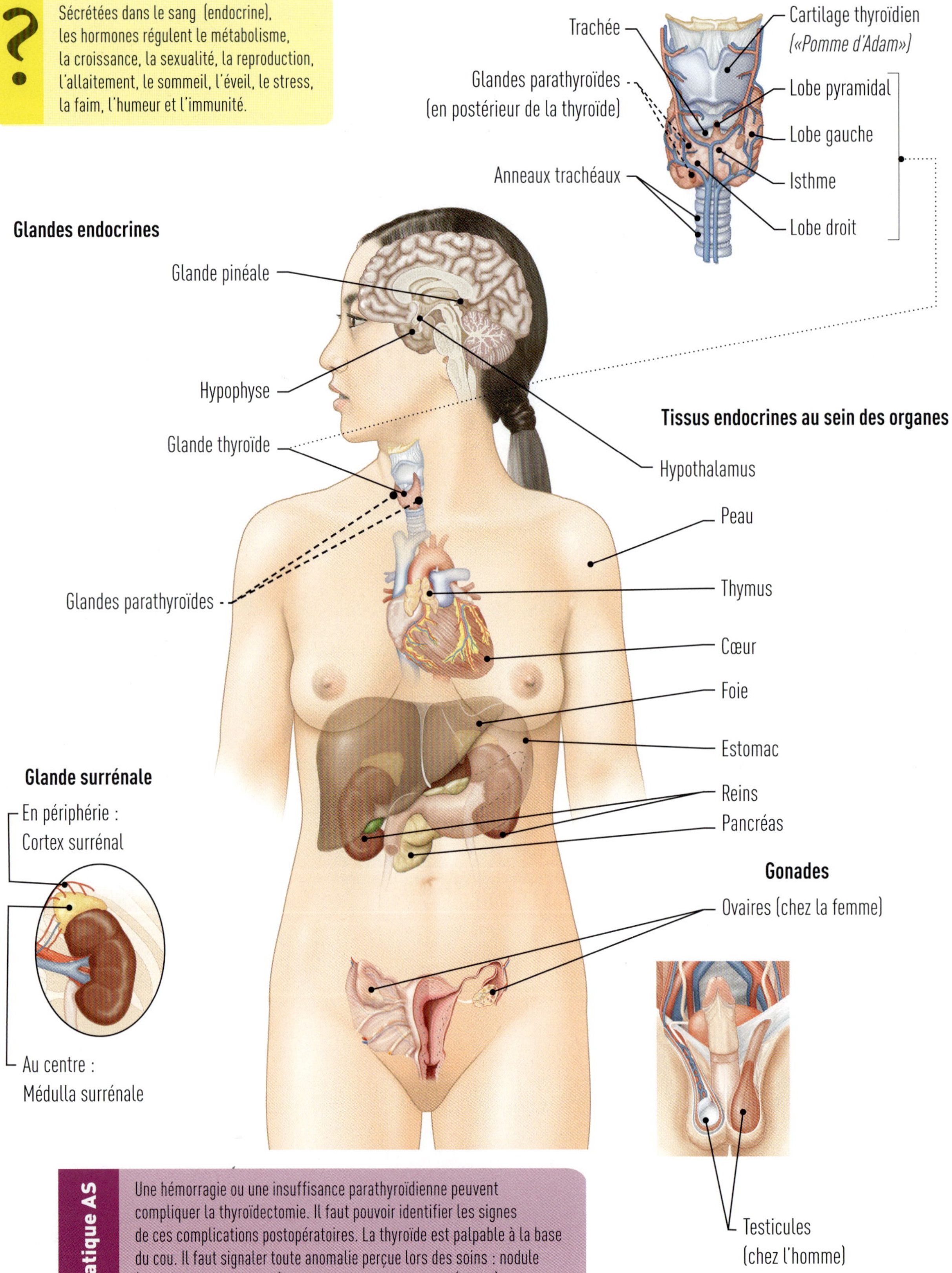

Pratique AS

Une hémorragie ou une insuffisance parathyroïdienne peuvent compliquer la thyroïdectomie. Il faut pouvoir identifier les signes de ces complications postopératoires. La thyroïde est palpable à la base du cou. Il faut signaler toute anomalie perçue lors des soins : nodule (kyste, adénome, cancer) ou augmentation de volume (goitre).

Figure 51. L'organisation générale du système endocrinien

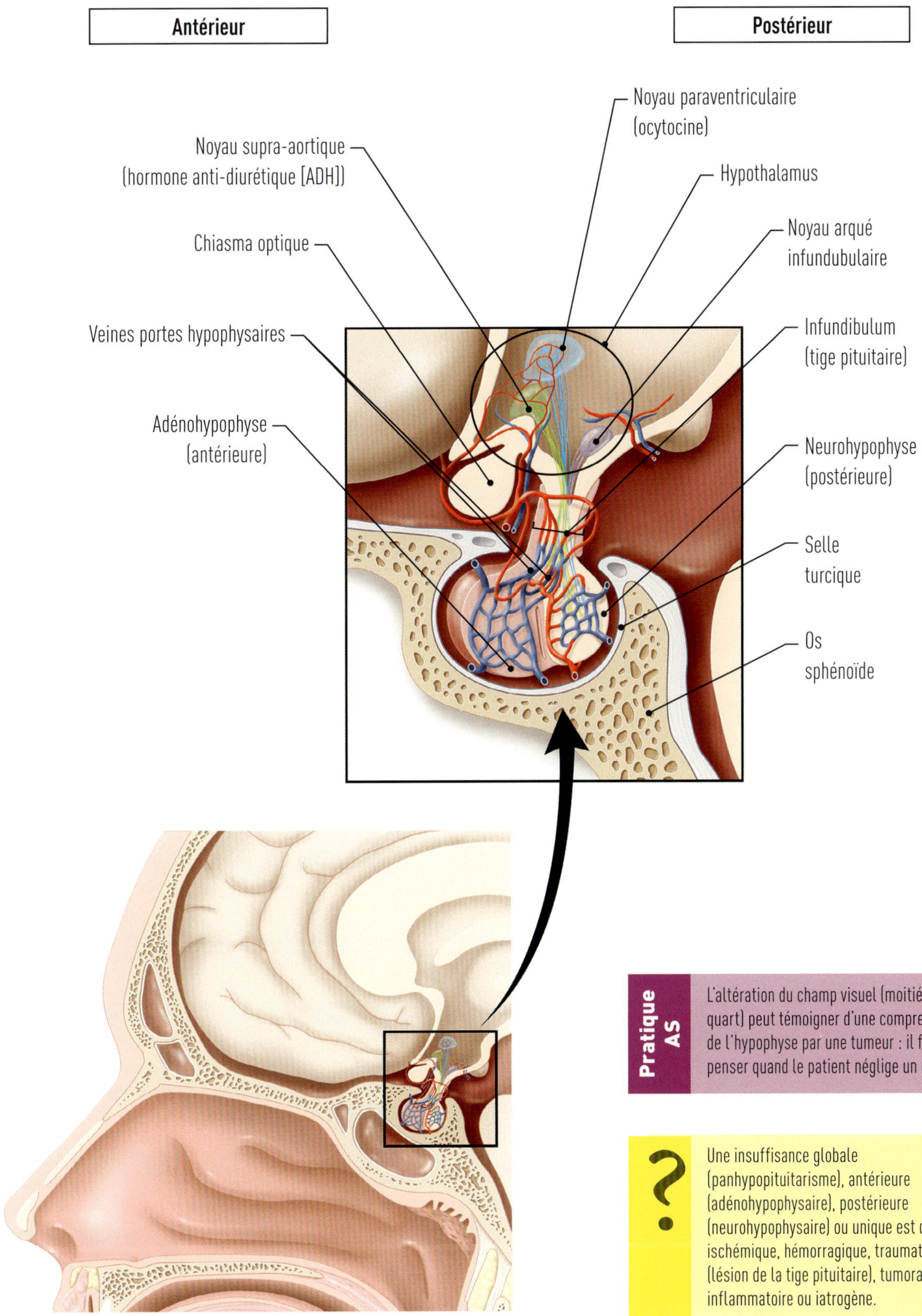

Pratique AS

L'altération du champ visuel (moitié ou quart) peut témoigner d'une compression de l'hypophyse par une tumeur : il faut y penser quand le patient néglige un côté.

?

Une insuffisance globale (panhypopituitarisme), antérieure (adénohypophysaire), postérieure (neurohypophysaire) ou unique est d'origine ischémique, hémorragique, traumatique (lésion de la tige pituitaire), tumorale, inflammatoire ou iatrogène.

Figure 52. L'hypophyse (coupe sagittale médiane)

SYSTÈME CARDIOVASCULAIRE

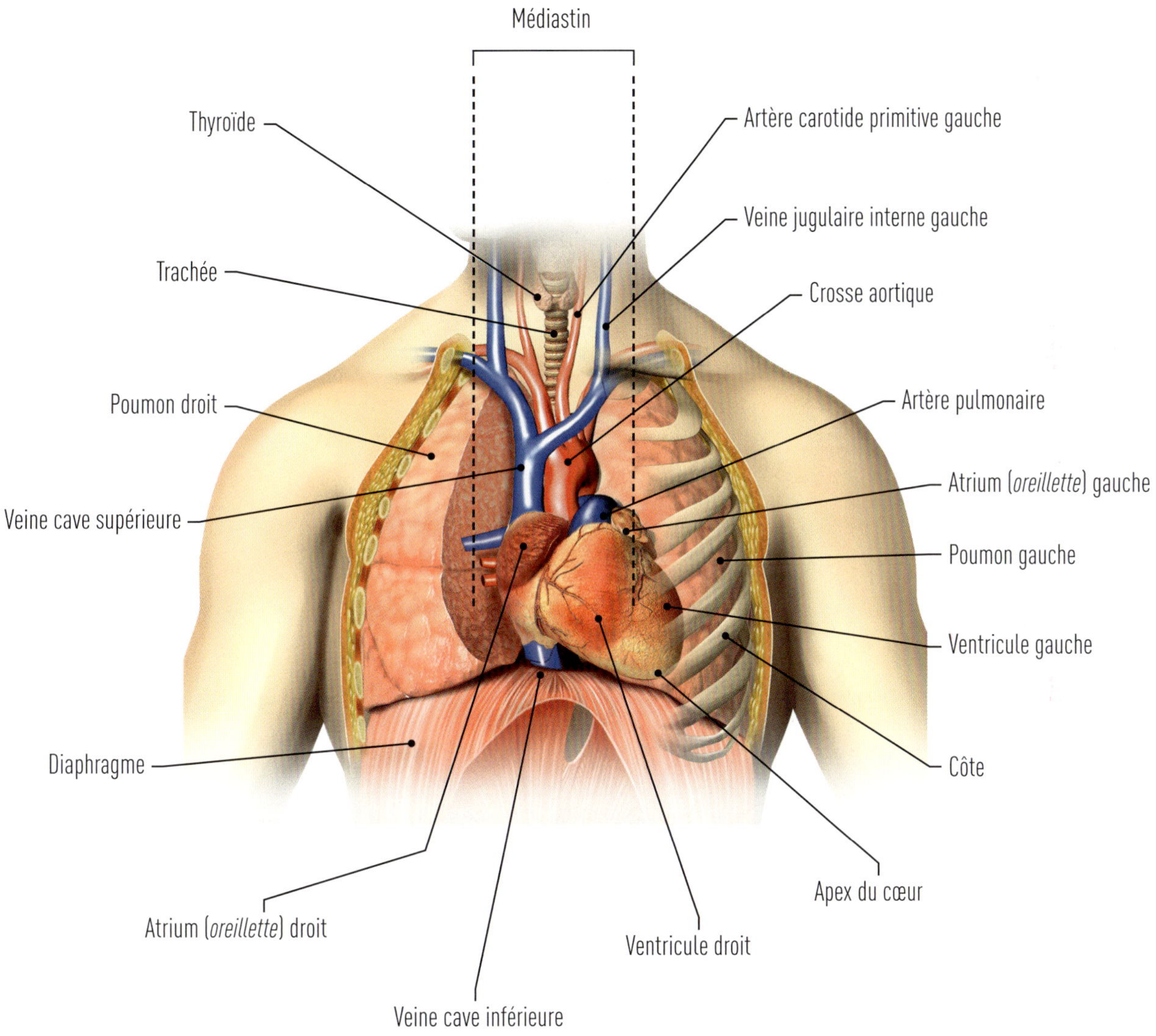

? Le syndrome cave supérieur, la médiastinite, la dissection de la crosse aortique, la fibrillation atriale ou la dilatation ventriculaire sont des pathologies que l'anatomie aide à comprendre, comme le fait que le cœur est bien au milieu du thorax, même s'il déborde à gauche.

Pratique AS

Le cœur est au milieu du thorax, derrière le sternum : c'est donc là qu'il faut appuyer (fortement : 5 à 6 cm) pour effectuer un massage cardiaque externe (MCE) efficace.

Figure 53. La situation du cœur dans la cavité thoracique

Pour aller plus loin

https://lienmini.fr/anatas54

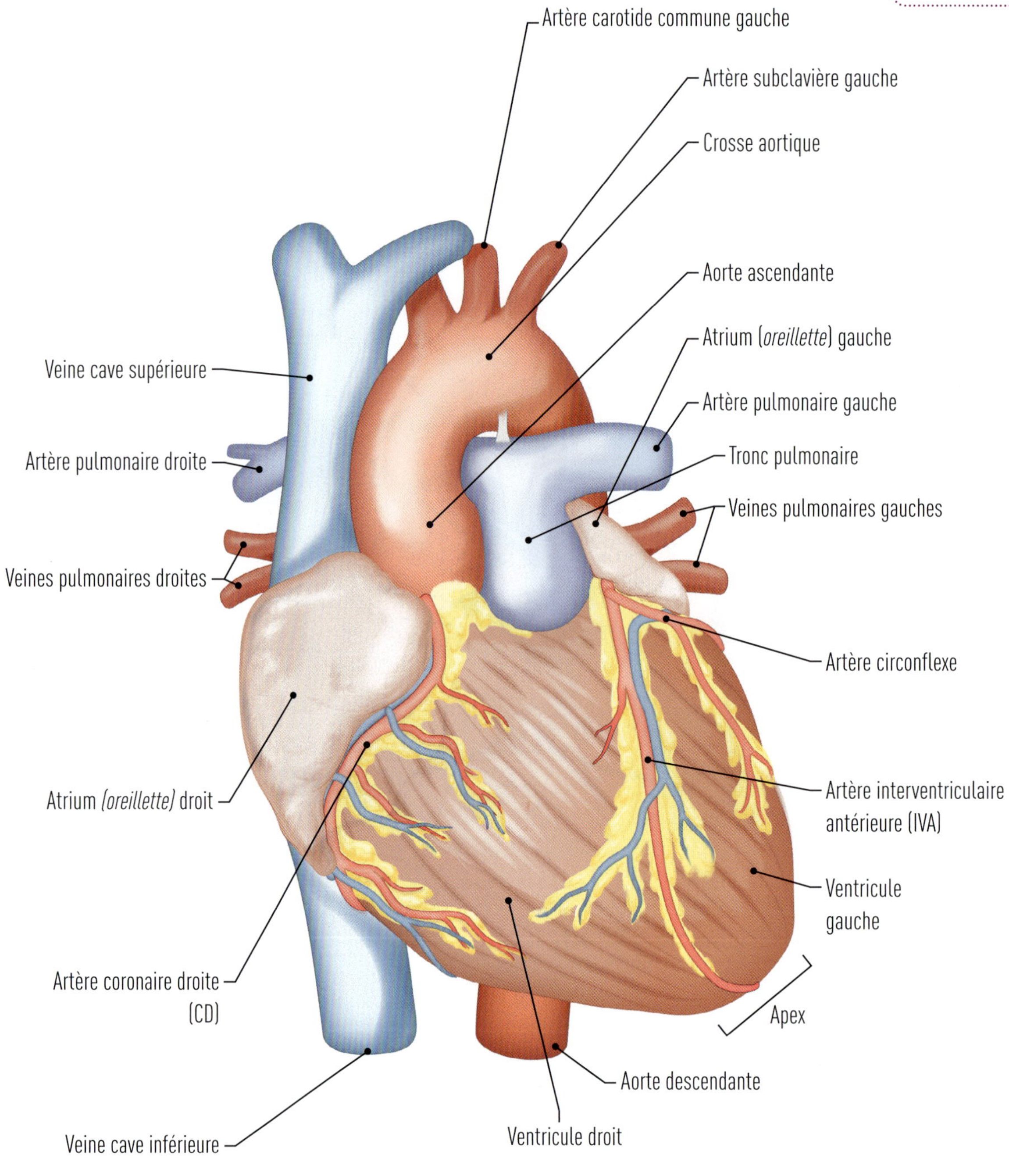

?

Une veine arrive au cœur, une artère le quitte. Le sens de circulation du sang compte, pas la couleur : il y a des artères « bleues » (sang désoxygéné), des veines « rouges » (sang oxygéné). Le nom des vaisseaux vient de la position dans l'espace, la structure proche, la destination ou la forme.

Pratique AS

La mesure de la pression artérielle donne un chiffre haut (systolique: PAS) et bas (diastolique : PAD). Quand le cœur est contracté (systole) le sang des coronaires ne peut pas aller dans le muscle, il ne peut qu'en diastole. La PAD est donc importante pour l'oxygénation du myocarde.

Figure 54. La configuration externe du cœur

Pour aller plus loin

https://lienmini.fr/anatas55

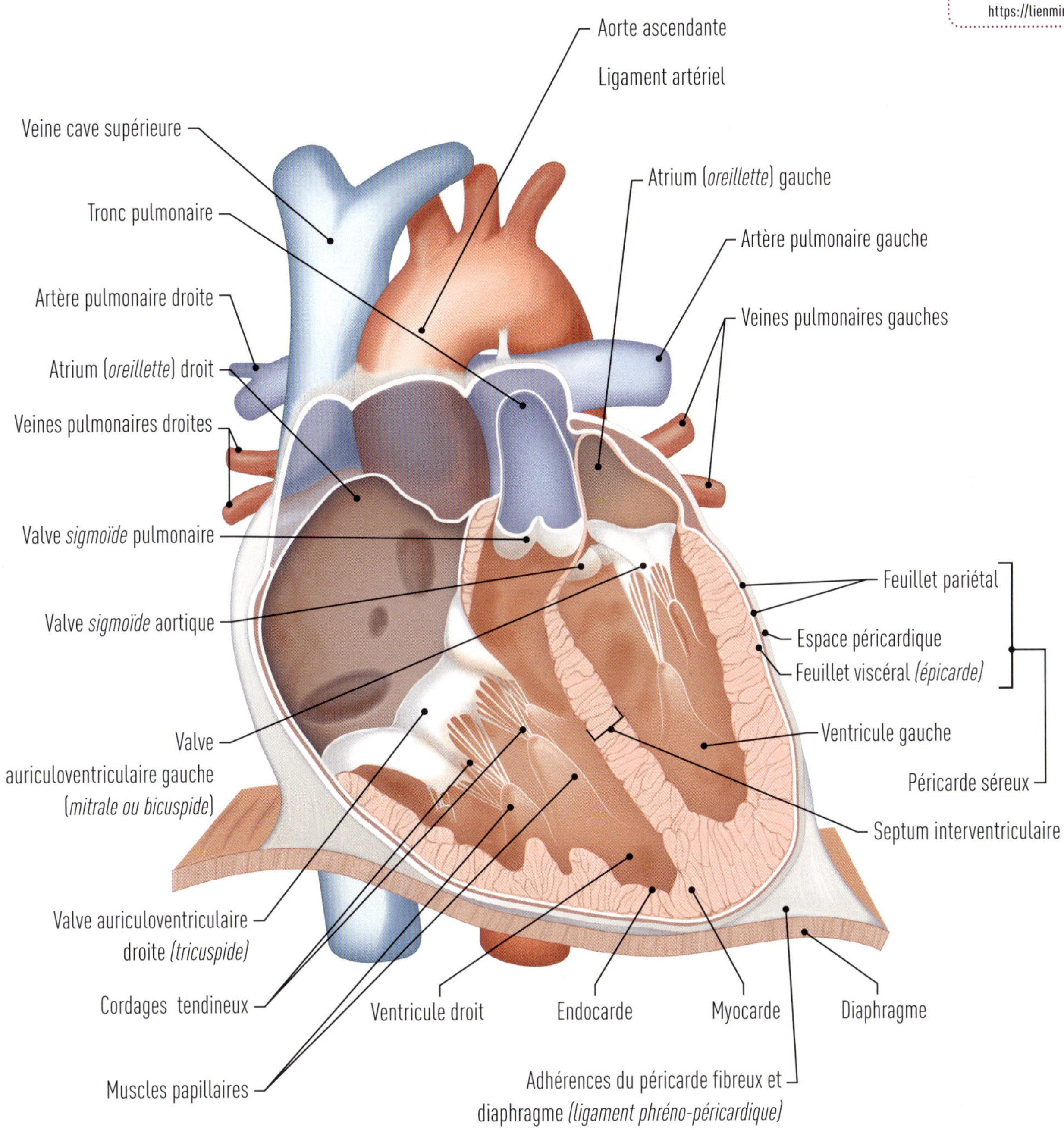

?

Une insuffisance (incontinence) ou un rétrécissement (sténose) valvulaire peuvent être mitral, tricuspidien, aortique ou pulmonaire. La rupture de cordages ou de pilier (muscle papillaire) crée une insuffisance aiguë. La péricardite et la myocardite sont des inflammations tissulaires distinctes, parfois associées.

Pratique AS

Une pathologie valvulaire cardiaque crée un souffle parfois audible sans stéthoscope : signaler qu'une douleur thoracique diminue en position assise permet au médecin d'évoquer une péricardite.

Figure 55. La configuration interne du cœur et des péricardes

Pour aller plus loin

https://lienmini.fr/anatas56

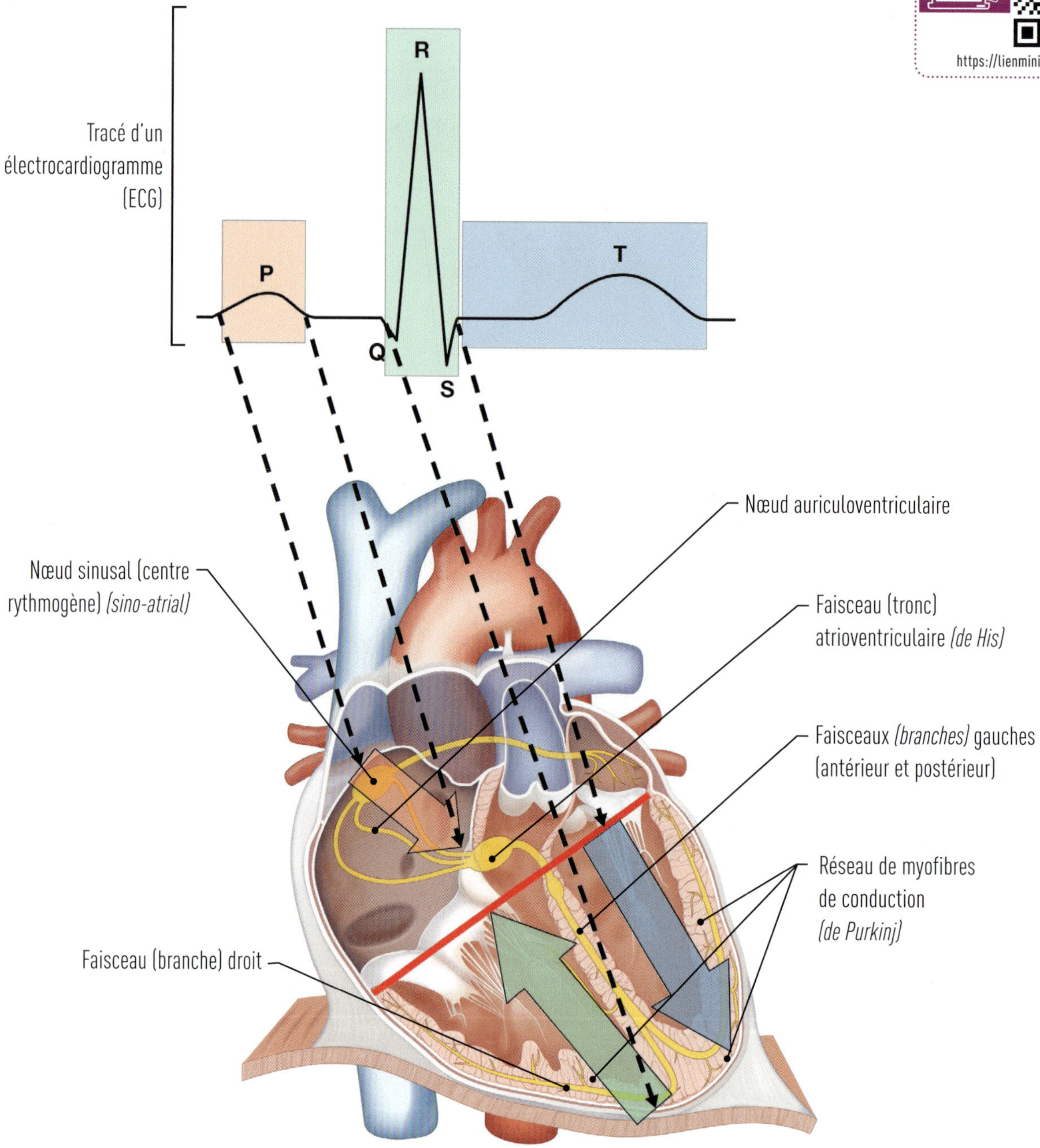

?

Le tissu nodal (cardionecteur) est un tissu musculaire spécialisé. L'interruption de la conduction conduit à un bloc (retard de l'impulsion), qui peut être complet ou incomplet, auriculo-ventriculaire, de branche droit ou gauche, antérieur ou postérieur. Le rythme sinusal est physiologique.

Pratique AS

Mesurer la fréquence cardiaque, c'est aussi préciser sa régularité. L'analyse de l'activité électrique du cœur se fait par l'électrocardiogramme (ECG) qui doit être parfaitement réalisé pour être interprétable, avec chacune des lettres correspondant à un mouvement du cycle cardiaque.

Figure 56. Le système de conduction du cœur : le tissu nodal

Pour aller plus loin

https://lienmini.fr/anatas57

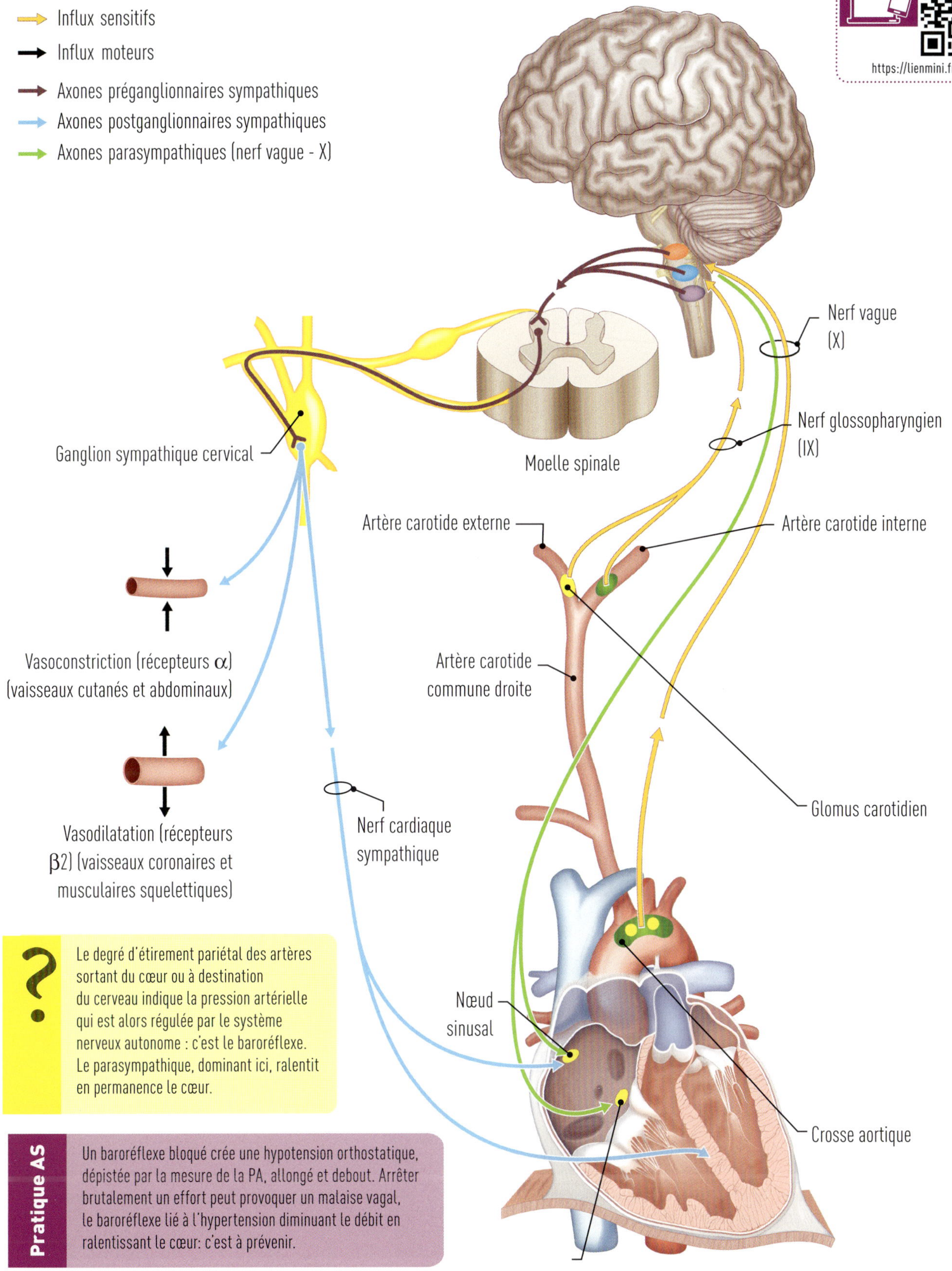

?

Le degré d'étirement pariétal des artères sortant du cœur ou à destination du cerveau indique la pression artérielle qui est alors régulée par le système nerveux autonome : c'est le baroréflexe. Le parasympathique, dominant ici, ralentit en permanence le cœur.

Pratique AS

Un baroréflexe bloqué crée une hypotension orthostatique, dépistée par la mesure de la PA, allongé et debout. Arrêter brutalement un effort peut provoquer un malaise vagal, le baroréflexe lié à l'hypertension diminuant le débit en ralentissant le cœur: c'est à prévenir.

Figure 57. La régulation extrinsèque du cœur

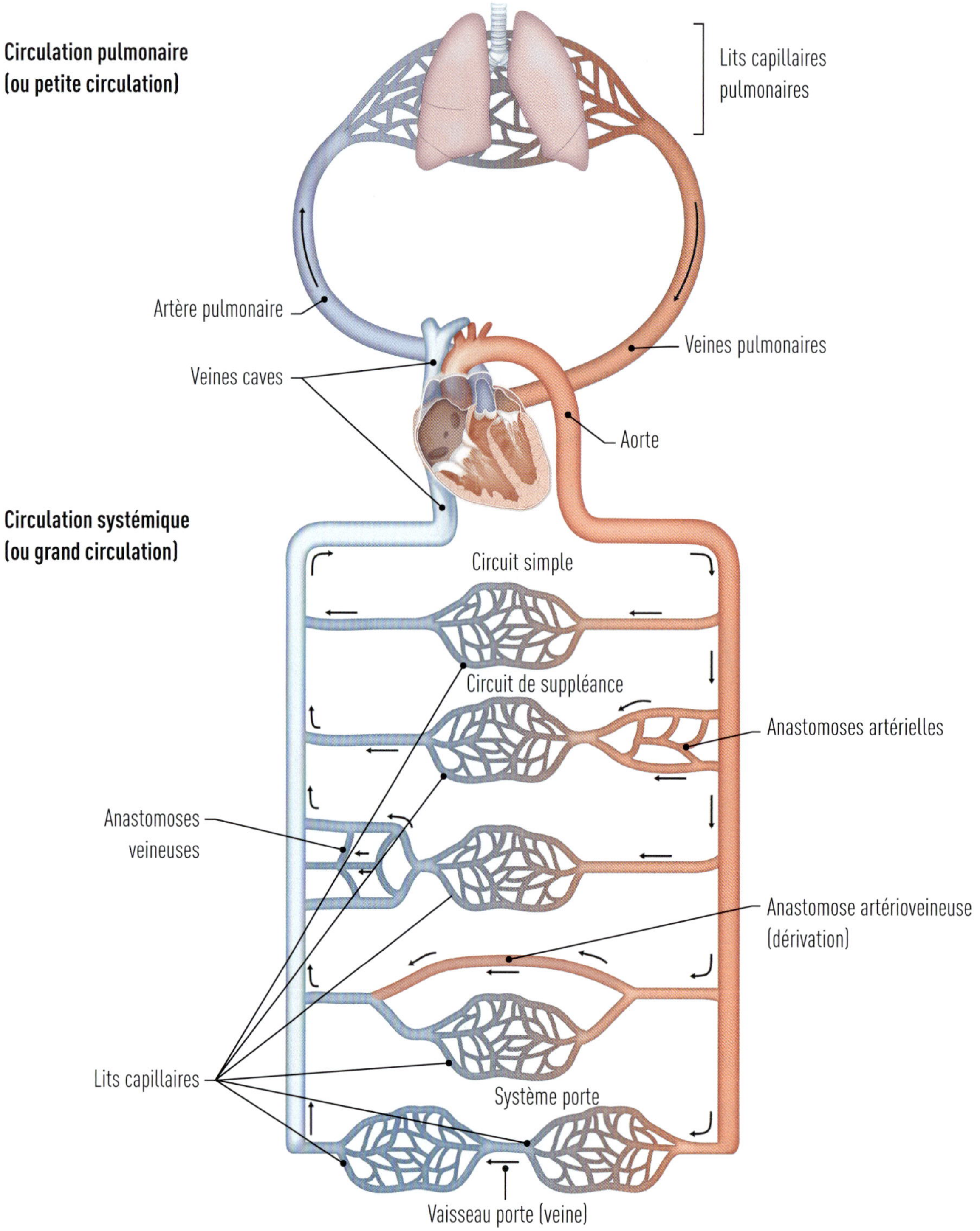

?

L'anastomose vasculaire (constante pour les capillaires) protège de l'obstruction et régule les échanges thermiques. Un système porte (hépatique, hypothalamo-hypophysaire, rénal, surrénal) permet une action directe (épuration, message, absorption) mais est vulnérable à l'ischémie.

Pratique AS

La circulation sanguine est un circuit fermé, à haute pression dans les artères et à basse pression dans les veines. Le débit est identique dans les deux circulations, les médecins peuvent le mesurer par différents moyens. La pression artérielle, mesurée par les soignants, est plus élevée dans la grande circulation.

Figure 58. L'organisation générale du système cardiovasculaire

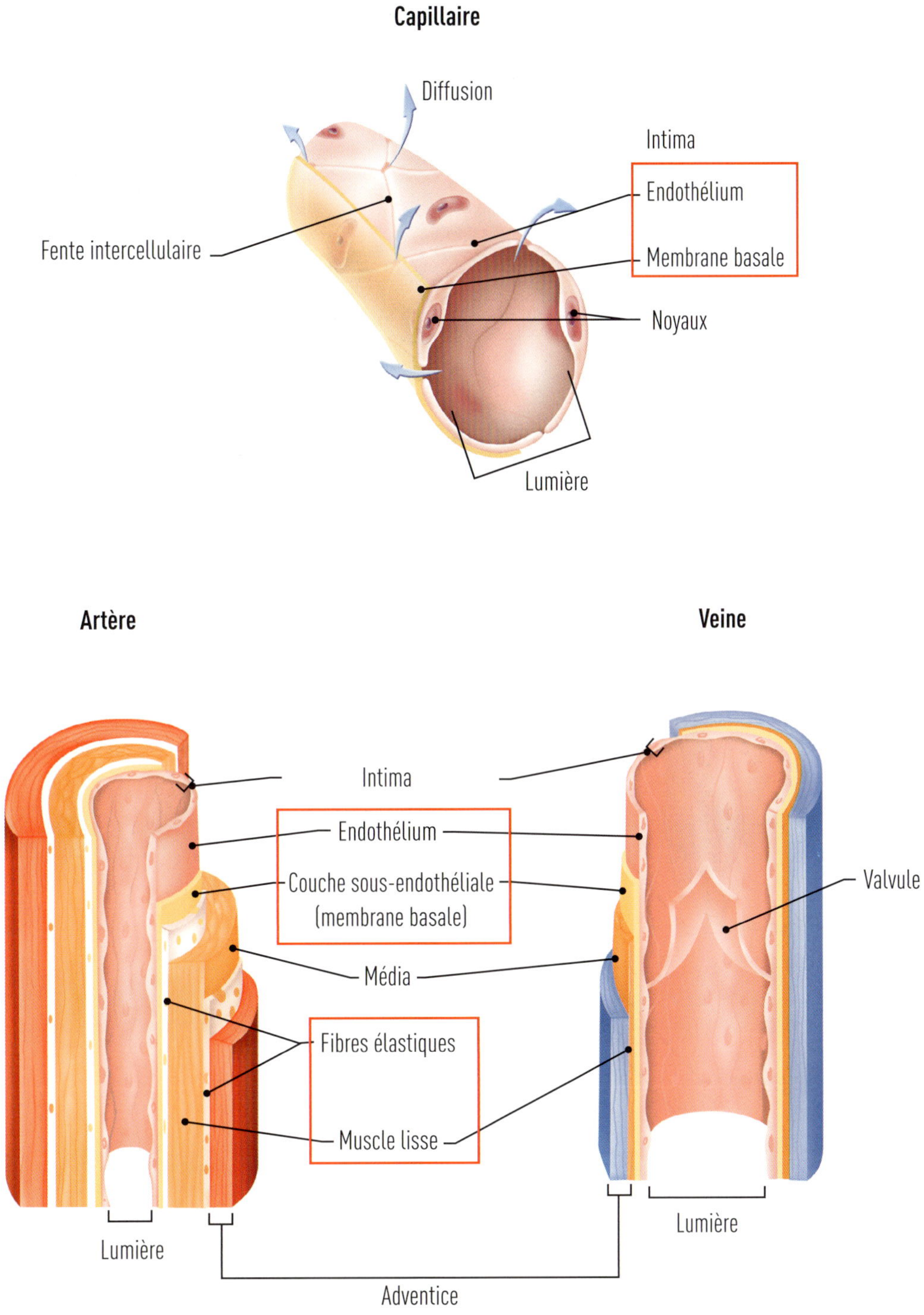

? La relation entre la structure et la fonction d'un vaisseau peut expliquer la physiologie, la physiopathologie, la thérapeutique vasculaire, etc. (exemples : artère musculaire ou élastique, veine dilatable et valvulée, jonction serrée ou non des cellules endothéliales, etc.).

Pratique AS

En connaissant l'anatomie et par la palpation, il est possible de localiser les veines superficielles et les artères. Il faut savoir différencier un saignement artériel (rouge, abondant, pulsatile) d'un saignement veineux (plus foncé, en nappe, s'arrêtant parfois spontanément).

Figure 59. L'histologie des vaisseaux

Pour aller plus loin

https://lienmini.fr/anatas60

? La pression sanguine permet au sang d'atteindre l'ensemble de l'organisme. Sa baisse importante, en diminuant la perfusion des organes, crée une ischémie. En revanche, si elle est trop élevée sur plusieurs années, elle va entraîner une tension abimant les artères et être la cause de maladies vasculaires.

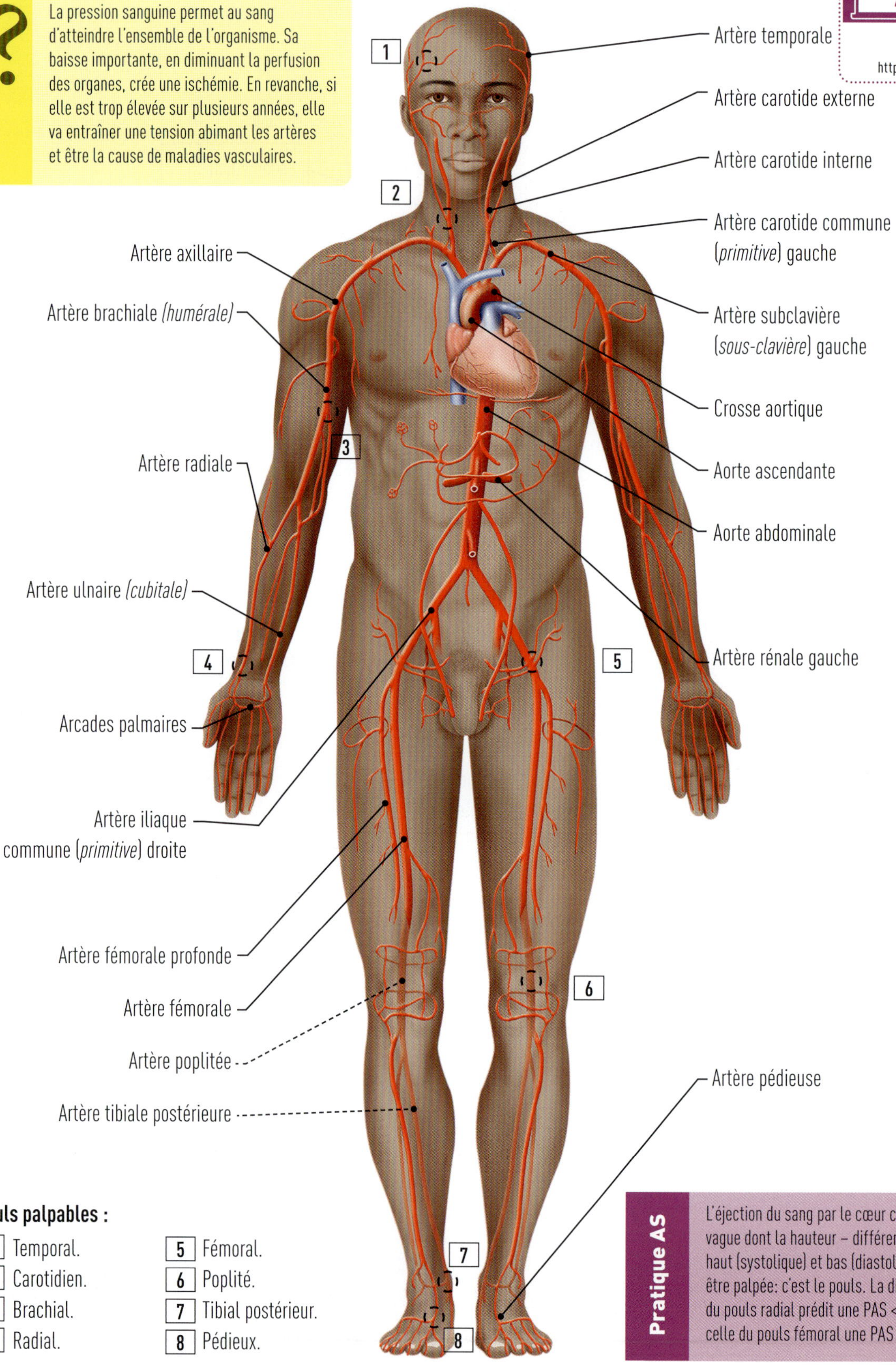

Pouls palpables :

- 1 Temporal.
- 2 Carotidien.
- 3 Brachial.
- 4 Radial.
- 5 Fémoral.
- 6 Poplité.
- 7 Tibial postérieur.
- 8 Pédieux.

Pratique AS

L'éjection du sang par le cœur crée une vague dont la hauteur – différence entre haut (systolique) et bas (diastolique) – peut être palpée: c'est le pouls. La disparition du pouls radial prédit une PAS < 80 mmHg., celle du pouls fémoral une PAS < 50.

Figure 60. Les artères

Pour aller plus loin

https://lienmini.fr/anatas61

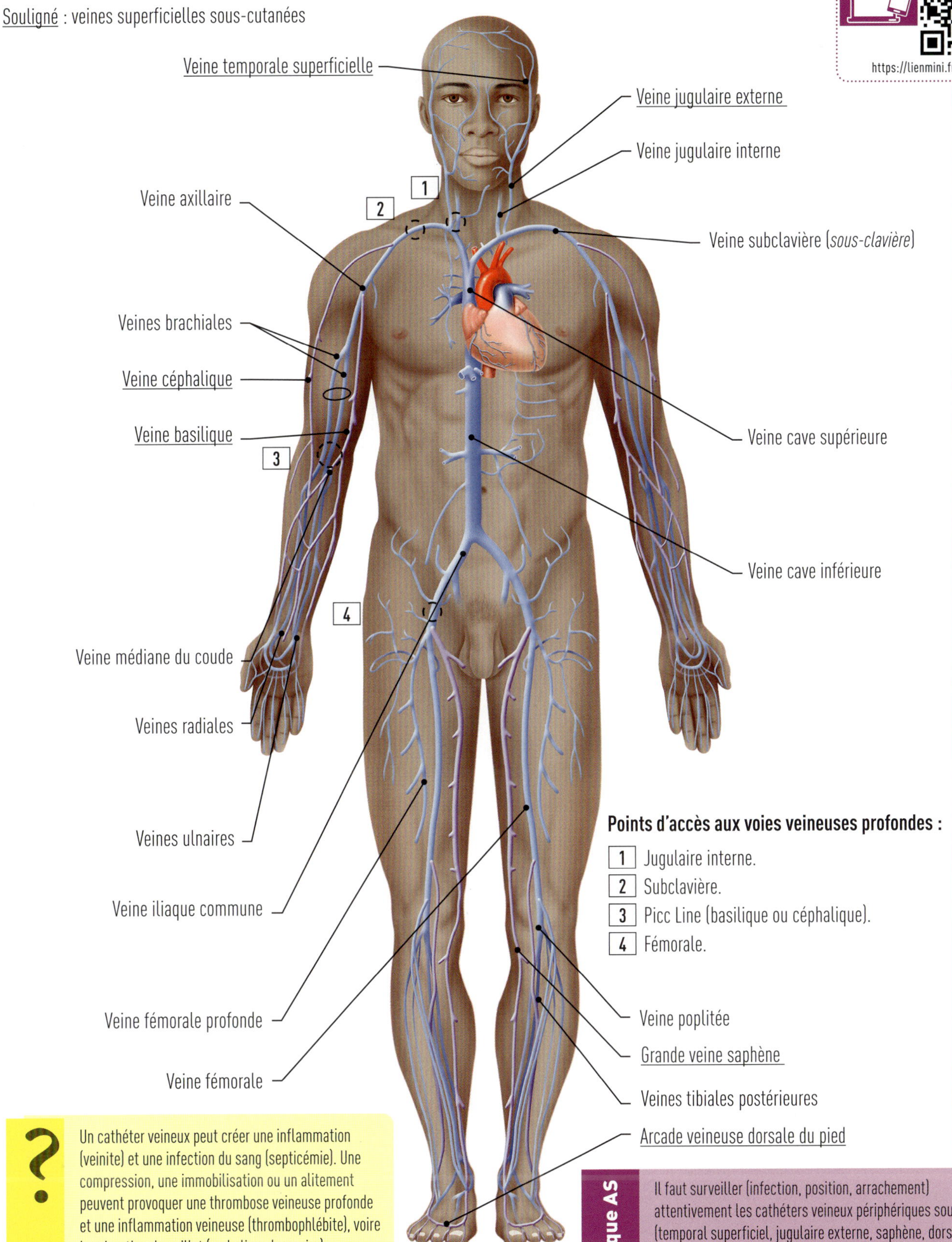

Points d'accès aux voies veineuses profondes :

1. Jugulaire interne.
2. Subclavière.
3. Picc Line (basilique ou céphalique).
4. Fémorale.

?

Un cathéter veineux peut créer une inflammation (veinite) et une infection du sang (septicémie). Une compression, une immobilisation ou un alitement peuvent provoquer une thrombose veineuse profonde et une inflammation veineuse (thrombophlébite), voire la migration du caillot (embolie pulmonaire).

Pratique AS

Il faut surveiller (infection, position, arrachement) attentivement les cathéters veineux périphériques sous-cutanés (temporal superficiel, jugulaire externe, saphène, dorsal du pied), centraux profonds (jugulaire interne, subclavier, fémoral) et centralisés (PICC Line via basilique/céphalique).

Figure 61. Les veines

SYSTÈME CARDIOVASCULAIRE

Pour aller plus loin

https://lienmini.fr/anatas62

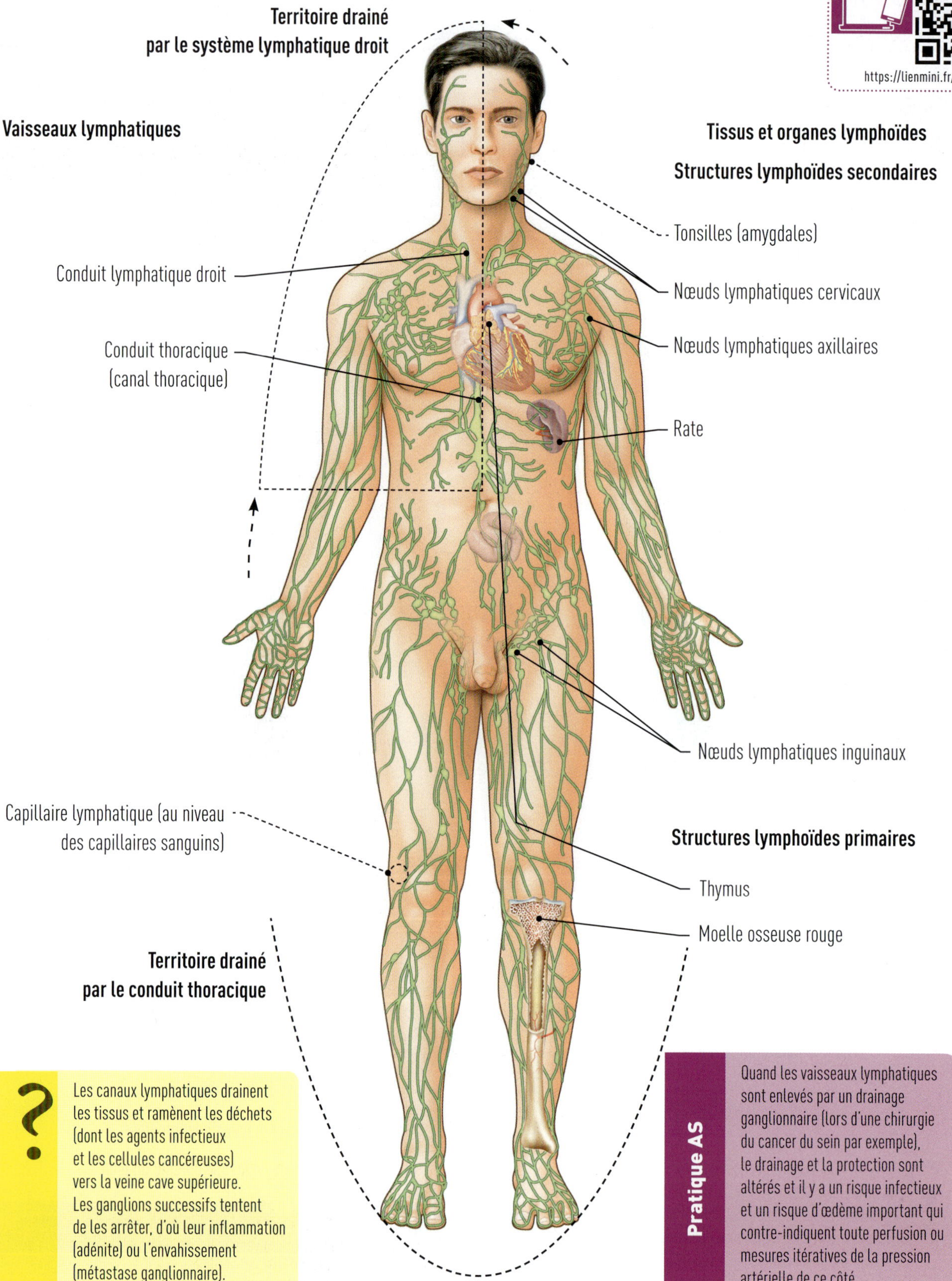

?

Les canaux lymphatiques drainent les tissus et ramènent les déchets (dont les agents infectieux et les cellules cancéreuses) vers la veine cave supérieure. Les ganglions successifs tentent de les arrêter, d'où leur inflammation (adénite) ou l'envahissement (métastase ganglionnaire).

Pratique AS

Quand les vaisseaux lymphatiques sont enlevés par un drainage ganglionnaire (lors d'une chirurgie du cancer du sein par exemple), le drainage et la protection sont altérés et il y a un risque infectieux et un risque d'œdème important qui contre-indiquent toute perfusion ou mesures itératives de la pression artérielle de ce côté.

Figure 62. Le système lymphatique et lymphoïde

SYSTÈME HEMATOPOÏÉTIQUE

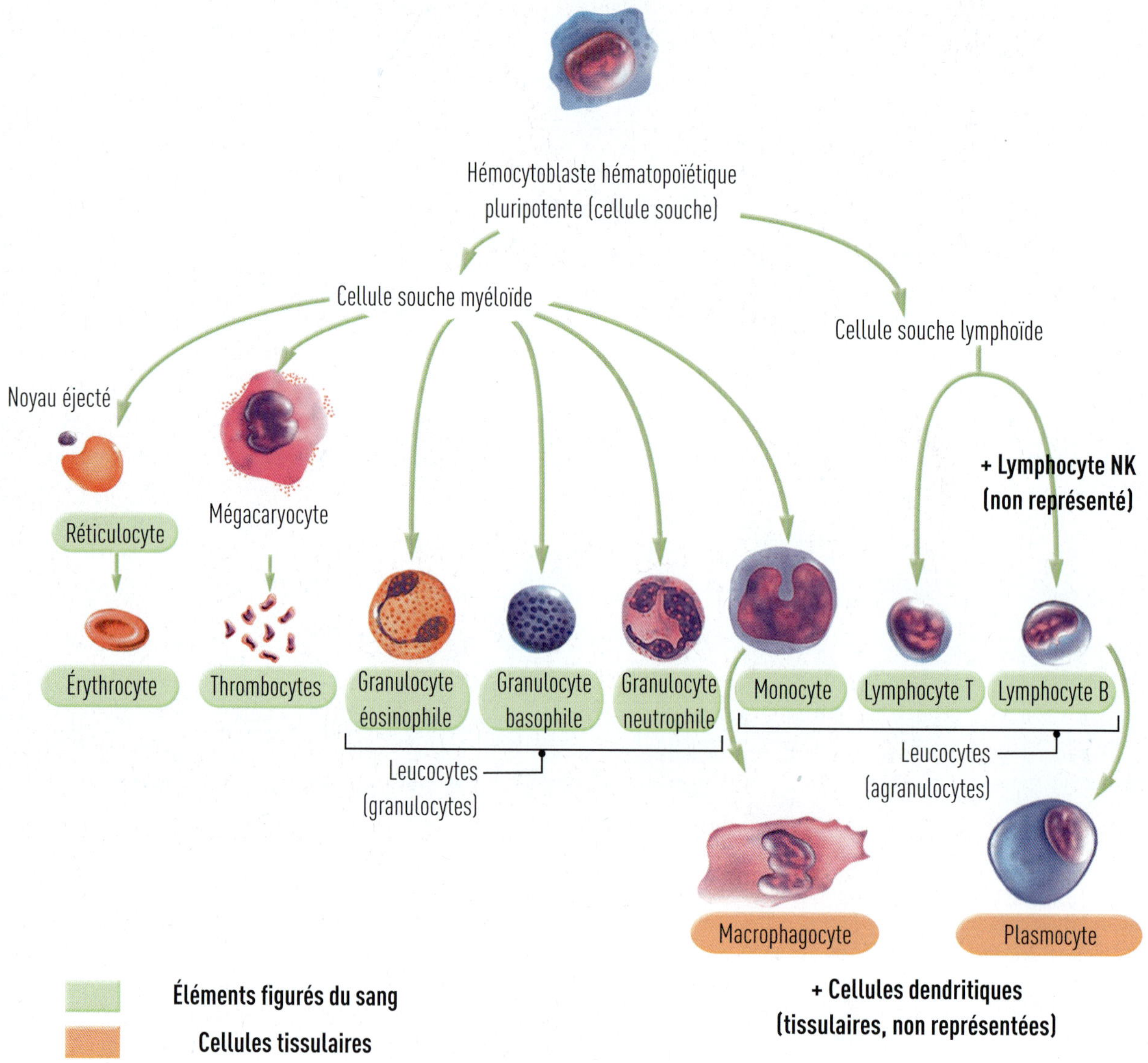

? La leucémie (aiguë ou chronique, myéloïde ou lymphoïde), le lymphome (système lymphatique, lymphocytes), le myélome (plasmocytes), le syndrome myéloprolifératif, lymphoprolifératif ou myélodysplasique sont des hémopathies malignes ou cancers du sang.

Pratique AS

La mesure de la quantité de globules rouges (ou d'hémoglobine) peut se faire au lit sur une goutte de sang, à partir de la pulpe d'un doigt, comme pour la glycémie. Un saignement ou des hématomes spontanés ou faciles peuvent signaler un problème de plaquettes. Inversement, il faut les prévenir si ce problème est connu.

Figure 63. L'hématopoïèse et les cellules du sang

SYSTÈME SANGUIN ET HÉMATOPOÏÉTIQUE

SYSTÈME RESPIRATOIRE

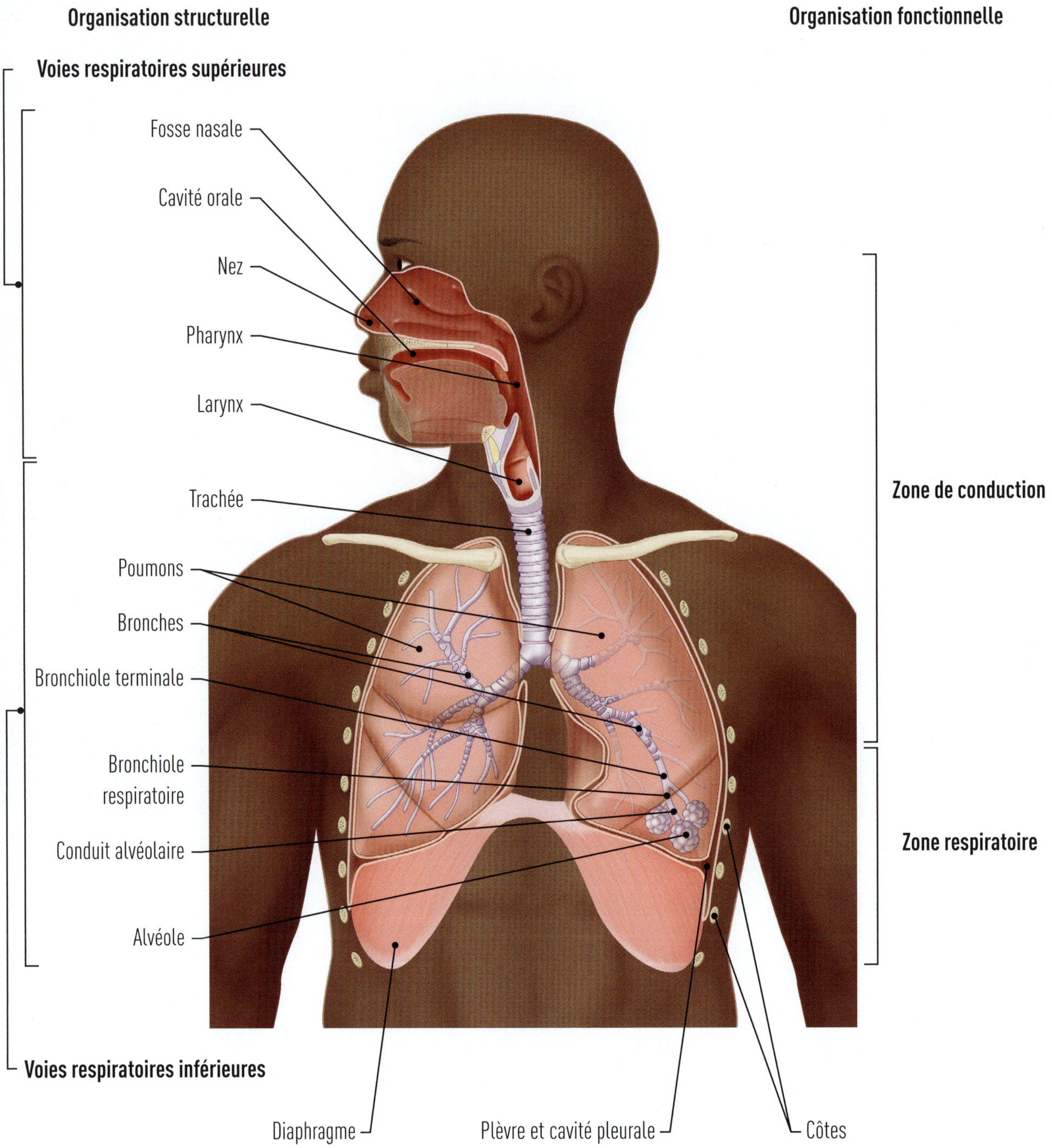

?

Une pneumopathie d'inhalation est souvent basale droite (bronche souche D verticale). Il n'y a pas d'échanges gazeux dans les voies de conduction : c'est un espace mort anatomique (air mobilisé par effort musculaire inutile). Exclure les voies aériennes supérieures par une trachéototomie le diminue.

Pratique AS

Chez le patient inconscient, la liberté et la protection des voies aériennes sont assurées par la bascule de la tête en arrière et la mise sur le côté (en orientant langue et flux de salive). Une mesure de la fréquence respiratoire et l'observation de la dynamique respiratoire (thorax nu) évaluent une fonction vitale.

Figure 64. L'organisation générale du système respiratoire

Pour aller plus loin

https://lienmini.fr/anatas65

Le trajet entre le vestibule nasal et les choanes est horizontal puis suit la paroi postérieure jusqu'à l'œsophage : c'est celui d'une sonde naso-gastrique. Entre lèvres et glotte, il est indirect et courbé, ce qui rend l'intubation orotrachéale plus complexe.

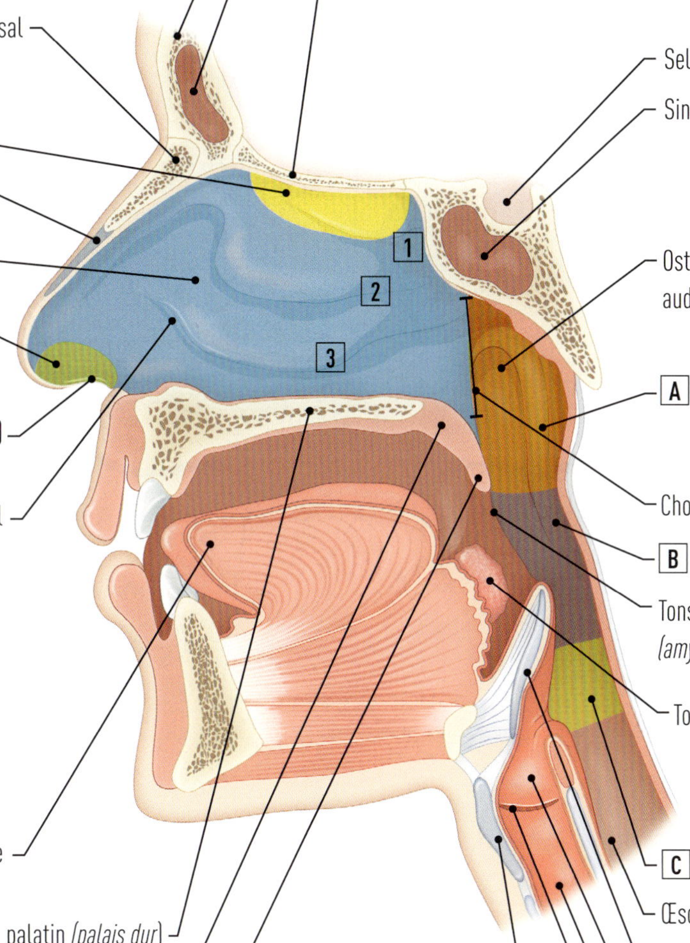

Pratique AS

Un défaut de déglutition chez une personne âgée doit faire identifier un risque de fausse-route et donc d'inhalation pulmonaire, diminué par une bonne installation. Lavage nasal et soins de bouche sont des actes importants nécessitant de bien en connaître l'anatomie.

Figure 65. Les voies aériennes supérieures

SYSTÈME RESPIRATOIRE

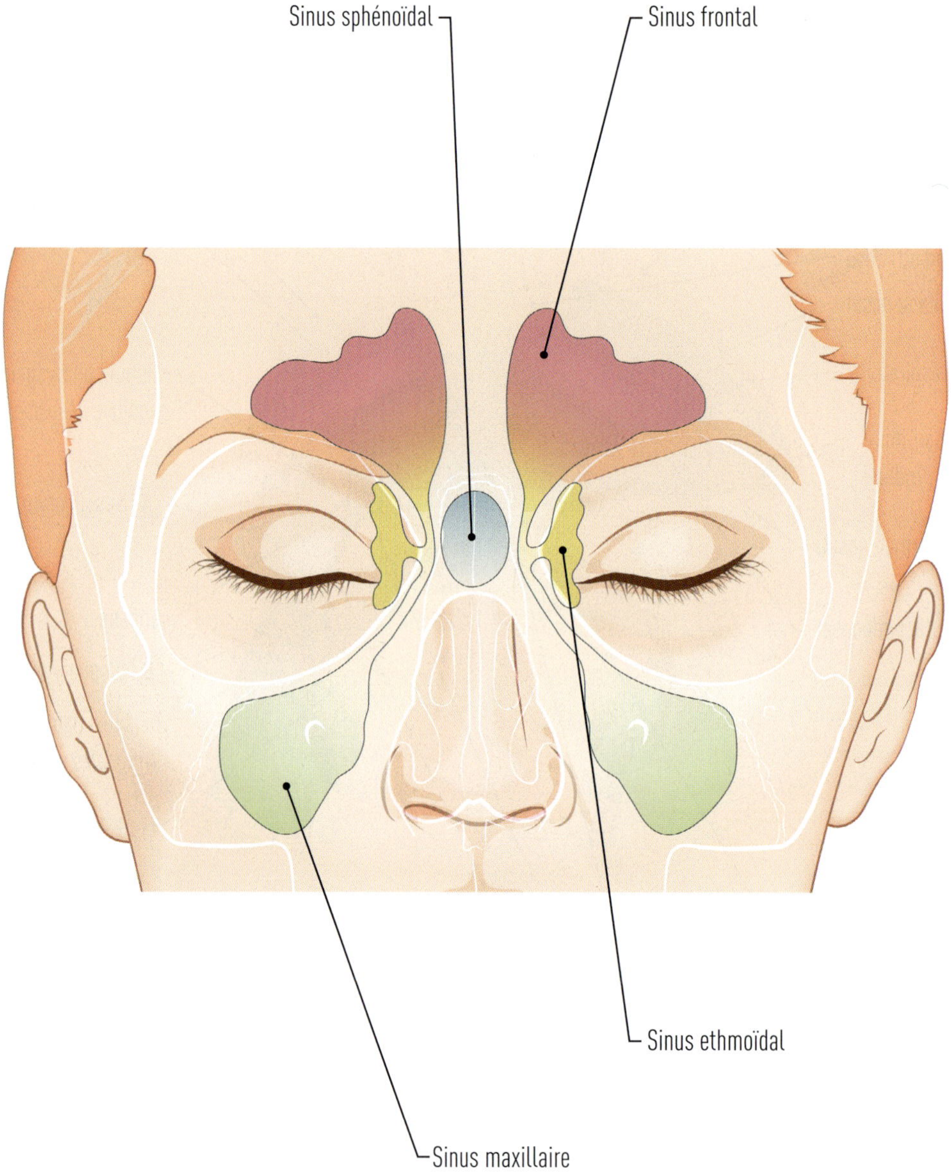

?

Le drainage maxillaire par voie vestibulaire buccale ou endonasale, la méatotomie moyenne du sinus, l'ethmoïdectomie ou la sphénoïdotomie endonasale sont des interventions chirurgicales ORL qui concernent les sinus de la face en cas de sinusite chronique par exemple.

Pratique AS

Une douleur spontanée ou provoquée par la palpation du sinus évoque une sinusite. La surveillance de la température, d'un écoulement nasal (aspect, quantité, coté), d'une céphalée ou d'un œdème localisé permet d'anticiper une complication.

Figure 66. Les sinus paranasaux

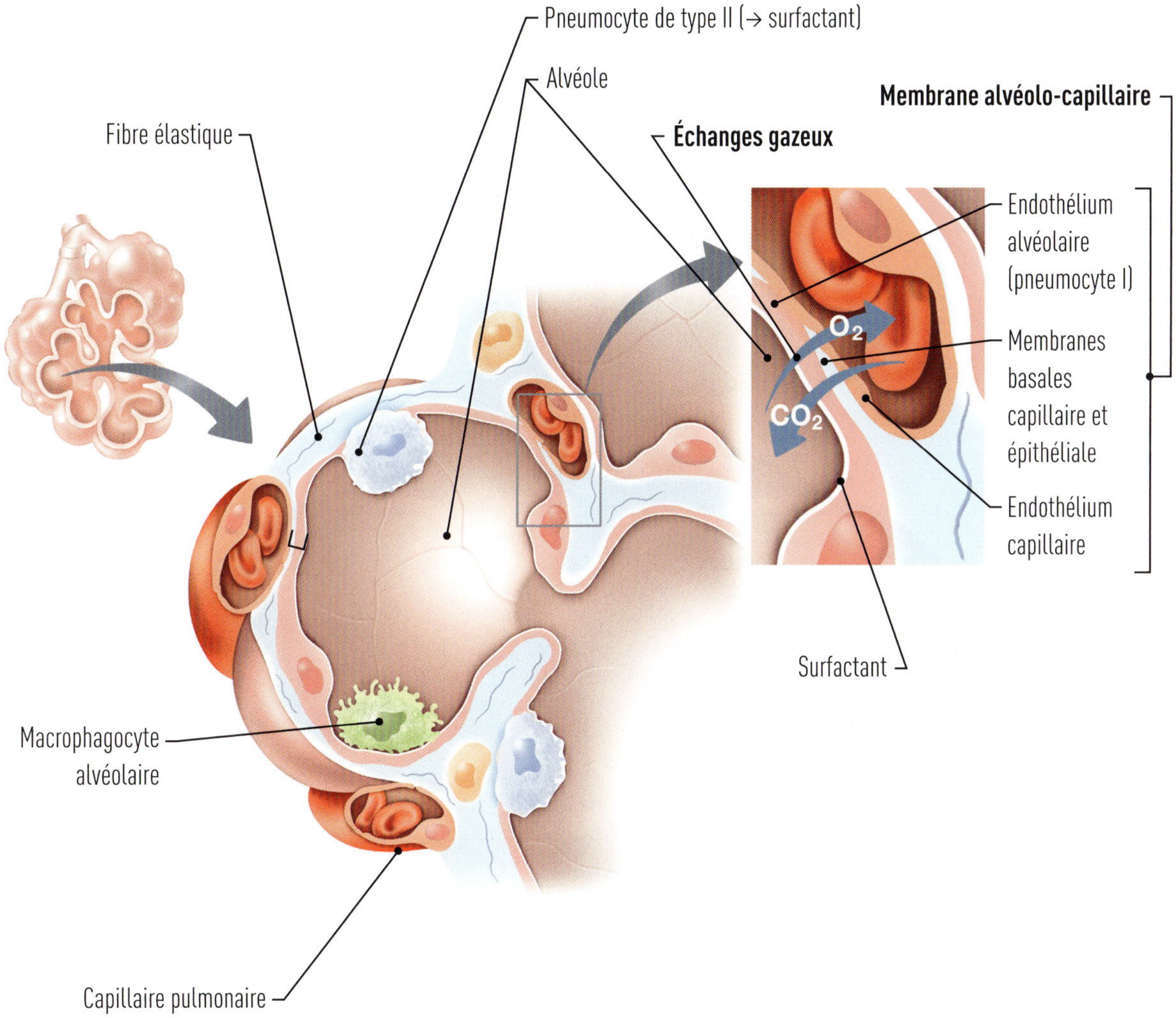

?

Le surfactant permet de réduire l'effort pour ouvrir les alvéoles. Son absence (prématurité) ou sa destruction (infectieuse, inflammatoire) entraîne la fermeture des alvéoles. La structure alvéolaire permet d'avoir un maximum de surface d'échanges. La destruction de leur organisation (emphysème) réduit la surface et donc l'oxygénation.

Pratique AS

La baisse de l'oxygène du sang (hypoxémie) est due à la diminution de l'air des alvéoles, la mauvaise diffusion (membrane alvéolocapillaire) ou la quantité d'alvéoles mal ventilées (passage de sang mal oxygéné : shunt).
Cela crée une cyanose (coloration bleue cutanéo-muqueuse) et une désaturation (oxymètre).

Figure 67. Coupe d'une alvéole pulmonaire et détails de la composition de la membrane alvéolo-capillaire

Pour aller plus loin

https://lienmini.fr/anatas68

Hile pulmonaire = Artère et veines pulmonaires + artères bronchiques + nerfs et vaisseaux lymphatiques + bronche principale

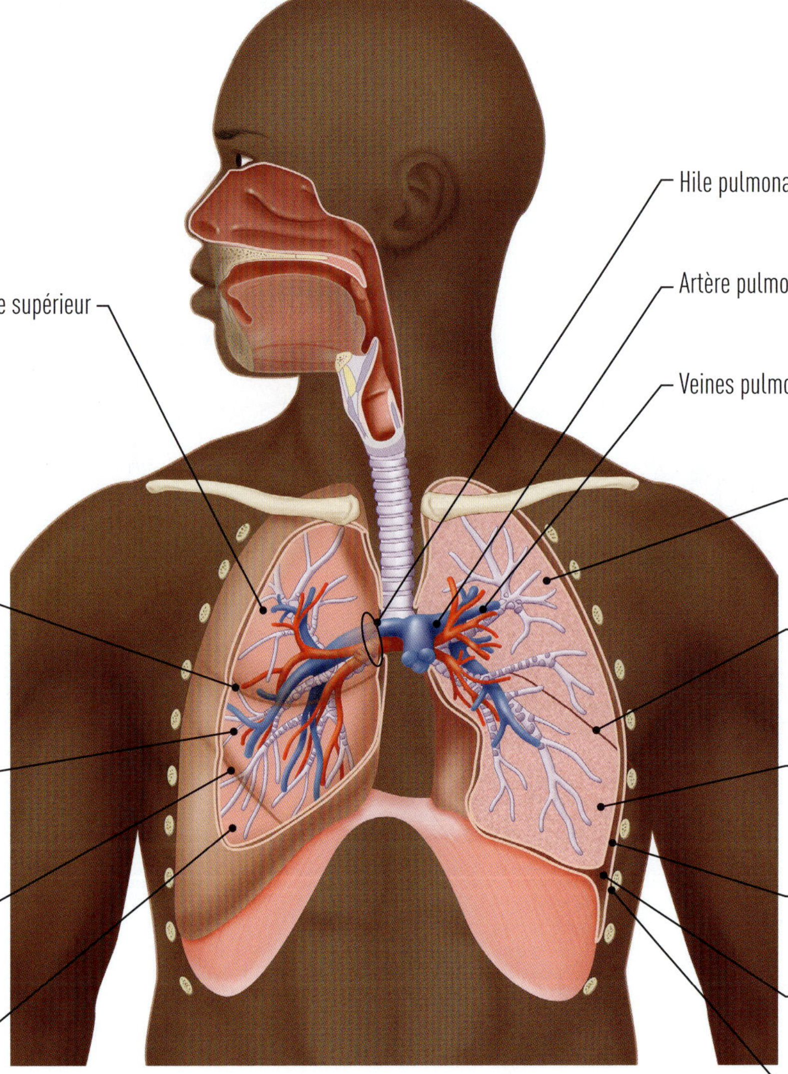

? Il est parfois possible de traiter un cancer en enlevant un poumon (pneumonectomie), un lobe (lobectomie) ou un segment (segmentectomie), l'envahissement initial se faisant souvent en suivant le système lymphatique et les axes broncho-vasculaires.

Pratique AS Un drain pleural évacue l'air (pneumothorax), le sang (hémothorax) ou le liquide (épanchement) de la cavité pleurale. Mis en aspiration, il faut surveiller la perméabilité, le bullage et la quantité de liquide drainé mais aussi veiller à ne pas l'arracher lors de la mobilisation du patient.

Figure 68. La plèvre et les hiles pulmonaires

Pour aller plus loin

https://lienmini.fr/anatas69

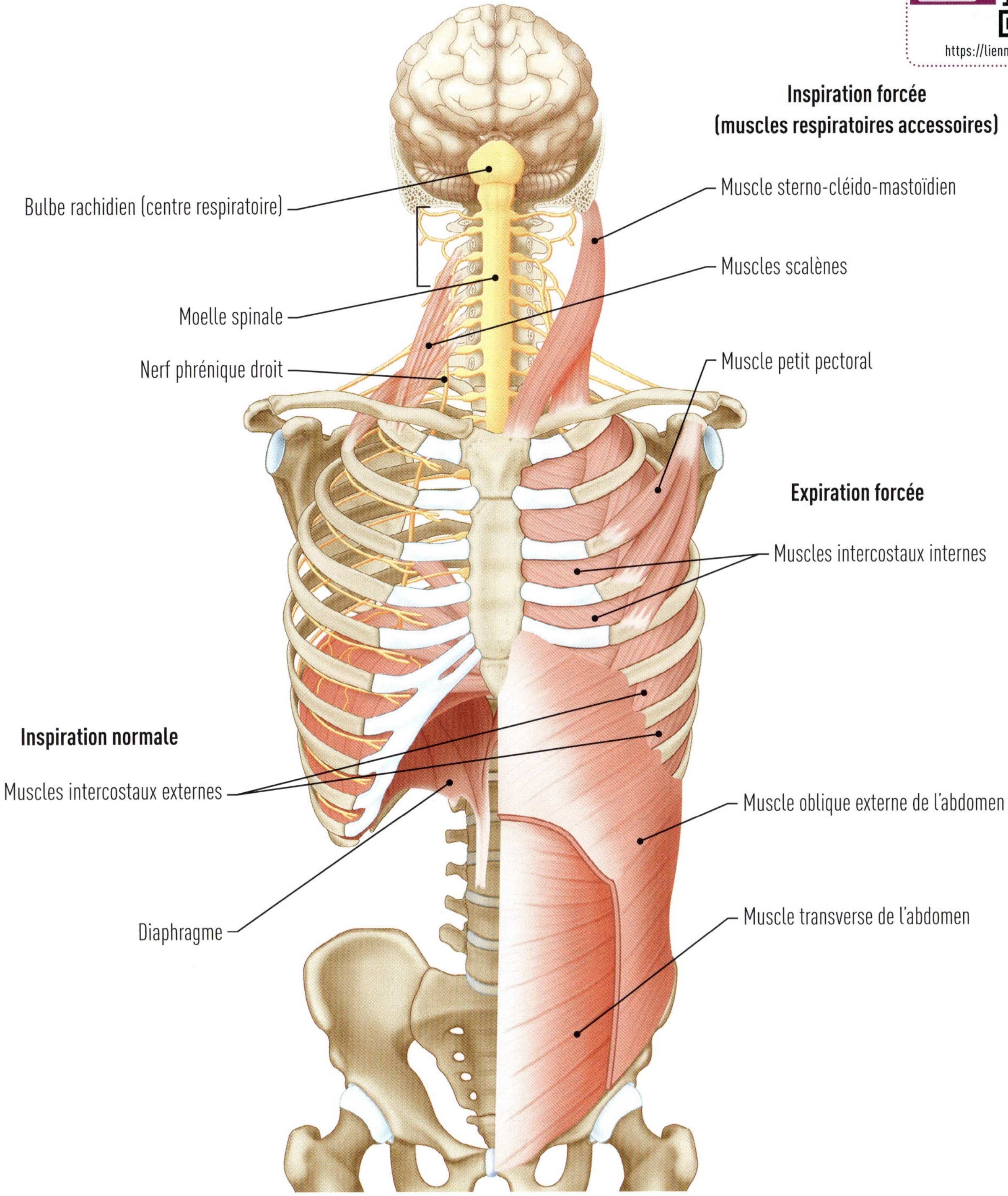

?

La mise en jeu des muscles respiratoires accessoires est un signe de gravité des dyspnées. La ventilation contrôlée prolongée en réanimation nécessite ensuite une rééducation musculaire, comme toute immobilisation : c'est le sevrage ventilatoire.

Pratique AS

Analyser la capacité de parole, mesurer la fréquence respiratoire et identifier quels sont les muscles activés lors de l'inspiration et de l'expiration sont des actes qui permettent, sans matériel, de décrire précisément une détresse respiratoire.

Figure 69. Les centres et voies nerveux et la musculature ventilatoire (vue antérieure)

SYSTÈME DIGESTIF

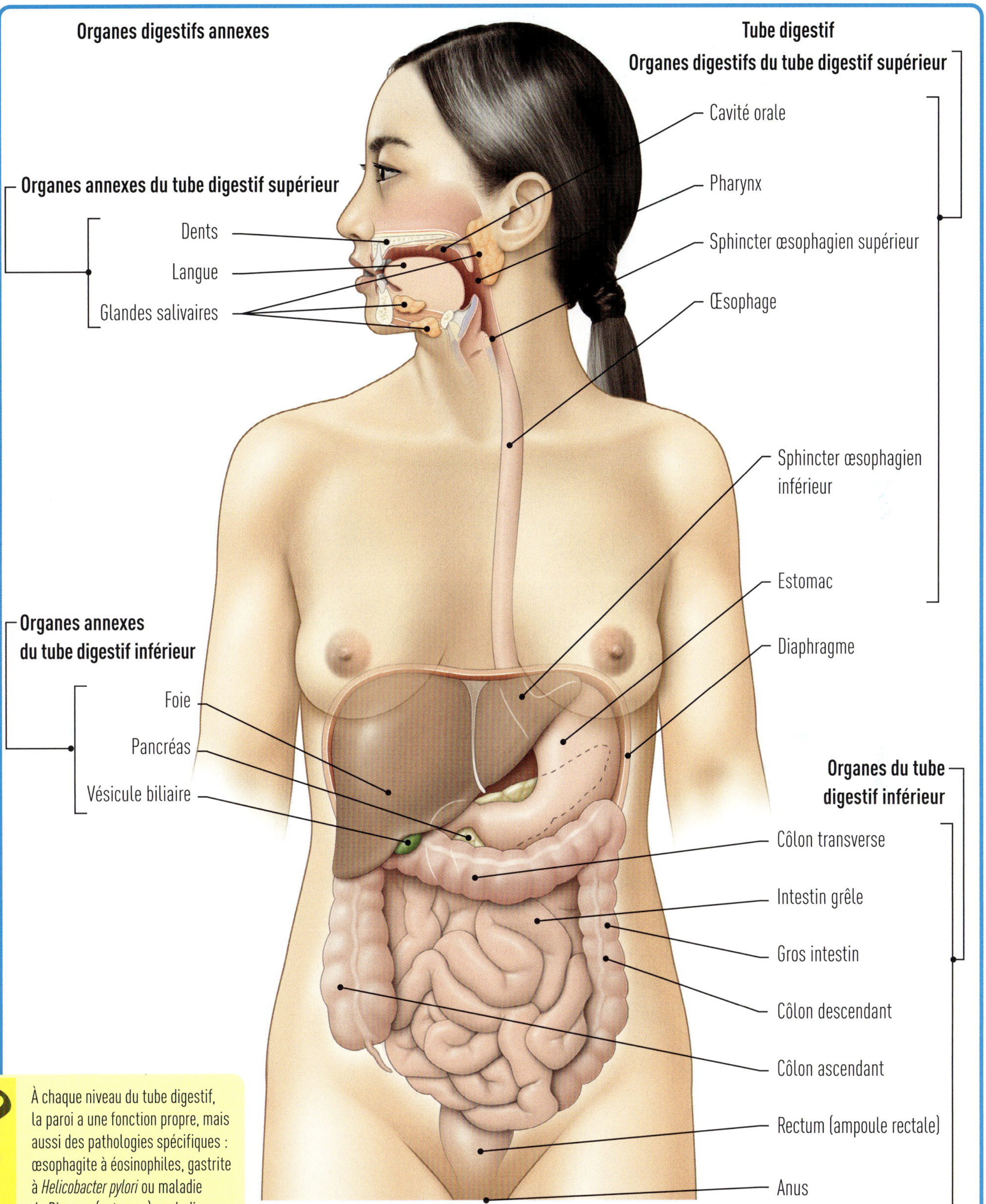

?

À chaque niveau du tube digestif, la paroi a une fonction propre, mais aussi des pathologies spécifiques : œsophagite à éosinophiles, gastrite à *Helicobacter pylori* ou maladie de Biermer (estomac), maladie de Crohn (iléale préférentielle), rectocolite ulcéro-hémorragique, etc.

Figure 70. L'organisation générale du tube digestif et de ses annexes

Pratique AS

Surveiller la quantité et la qualité de l'alimentation, la mastication, la déglutition et les fausses-routes, les zones douloureuses, les bruits digestifs, la distension et la souplesse abdominale, la présence de gaz, l'aspect et le volume des selles et la coloration cutanée permet de détecter une pathologie à tous les niveaux.

SYSTÈME DIGESTIF

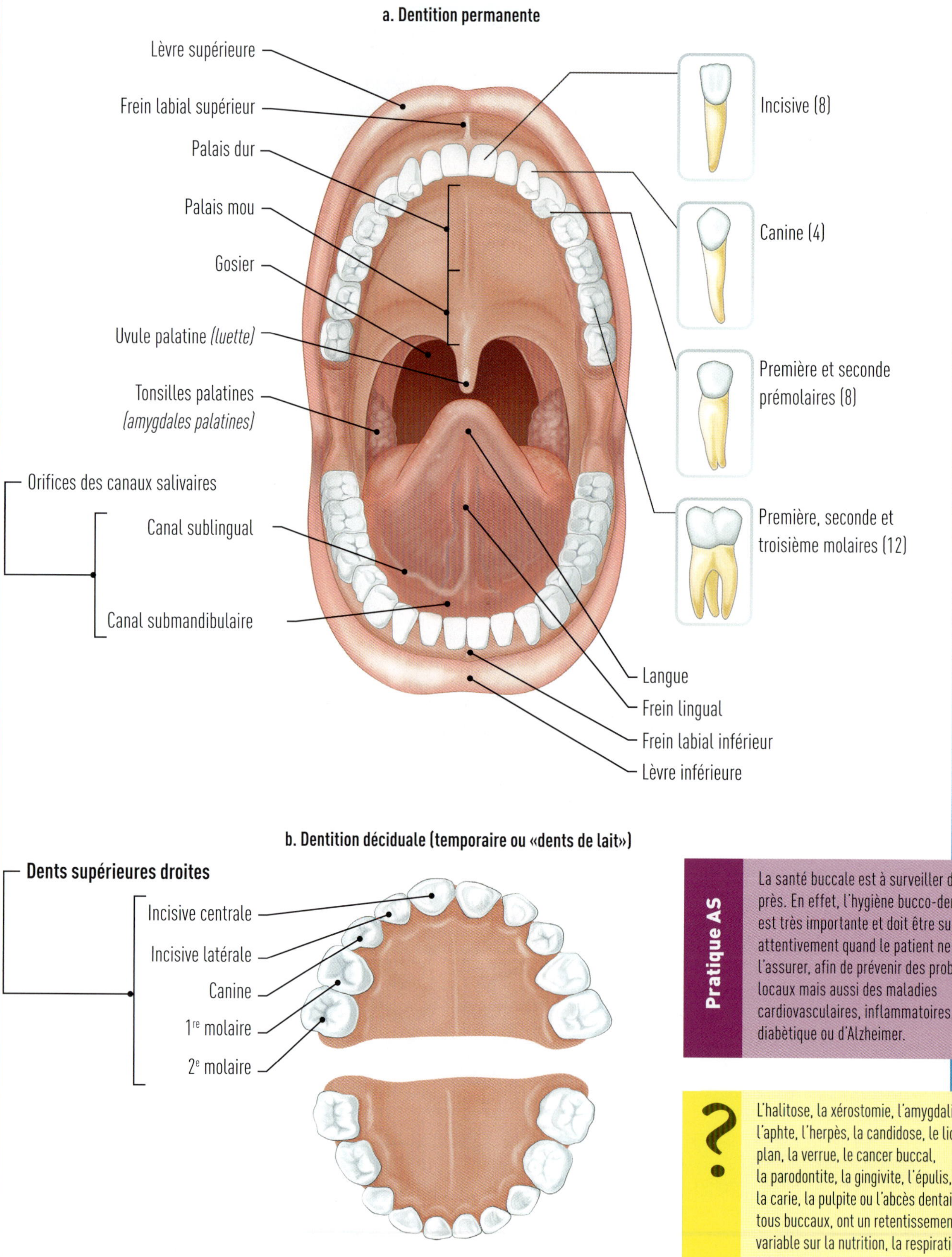

Figure 71. La cavité buccale et les dents : (a. chez l'adulte ; b. chez l'enfant)

Pratique AS

La santé buccale est à surveiller de près. En effet, l'hygiène bucco-dentaire est très importante et doit être suppléée attentivement quand le patient ne peut l'assurer, afin de prévenir des problèmes locaux mais aussi des maladies cardiovasculaires, inflammatoires, diabètique ou d'Alzheimer.

?

L'halitose, la xérostomie, l'amygdalite, l'aphte, l'herpès, la candidose, le lichen plan, la verrue, le cancer buccal, la parodontite, la gingivite, l'épulis, la carie, la pulpite ou l'abcès dentaire, tous buccaux, ont un retentissement variable sur la nutrition, la respiration, l'état général ou la vie sociale.

Pour aller plus loin

https://lienmini.fr/anatas72

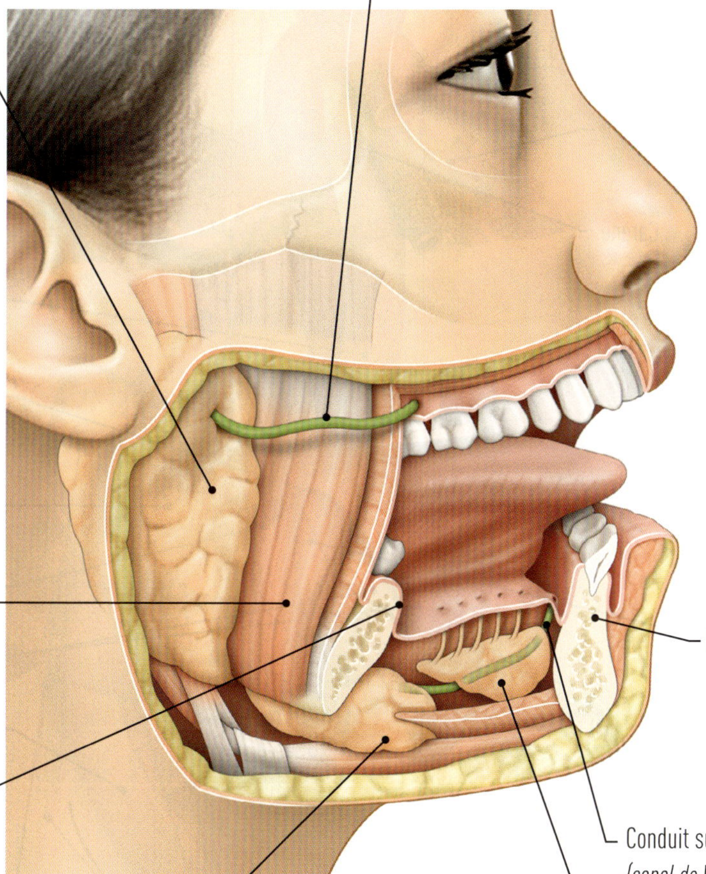

?

Une lithiase (calcul) n'est pas que biliaire ou rénale : elle peut être salivaire (sialolithiase), plus particulièrement submandibulaire. Une parotidite peut être aussi virale – ourlienne (oreillons), sidéenne (HIV) – bactérienne, auto-immune (syndrome de Gougerot-Sjögren) ou pseudo-allergique.

Pratique AS

La salive est sécrétée en continu: si elle vient à manquer, elle peut entraîner une dénutrition par baisse de l'alimentation. Lors de l'aide au repas, observer une douleur ou une tuméfaction localisée chez le patient permettra de faire le diagnostic de lithiase salivaire.

Figure 72. Les glandes salivaires

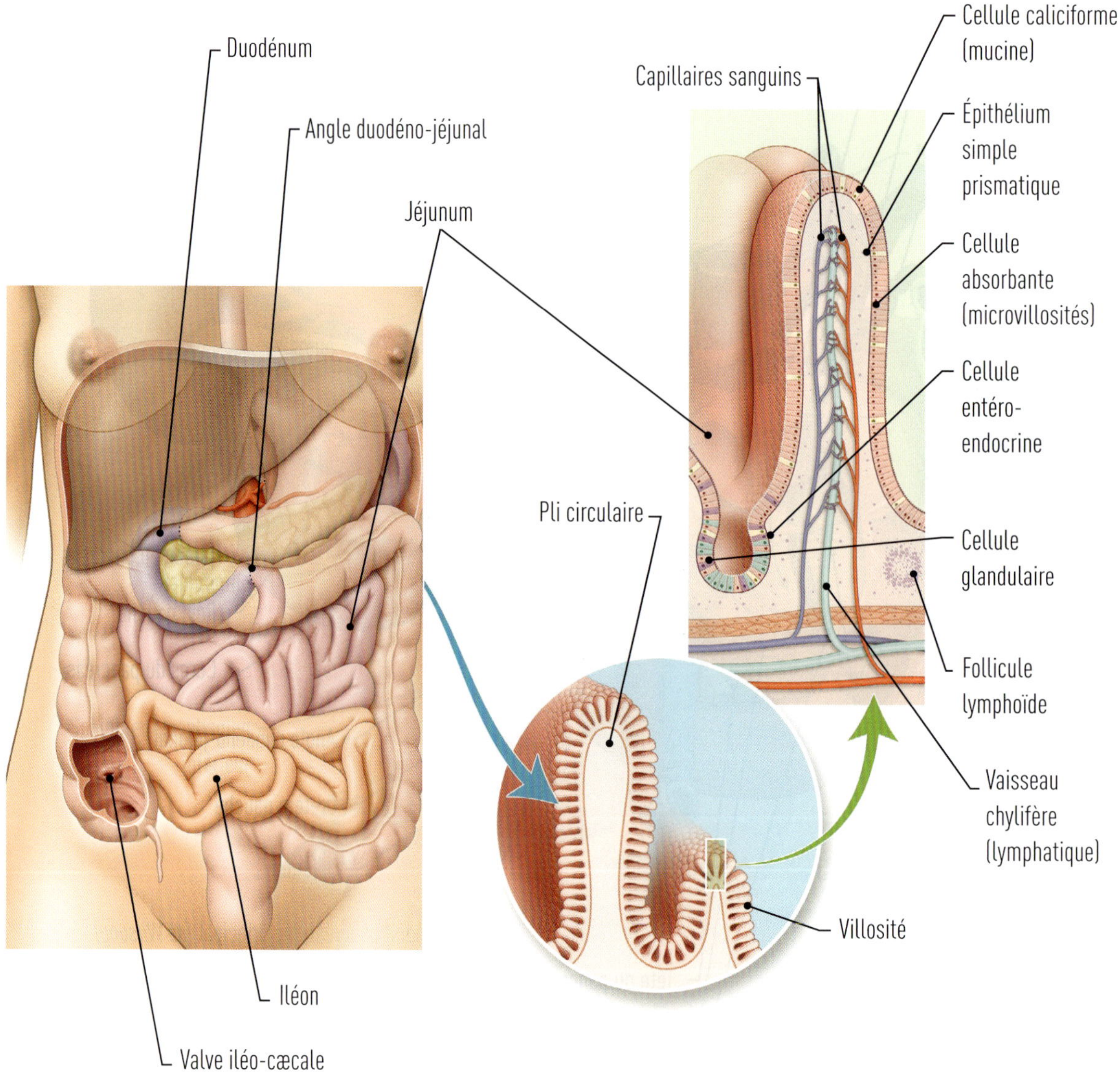

?

La dilatation des veines rectales entraîne des hémorroïdes. La tumeur de la charnière recto-sigmoïdienne ou de l'angle colique gauche, la plaie du transverse, l'appendicite rétro-cæcale, la diverticulite sigmoïdienne, le volvulus du sigmoïde, la tumeur villeuse du rectum et l'embolie mésentérique supérieure sont des pathologies du côlon localisables par leur nom.

Pratique AS

La pose d'une sonde naso-jéjunale ou à travers la peau (jéjunostomie) est à visée nutritionnelle (nutrition entérale). La mise à la peau de l'iléon (iléostomie) sert à diminuer la pression (si sutures digestives). Pour l'AS, il convient de surveiller le non arrachement et l'absence d'inflammation.

Figure 75. L'intestin grêle et son histologie

Pour aller plus loin

https://lienmini.fr/anatas75

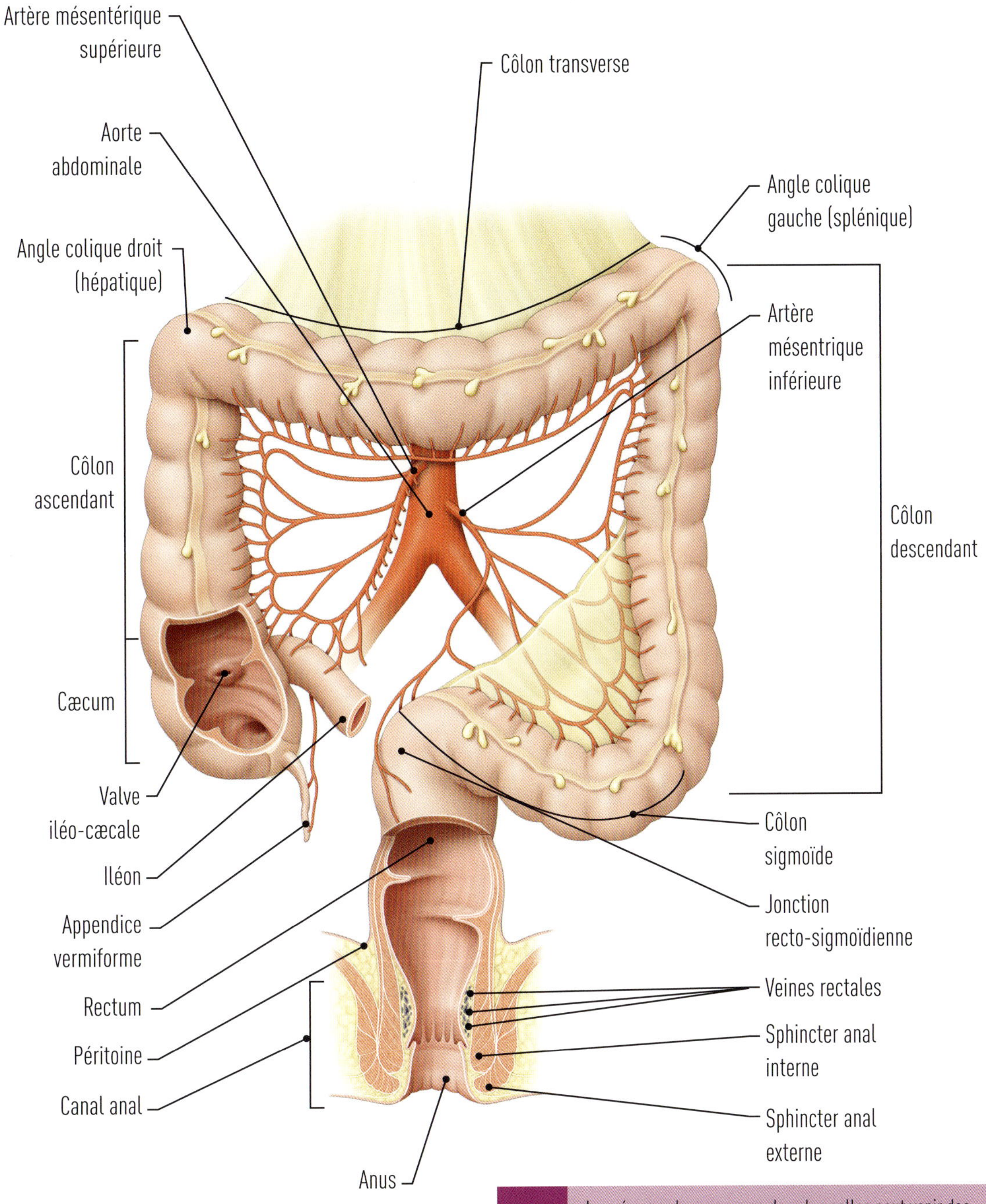

?

La maladie cœliaque (intolérance au gluten), la maladie de Whippel, le grêle court ou la sprue tropicale sont des maladies de l'intestin grêle et des causes de malabsorption. Le grêle, assez mobile, peut sortir par une déficience de la paroi abdominale (hernie). C'est une urgence si cela entraîne une ischémie par étranglement.

Pratique AS

La présence de sang rouge dans les selles peut venir des hémorroïdes ou du côlon (diverticule, polype, cancer). De plus haut, on aura des selles noires malodorantes (méléna). Une occlusion ou un fécalome, par remplissage puis débordement du tube digestif, peut causer une inhalation fatale. La surveillance quotidienne de la quantité et l'aspect des selles est donc essentielle.

Figure 76. Le gros intestin et le rectum

Pour aller plus loin

https://lienmini.fr/anatas77

Quand le sang traverse mal un foie fibrosé (cirrhose), l'hypertension portale (HTP) dévie le retour veineux vers la veine cave, en dilatant les veines (anastomoses porto-caves) : varices œsophagiennes ou gastriques, hémorroïdes, « tête de méduse » péri-ombilicale.

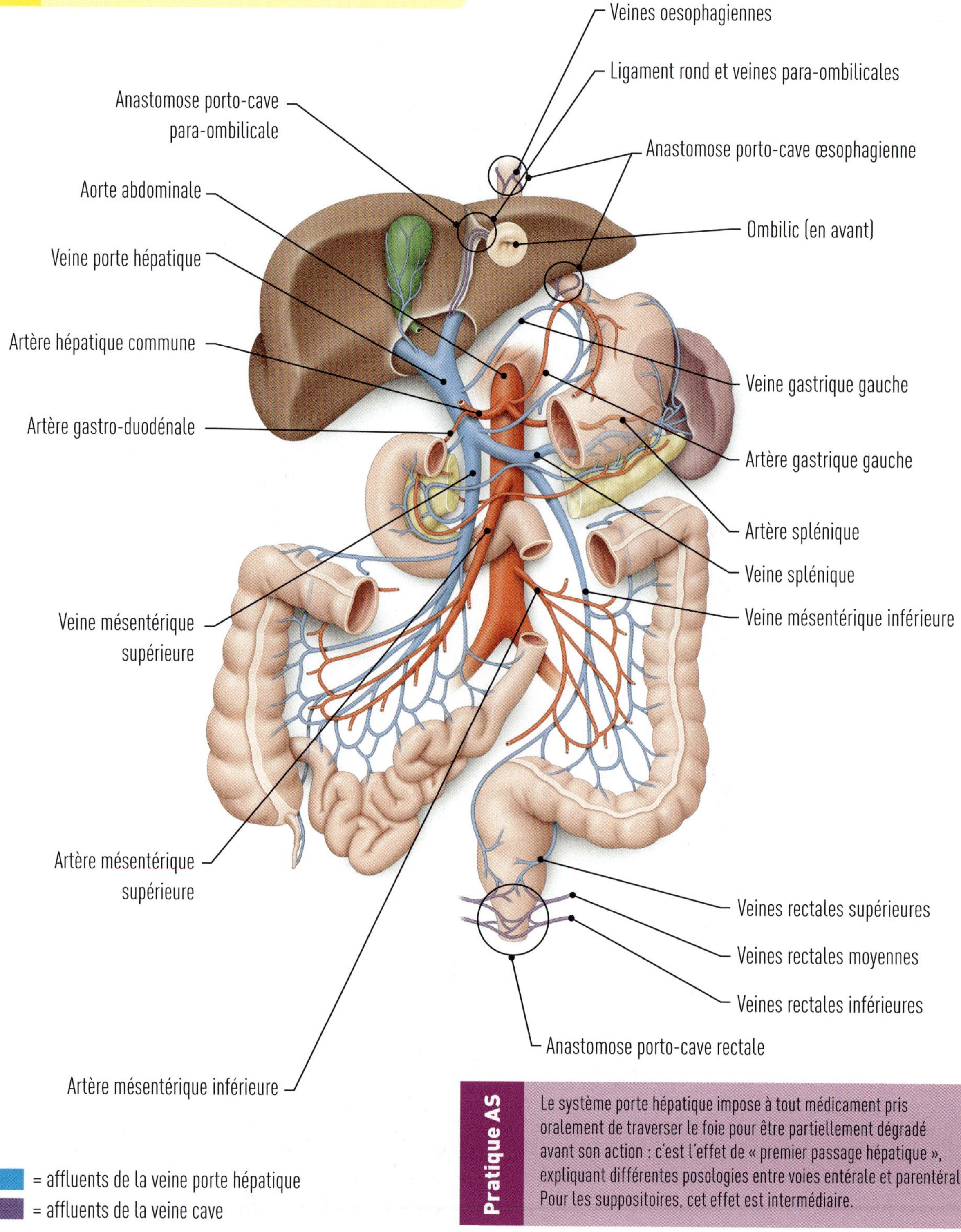

Pratique AS

Le système porte hépatique impose à tout médicament pris oralement de traverser le foie pour être partiellement dégradé avant son action : c'est l'effet de « premier passage hépatique », expliquant différentes posologies entre voies entérale et parentérale. Pour les suppositoires, cet effet est intermédiaire.

Figure 77. La vascularisation artérielle et veineuse du tube digestif

Pour aller plus loin
https://lienmini.fr/anatas78b

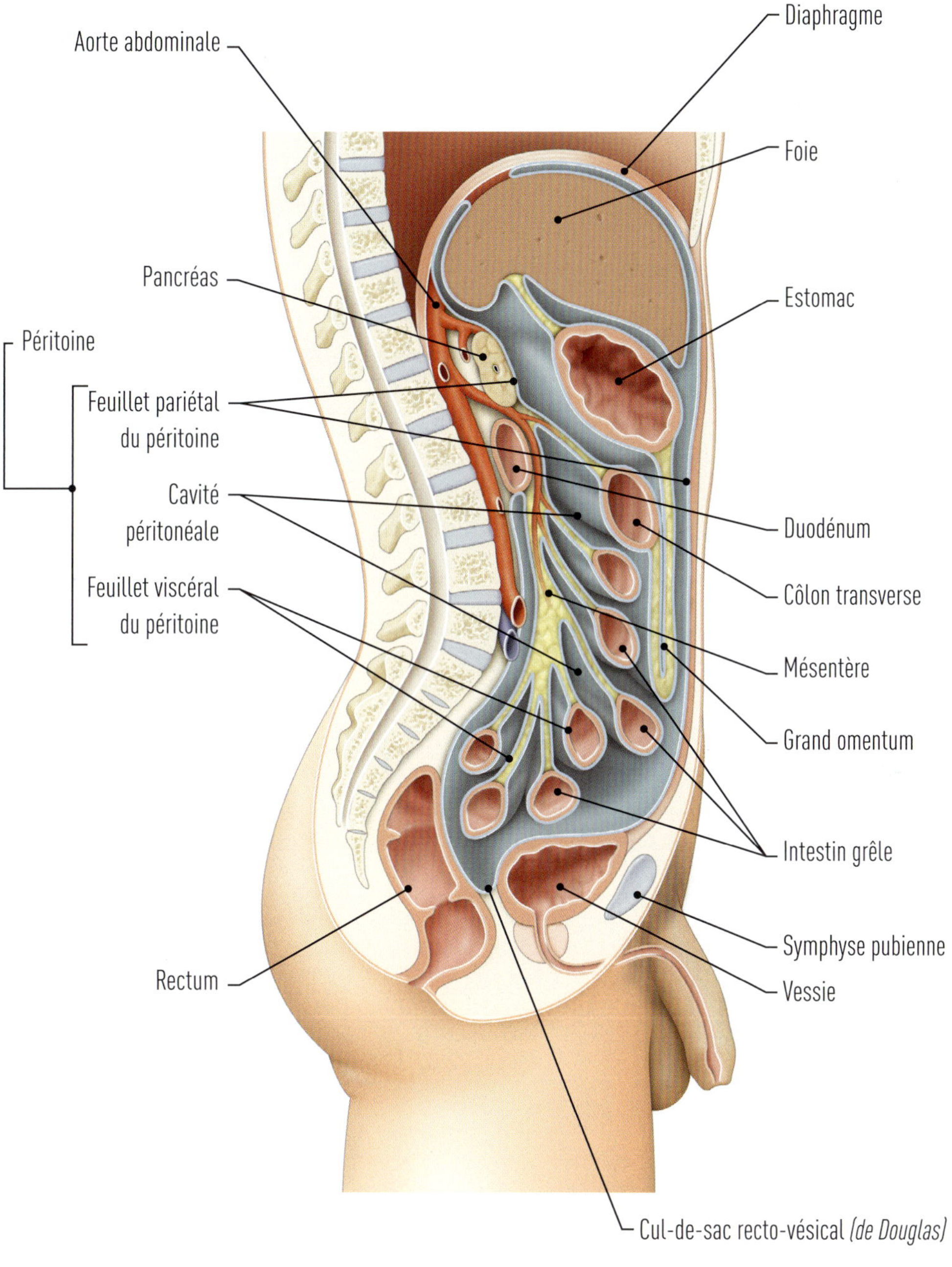

?

Le péritoine recouvre les organes digestifs abdominaux.
La cavité péritonéale peut se remplir de liquide (ascite), de sang en cas d'hémorragie (hémopéritoine) ou être inflammée en cas de perforation (péritonite septique [intestin] ou caustique [bile, estomac]).

Pratique AS

Un épanchement péritonéal peut être ponctionné ou drainé par un médecin. Sa surface permet à un liquide stérile de composition spécifique, par diffusion et échange avec le sang, une filtration remplaçant un rein insuffisant (dialyse péritonéale).

Figure 78. Le péritoine (coupe sagittale)

SYSTÈME URINAIRE

Pour aller plus loin

https://lienmini.fr/anatas79

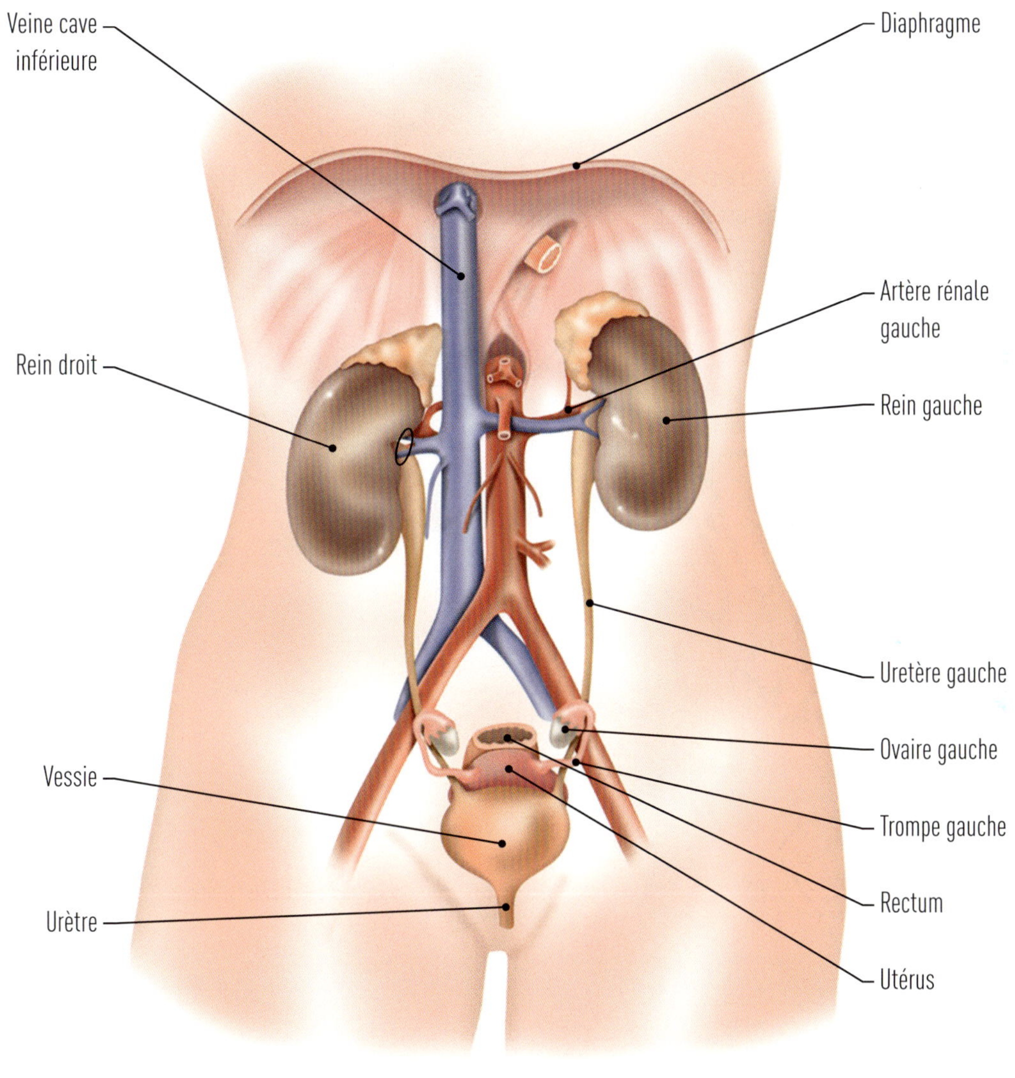

?

L'anatomie du rein permet de mieux comprendre la dilatation pyélocalicielle, la néphrocalcinose médullaire, la nécrose corticale des reins ou la maladie (syndrome) de la jonction pyélo-urétérale.

Pratique AS

Les médecins explorent le rein assez facilement par échographie. Il est possible de rechercher une rétention aiguë d'urine (globe vésical) par un procédé simple et automatisé fait par les soignants (échoscanner vésical ou Bladder scan), juste au dessus de la symphyse pubienne.

Figure 79. L'organisation générale de l'appareil urinaire chez la femme (vue antérieure)

SYSTÈME URINAIRE

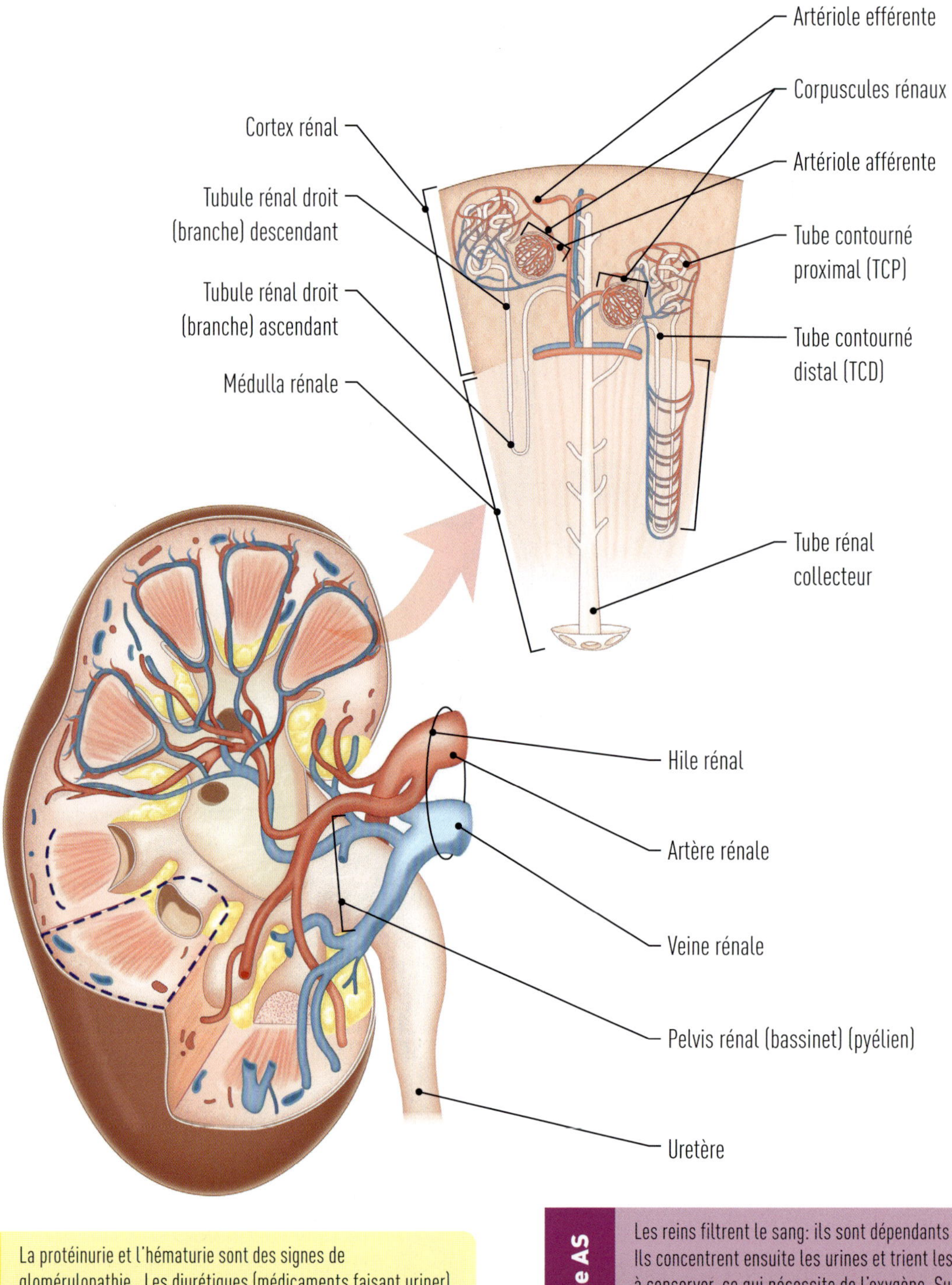

?

La protéinurie et l'hématurie sont des signes de glomérulopathie. Les diurétiques (médicaments faisant uriner) agissent sur le TCP (inhibiteurs de l'anhydrase carbonique), l'anse du néphron (diurétiques de l'anse), le TCD (thiazidiques), le tube collecteur (diurétiques épargneurs de potassium).

Pratique AS

Les reins filtrent le sang: ils sont dépendants de la PA. Ils concentrent ensuite les urines et trient les substances à conserver, ce qui nécessite de l'oxygène. Surveiller les paramètres hémodynamiques (hypotension), la diurèse (oligurie) et la composition des urines (aspect, odeur, bandelette) permet d'identifier une souffrance.

Figure 80. Le rein

Pour aller plus loin

https://lienmini.fr/anatas81

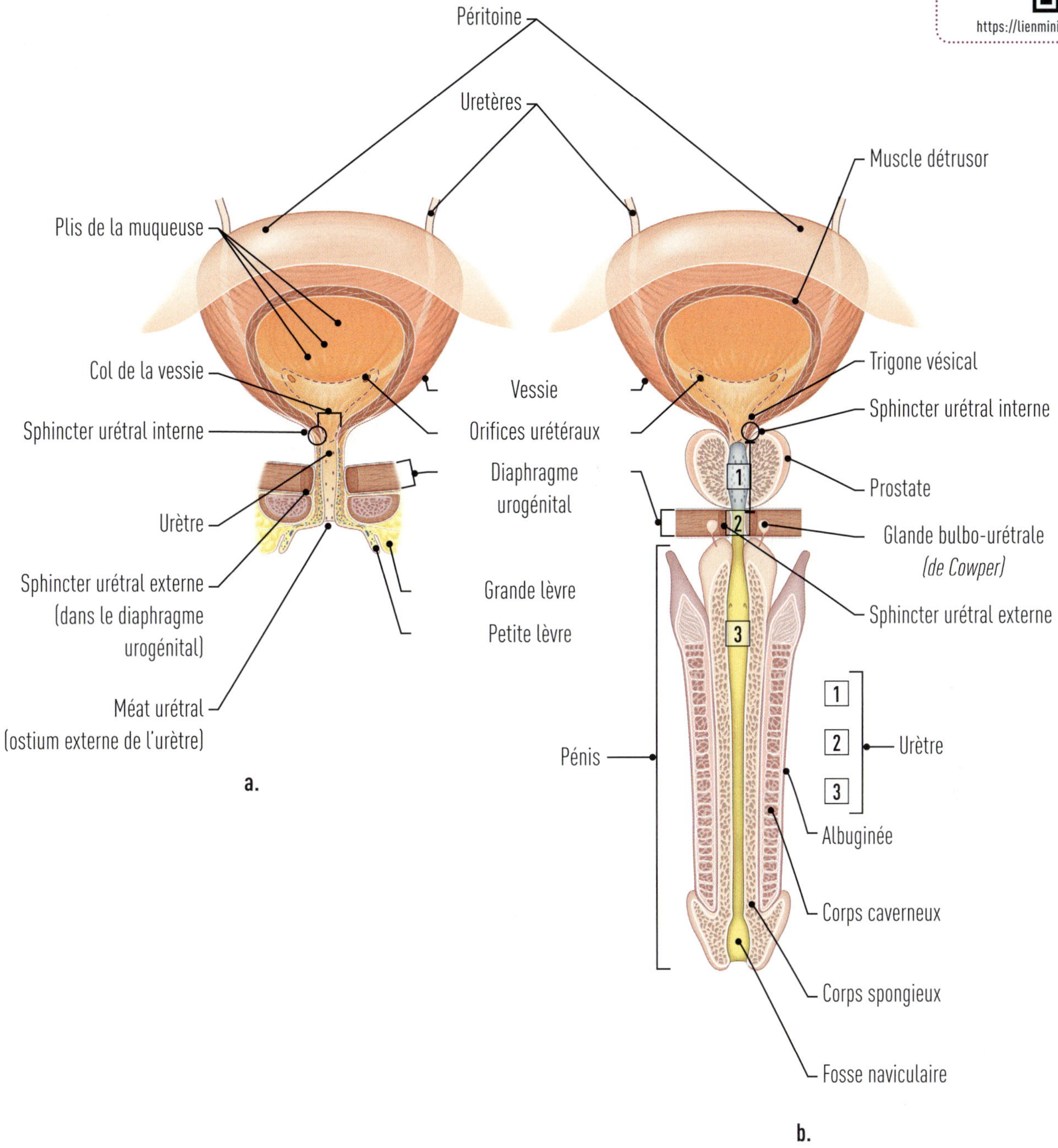

? L'infection urinaire est plus fréquente chez la femme que chez l'homme en raison de l'anatomie de l'urètre (plus court chez la femme). Une prostatite est quasi constamment associée à une infection urinaire chez l'homme.

Pratique AS

Une sonde urinaire (SU) reste en place grâce à un ballonnet gonflé dans la vessie. Celui-ci peut donner au patient l'impression d'avoir besoin d'uriner. Il faut être prudent lors des manipulations du patient, car l'arrachage d'une sonde urinaire est plus facile chez la femme et plus traumatique chez l'homme.

Figure 81. Le tractus urinaire et la vessie (a. chez le femme ; b. chez l'homme)

SYSTÈME REPRODUCTEUR

Pour aller plus loin

https://lienmini.fr/anatas82

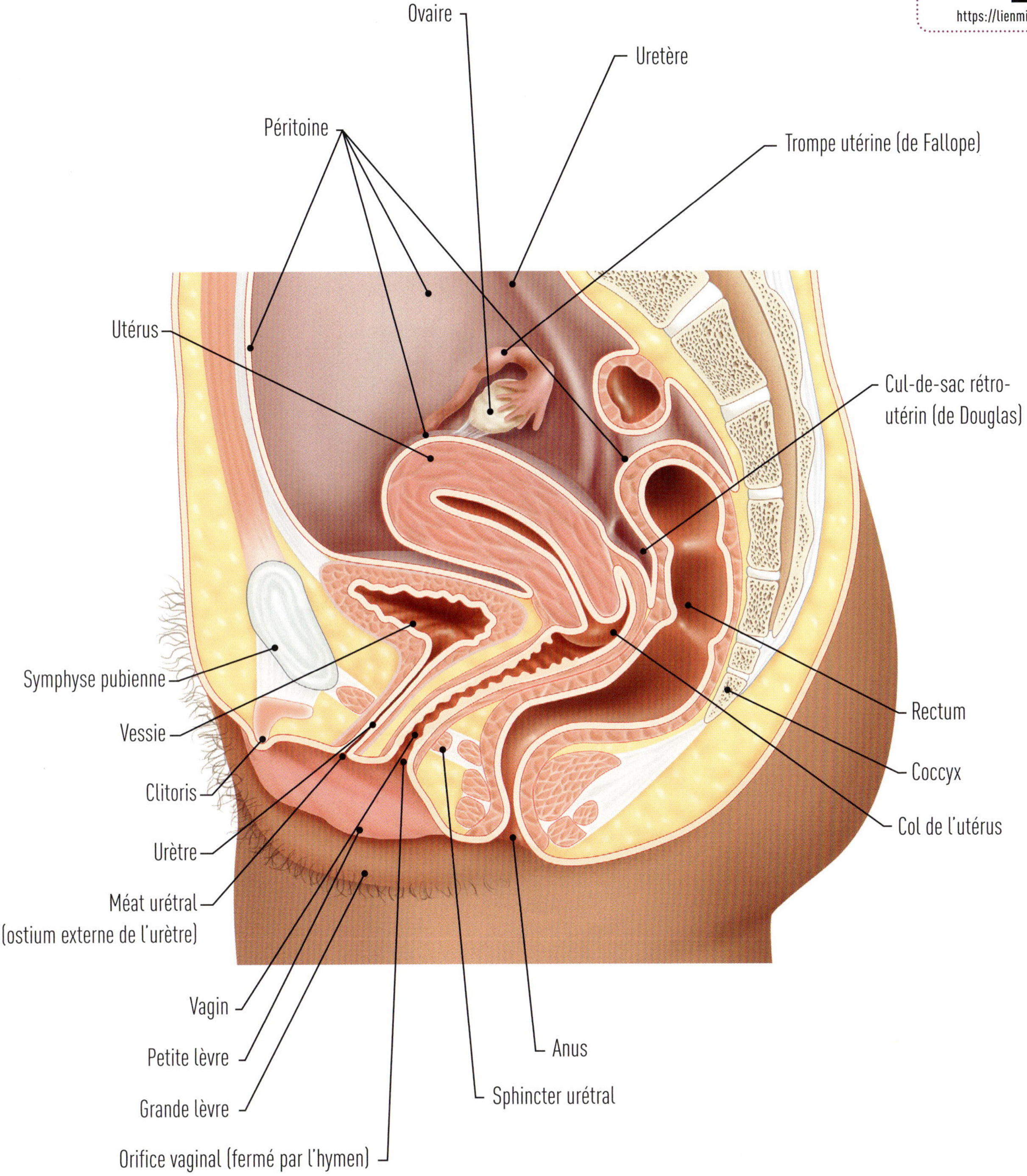

?

Une grossesse extra-utérine (GEU) s'implante dans la trompe utérine, l'ovaire, la cavité péritonéale, le muscle utérin ou le col de l'utérus. L'endométriose se localise, entre autres, au niveau des ovaires, des trompes, du péritoine, des culs-de-sac vésico-utérien et rétro-utérin, de la vessie ou du rectum.

Pratique AS

En cas de troubles de la statique pelvienne, perdre du poids, traiter une constipation, rééduquer le périnée et utiliser un pessaire (anneau) préviennent un prolapsus génital à identifier (descente d'organe) : vessie (cystocèle), utérus (hystérocèle), rectum dans le vagin (rectocèle) ou dans l'anus (prolapsus rectal).

Figure 82. L'organisation générale de l'appareil génital féminin

SYSTÈME REPRODUCTEUR

Pour aller plus loin

https://lienmini.fr/anatas83

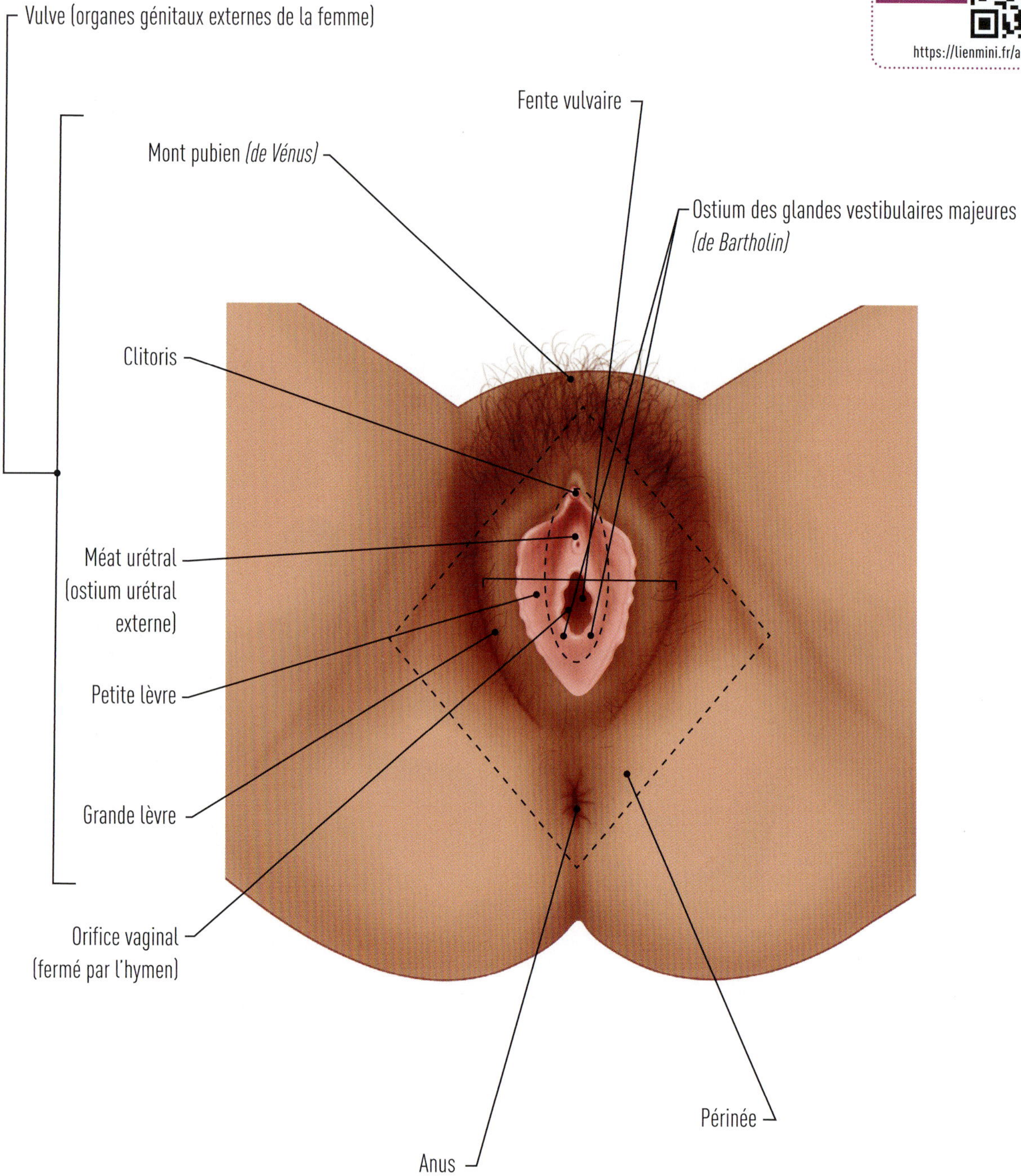

?

Le vaginisme, la vulvodynie, la vestibulodynie et la clitoridodynie sont des douleurs de la vulve. La vulvo-vaginite bactérienne, herpétique ou mycosique, et la bartholinite sont des infections. Des cancers touchent aussi la vulve. L'anatomie permet d'identifier et de situer ces pathologies.

Pratique AS

La toilette vulvaire, le sondage urinaire, l'irrigation vaginale, le lavement rectal, le prélèvement vaginal, la mise en place d'un ovule ou d'un suppositoire ou des soins de plaie, d'infection ou d'abcès vulvaire sont des soins qui demandent de bien connaître l'anatomie pour plus d'efficacité et un meilleur confort.

Figure 83. La vulve

Pour aller plus loin

https://lienmini.fr/anatas84

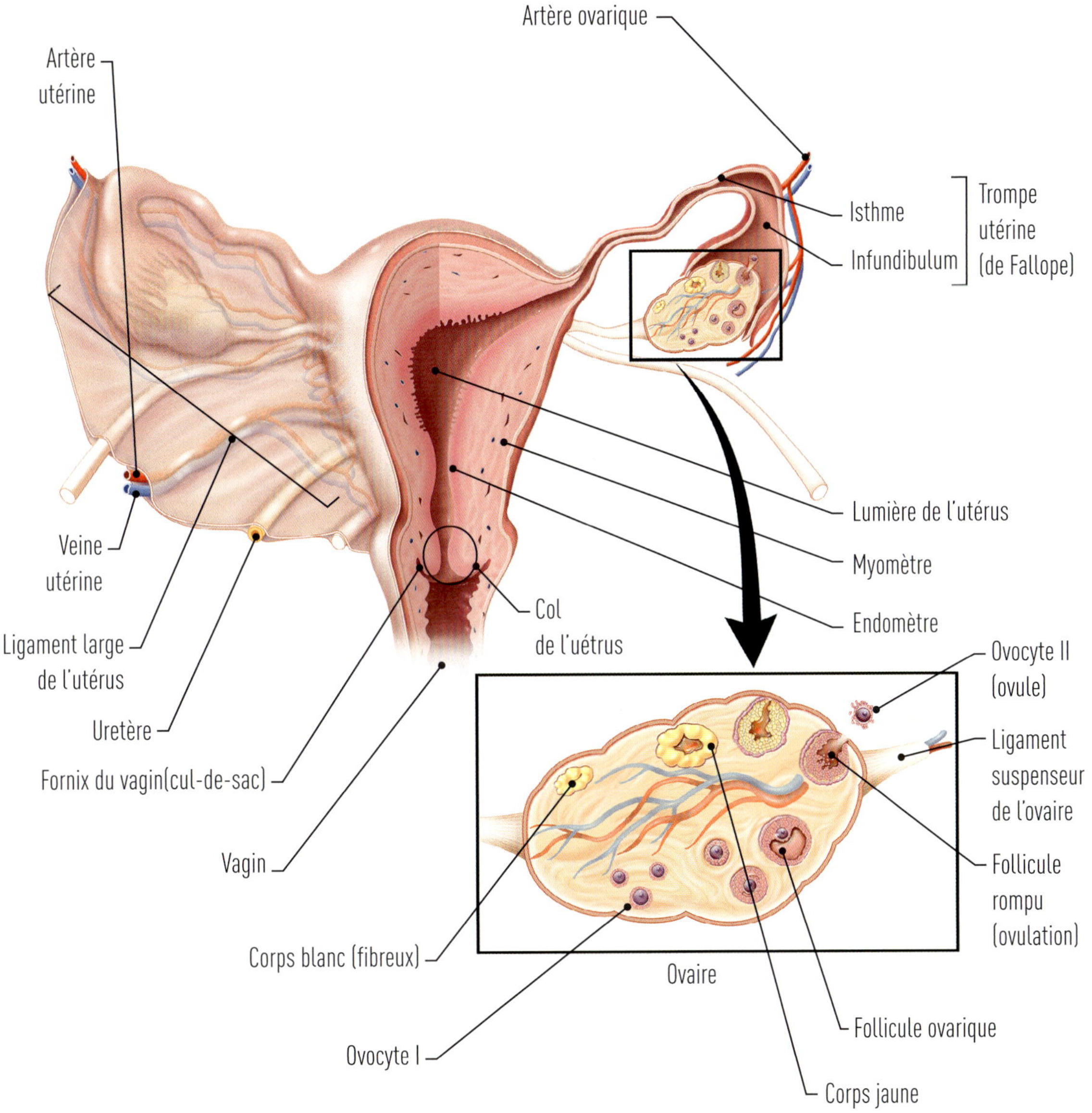

?

L'endométrite, la myométrite, la salpingite, le pyosalpinx, l'ovarite, la vaginite et la colpite sont des inflammations et/ou des infections de l'appareil génital féminin ou leurs extensions. Une rotation de l'ovaire sur lui-même entraîne une torsion (torsion d'annexe) responsable d'une ischémie puis d'une nécrose. L'endométriose, les abcès, les kystes et les cancers sont d'autres pathologies utéro-ovariennes.

Pratique AS

L'utérus peut être palpé au dessus de la symphyse pubienne, notamment après l'accouchement. Pouvant provenir de l'ovaire jusqu'au vagin, tout saignement en dehors des règles et toutes règles modifiées doivent être quantifiés et signalés, de même que des sécrétions d'aspect ou d'odeur anormal.

Figure 84. L'utérus et l'ovaire

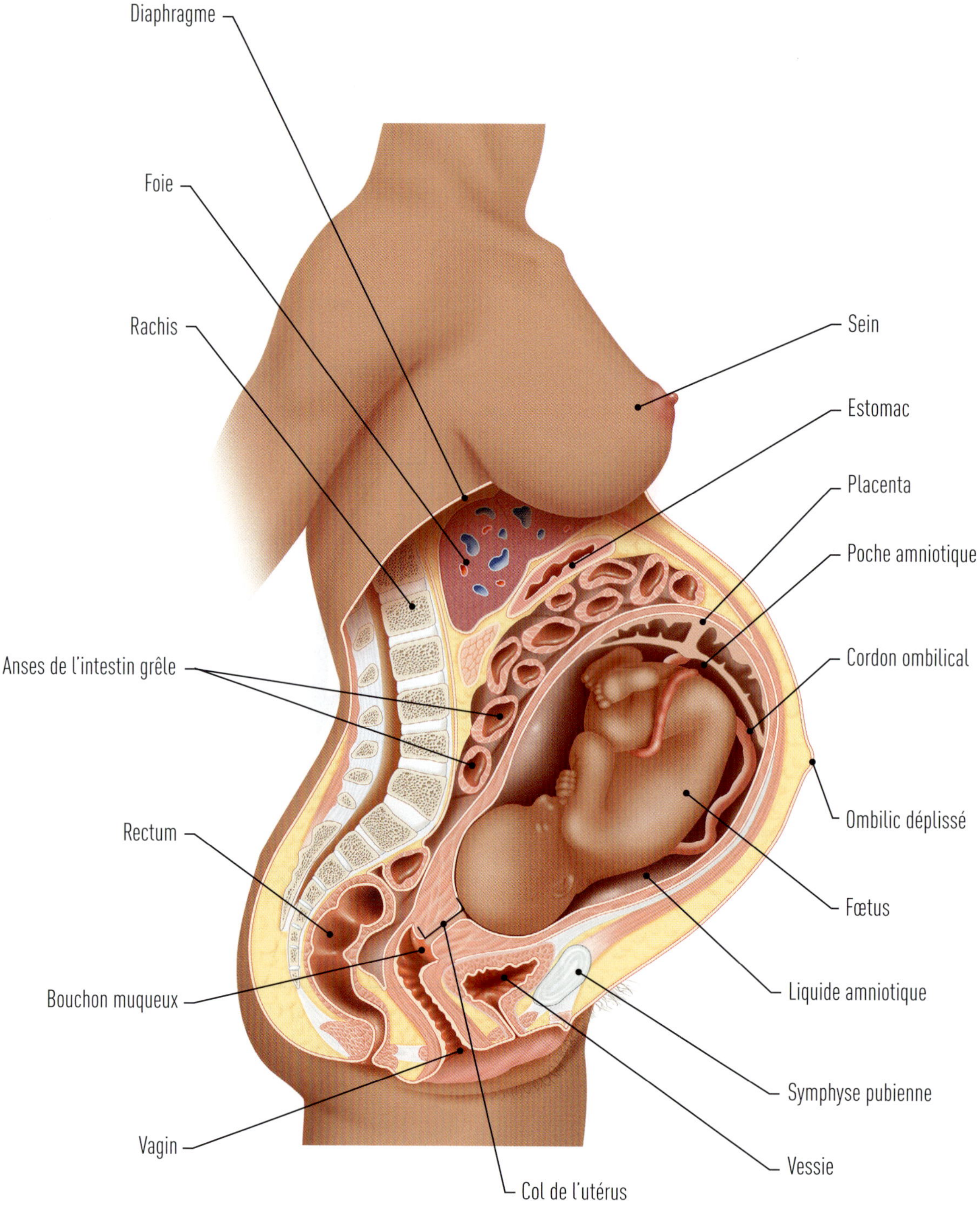

?

Les conséquences d'un utérus gravide sur le diaphragme et les poumons, le tube digestif, le rachis lombaire, l'arbre urinaire et la vessie, la paroi abdominale et le bassin sont parfaitement expliquées par l'anatomie de la parturiente (femme enceinte).

Pratique AS

Les soins à prodiguer pendant la grossesse et lors de l'accouchement ont des spécificités pour l'AS, en raison de l'état psychologique des parents, des conséquences de l'utérus gravide, de la présence du fœtus puis du nourrisson, du travail avec des sages-femmes, etc.

Figure 85. L'utérus gravide (coupe sagittale)

Pour aller plus loin

https://lienmini.fr/anatas86

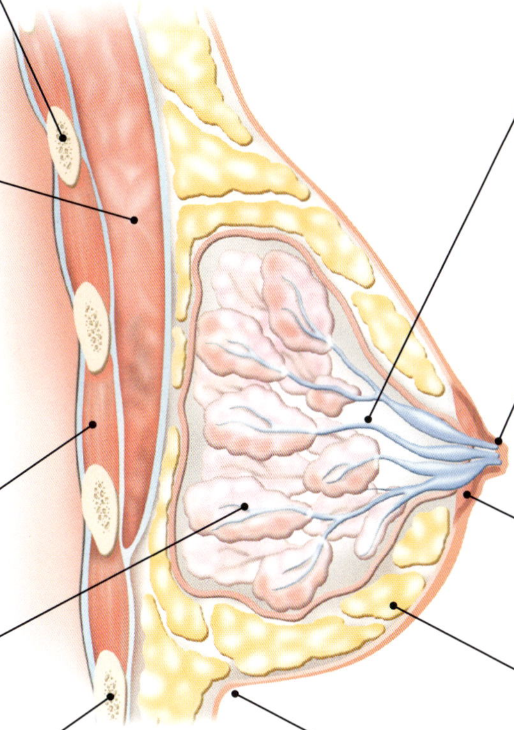

?

Un kyste, un lipome, un fibro-adénome, un papillome, une tumeur phyllode, une tumeur à cellules granuleuses ou un hémangiome font redouter un cancer (carcinome canalaire ou lobulaire, mastite carcinomateuse). Connaître l'anatomie du sein permet l'éducation à l'auto-examen, le diagnostic et les soins précoces.

Pratique AS

Les seins sont des zones qui risquent d'être peu surveillées, par pudeur du soignant ou gêne/refus des patientes. Il est cependant important d'y être attentif et de signaler toute anomalie vue lors des situations où ils sont examinables, comme la toilette. Il faut l'expliquer à la patiente pour obtenir son consentement.

Figure 86. Le sein et la glande mammaire (coupe sagittale)

Pour aller plus loin
https://lienmini.fr/anatas87

SYSTÈME REPRODUCTEUR

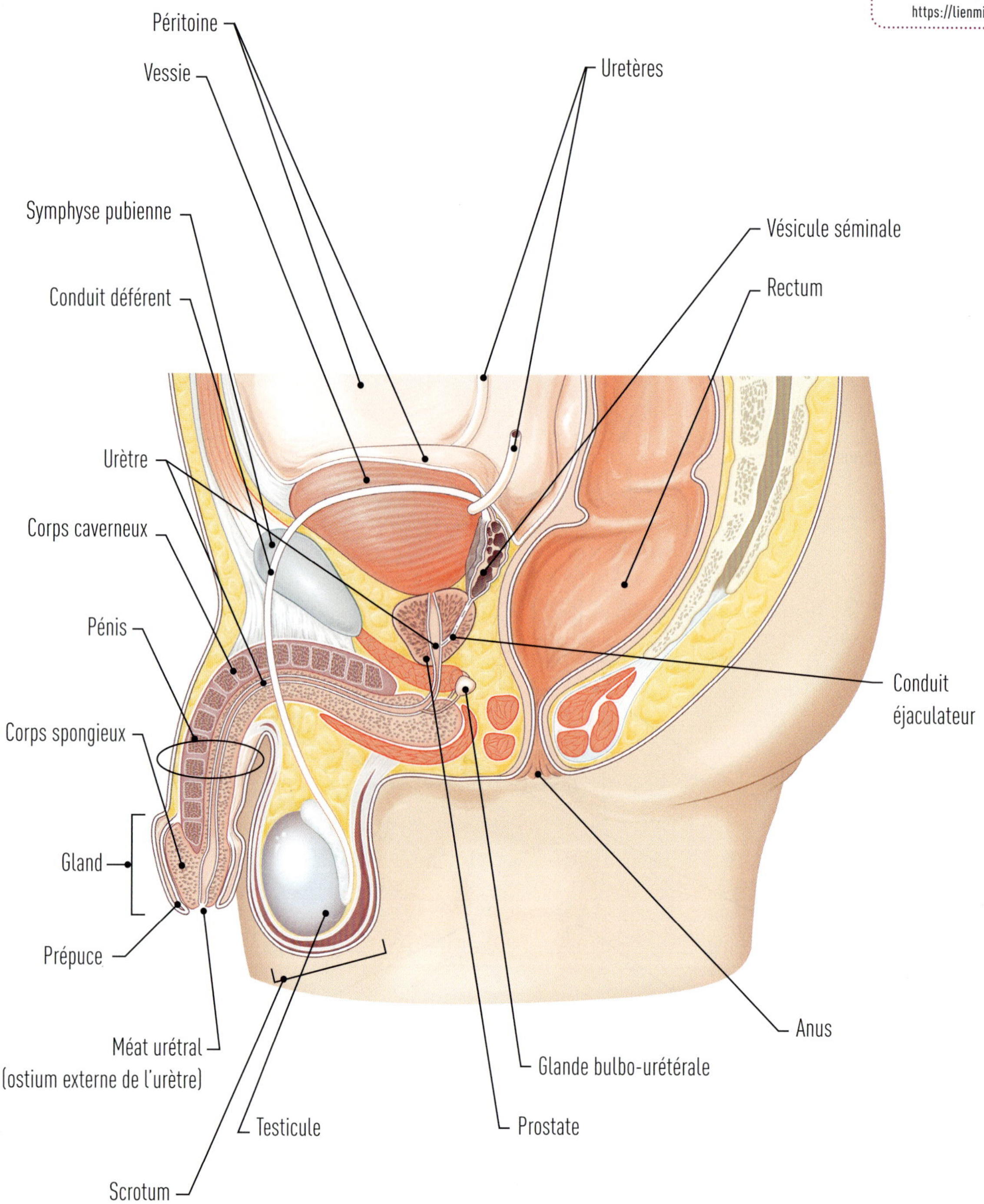

?

La balanite (gland), la posthite (prépuce), l'urétrite, la prostatite, la vésiculite séminale, l'épididymite, l'orchite et l'orchi-épididymite sont des inflammations et/ou des infections de l'appareil génital masculin, qui sont parfois des infections sexuellement transmissibles (IST).

Pratique AS

Du fait de leur proximité, le globe urinaire (rétention) et le fécalome (bouchon de selles) peuvent s'associer, voire s'entretenir: l'un étant à l'origine de l'autre. Une confusion ou une agitation chez la personne âgée doivent faire rechercher les deux.

Figure 87. L'organisation générale de l'appareil génital masculin

Pour aller plus loin

https://lienmini.fr/anatas88

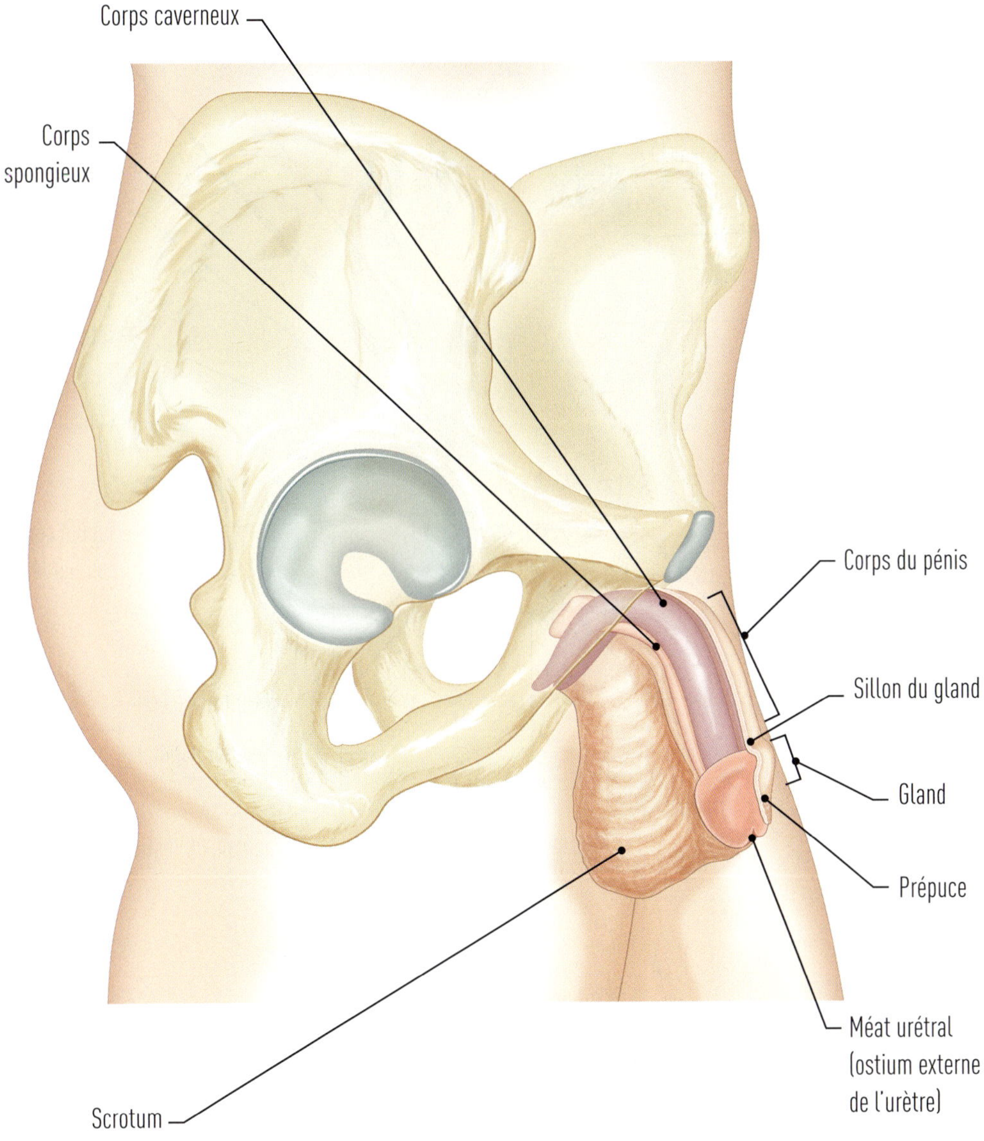

? La fracture de la verge, qui survient sur le pénis en érection (phallus), correspond à une rupture des corps caverneux et parfois de l'urètre. La situation extra-abdominale des testicules dans le scrotum permet leur refroidissement et donc la spermatogénèse.

Pratique AS Le sillon du gland est une zone de pullulation bactérienne qu'il faut veiller à bien nettoyer lors des toilettes. Le prépuce (absent chez les hommes circoncis) doit toujours être remis en place afin d'éviter tout risque d'effet garot.

Figure 88. Les organes génitaux externes masculins

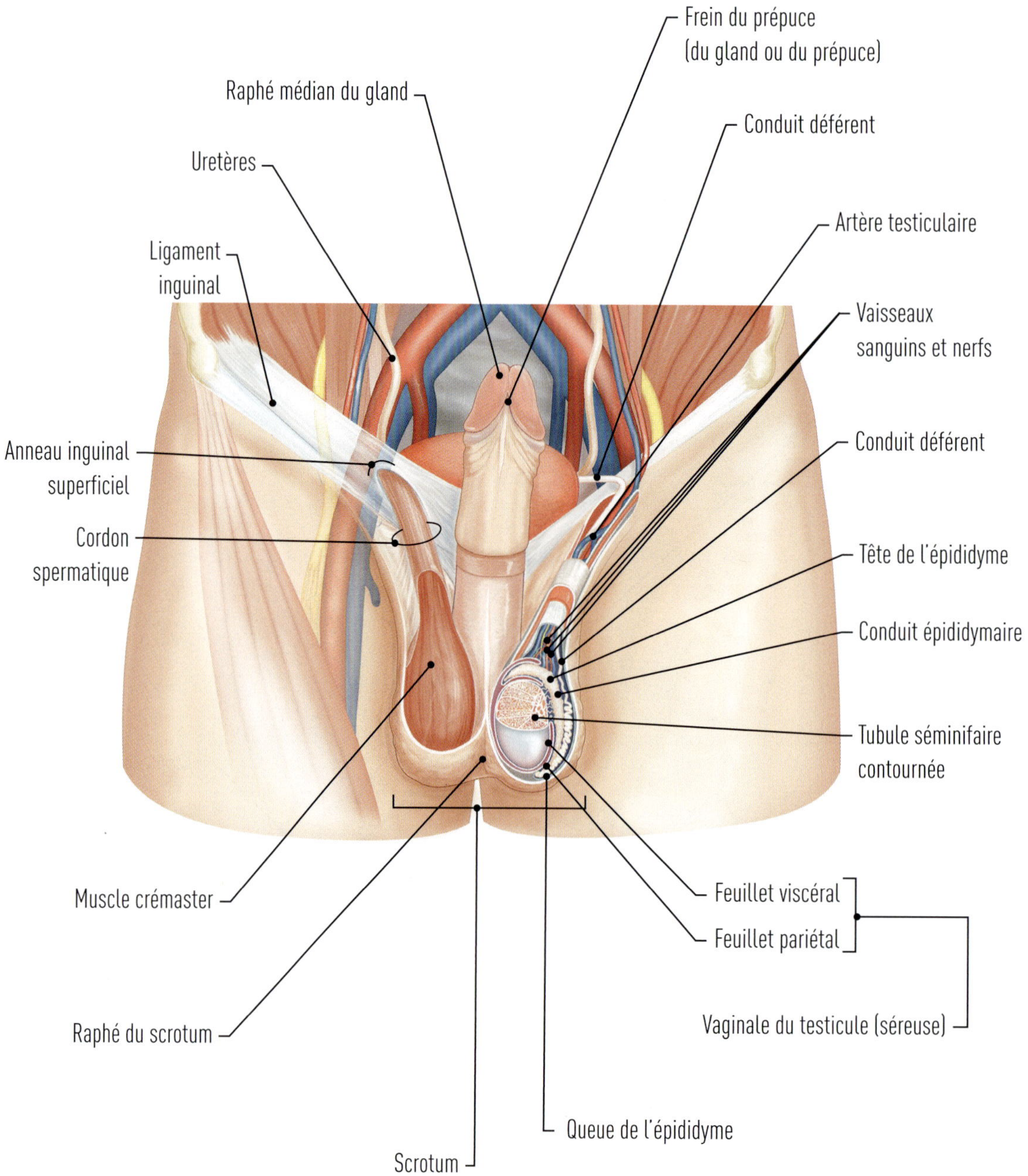

?

La torsion testiculaire est une urgence en raison de la rotation du testicule et du cordon sur eux-mêmes, ce qui clampe le pédicule et entraîne une ischémie très douloureuse. Le réflexe crémastérien fait remonter le testicule par stimulation cutanée des nerfs génito-fémoral et ilio-inguinal.

Pratique AS

L'hydrocèle vaginale (liquide séreux) et l'hématocèle vaginale (sang) sont des épanchements de la cavité séreuse entourant le testicule. La palpation et l'autopalpation permettent de détecter tôt un cancer testiculaire. La pudeur, pouvant empêcher cet examen, retarde ce diagnostic.

Figure 89. Les testicules, cordon et vascularisation (coupe sagittale)

Pour aller plus loin

https://lienmini.fr/anatas90

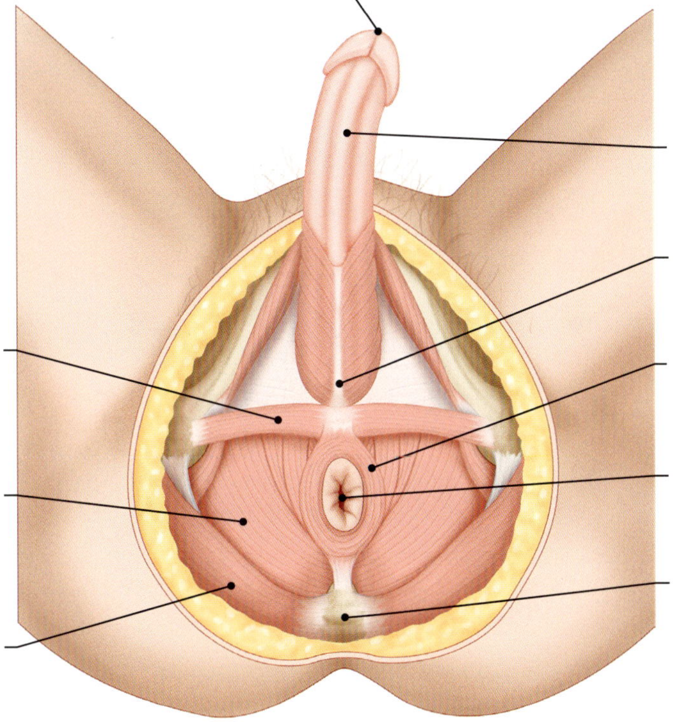

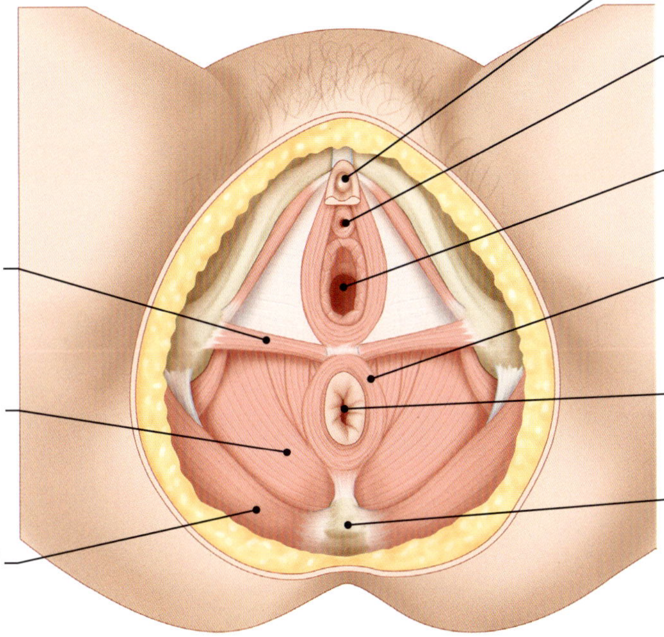

? Ces muscles forment le plancher pelvien. Méconnu chez l'homme, le périnée est impliqué dans la continence urinaire et fécale et dans les fonctions sexuelles, notamment le plaisir sexuel féminin. Il peut être à l'origine de syndromes douloureux spécifiques.

Pratique AS

Ces muscles sont un hamac soutenant les viscères du pelvis. Leur affaiblissement, causé par l'accouchement, l'âge, les hormones, la génétique ou les efforts (constipation, toux chronique, port de charges) entraîne une descente d'organes (prolapsus génito-urinaire ou rectal) à rechercher, surtout lors de la toilette.

Figure 90. Les muscles du pelvis chez l'homme et la femme (vue inférieure en coupe)

CAHIER D'ENTRAÎNEMENT

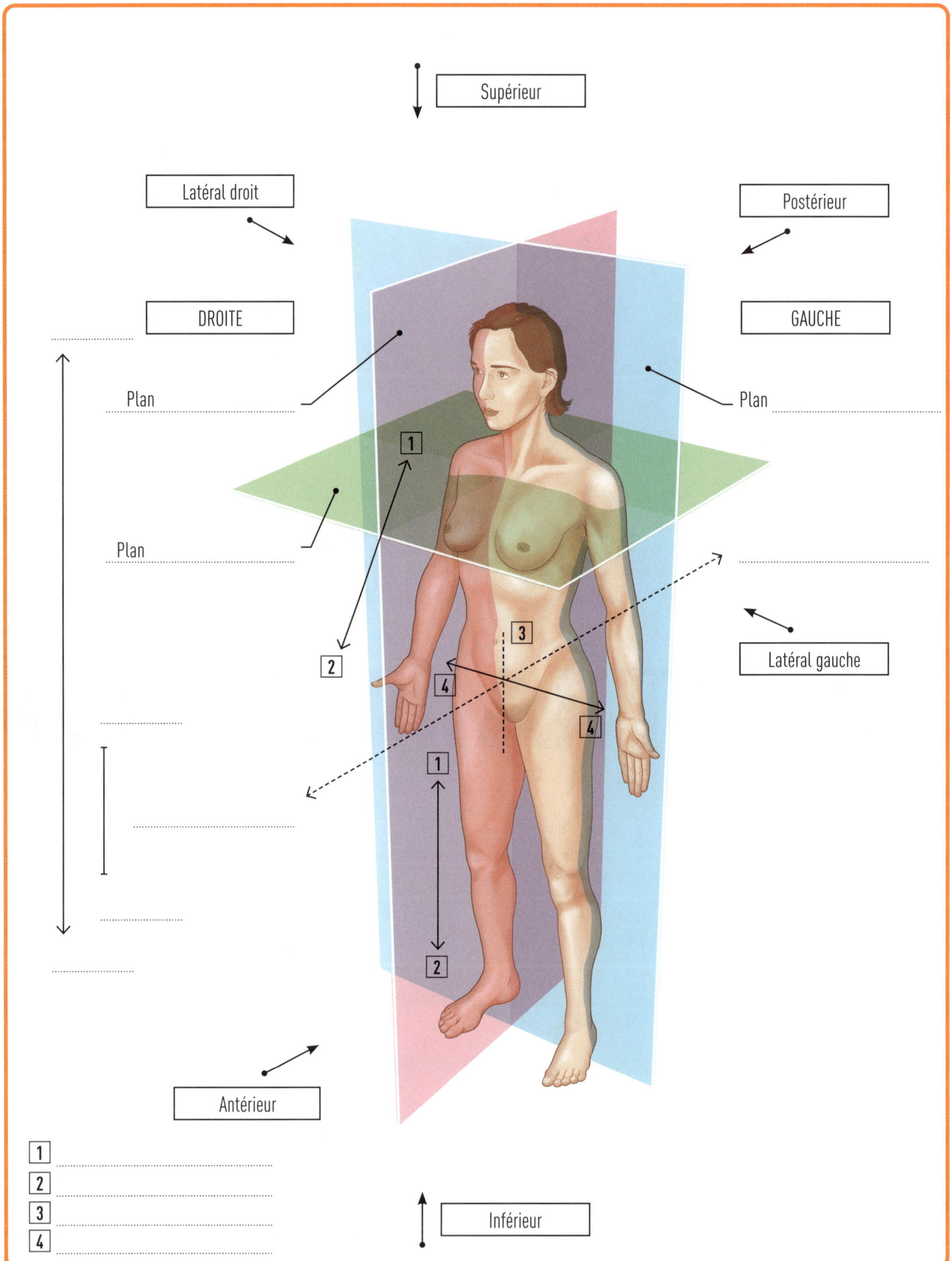

Figure 1. Les axes de référence

Schéma légendé p. 11

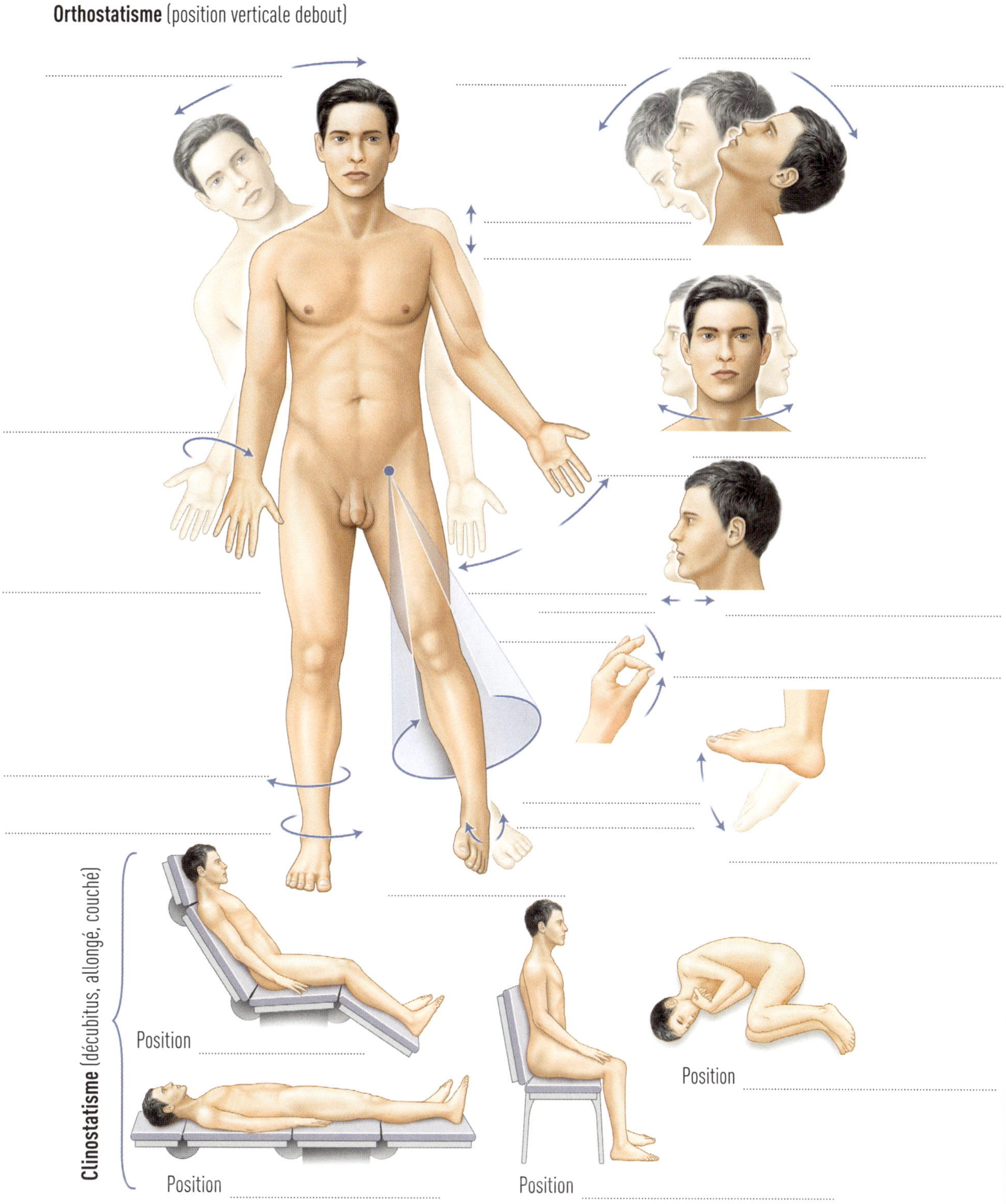

Figure 2. Les mouvements

Schéma légendé p. 12

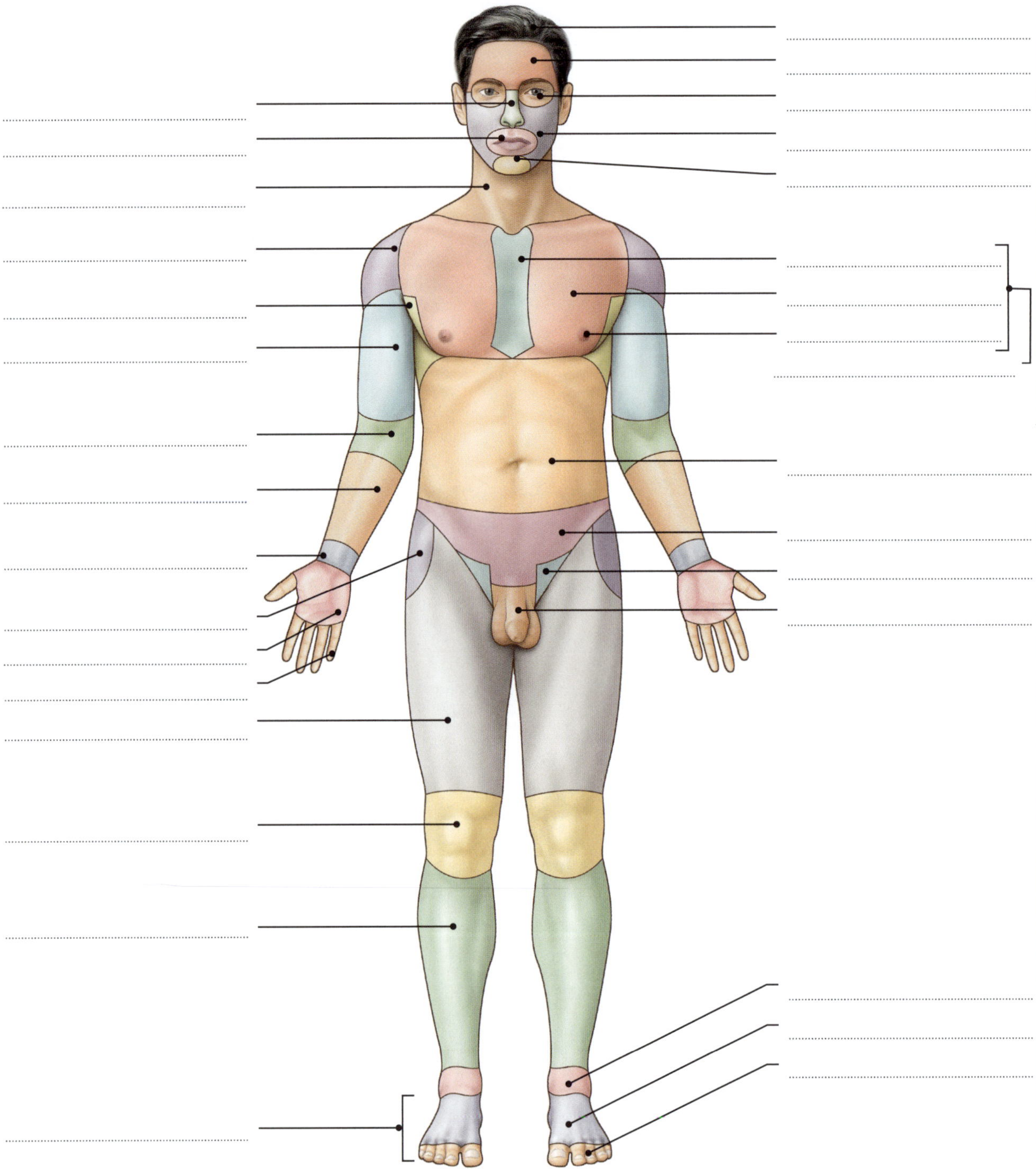

Figure 3. Les parties du corps (vue externe antérieure)

Schéma légendé p. 13

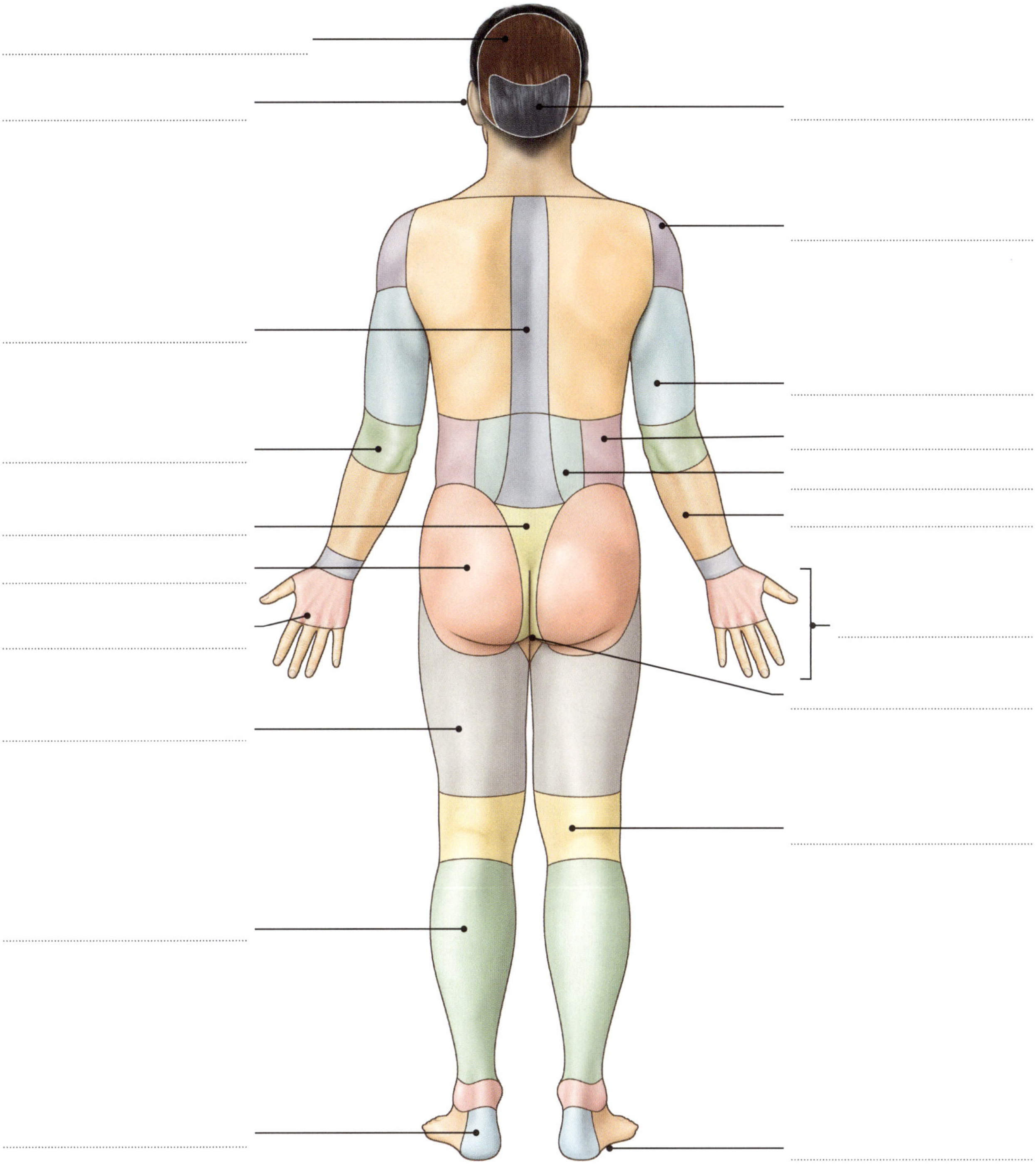

Figure 4. Les parties du corps (vue externe postérieure)

Schéma légendé p. 14

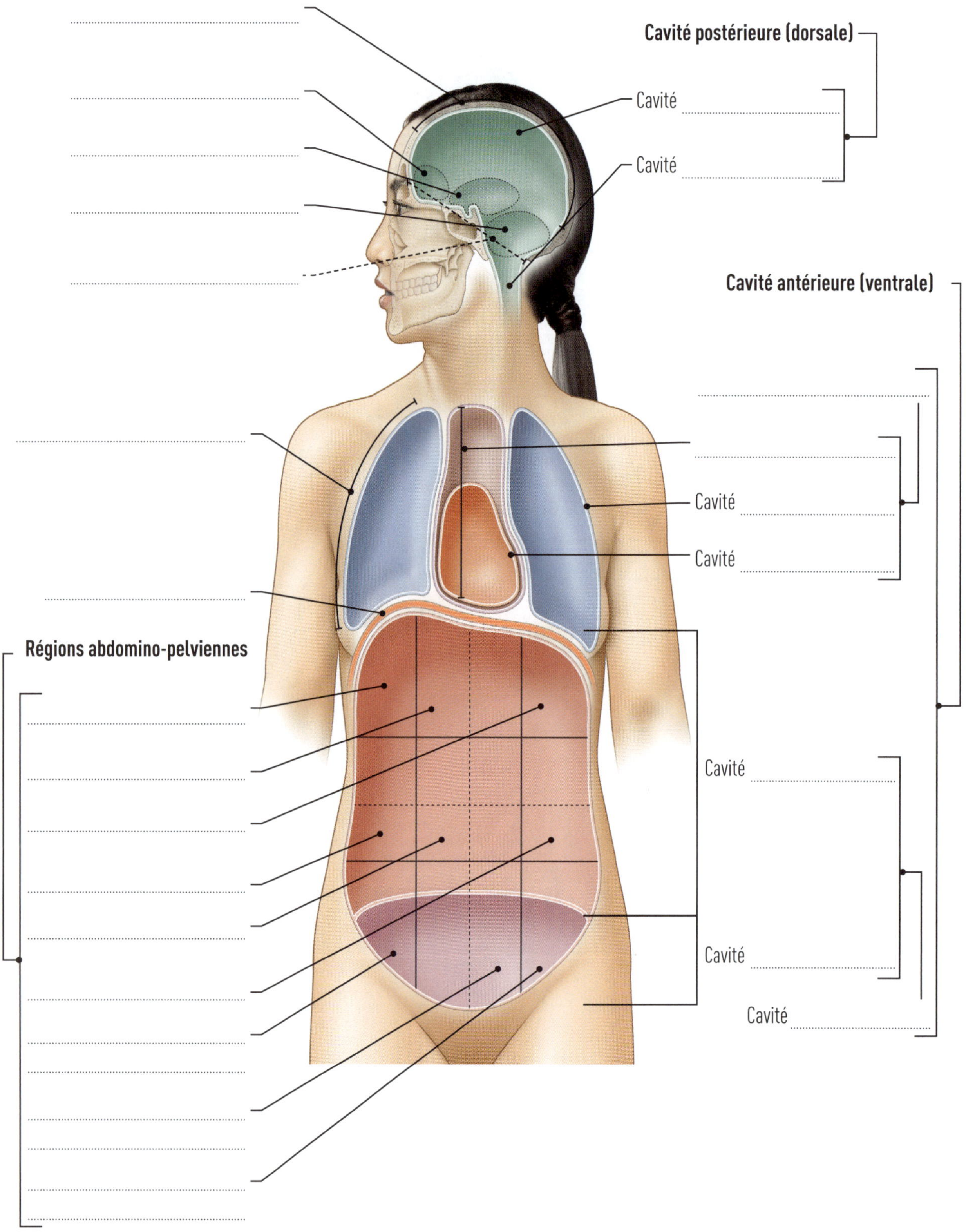

Figure 5. Les parties du corps (vue interne)

Schéma légendé p. 15

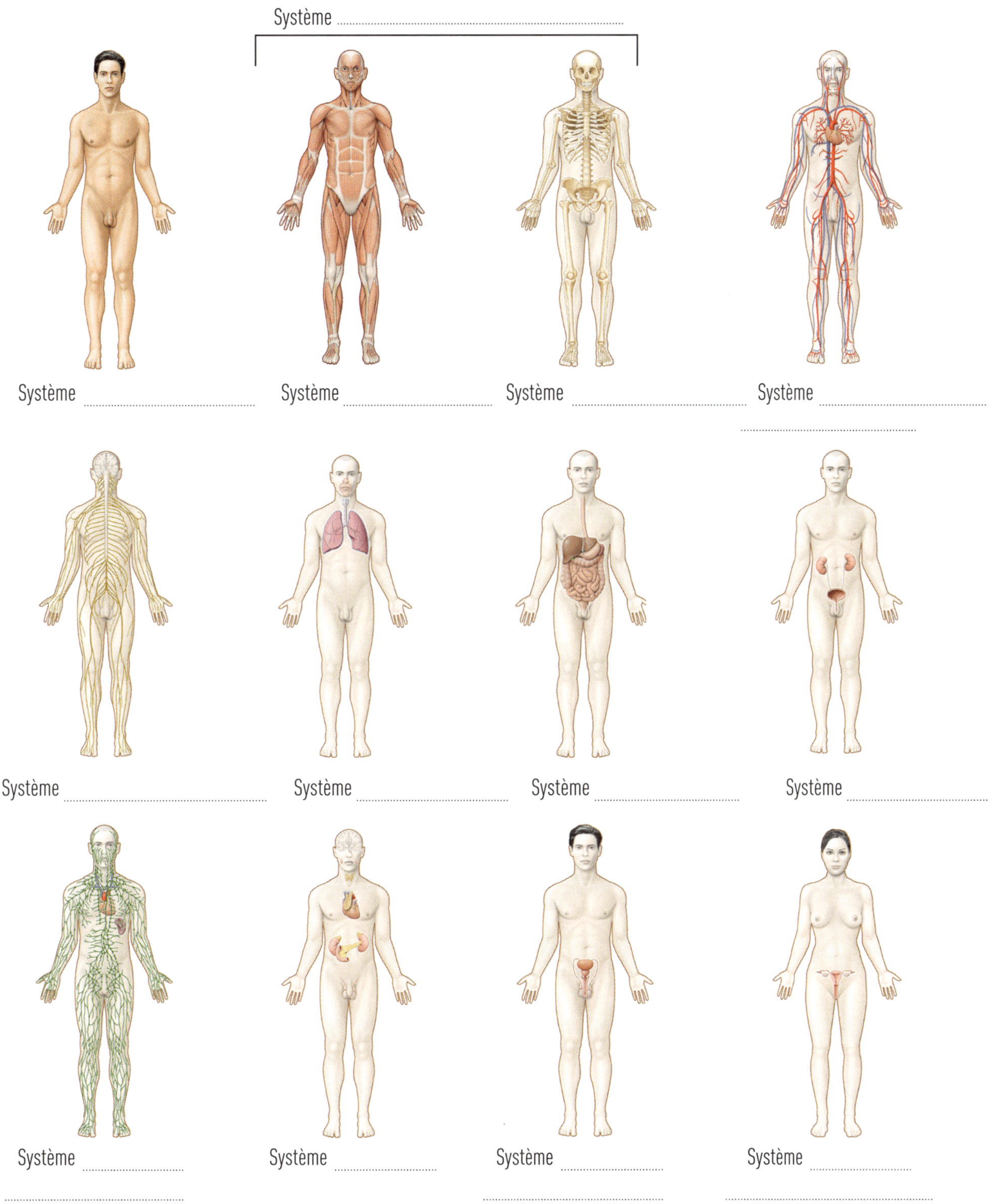

Figure 6. Les systèmes de l'organisme humain

Schéma légendé p. 16

BASES ANATOMIQUES

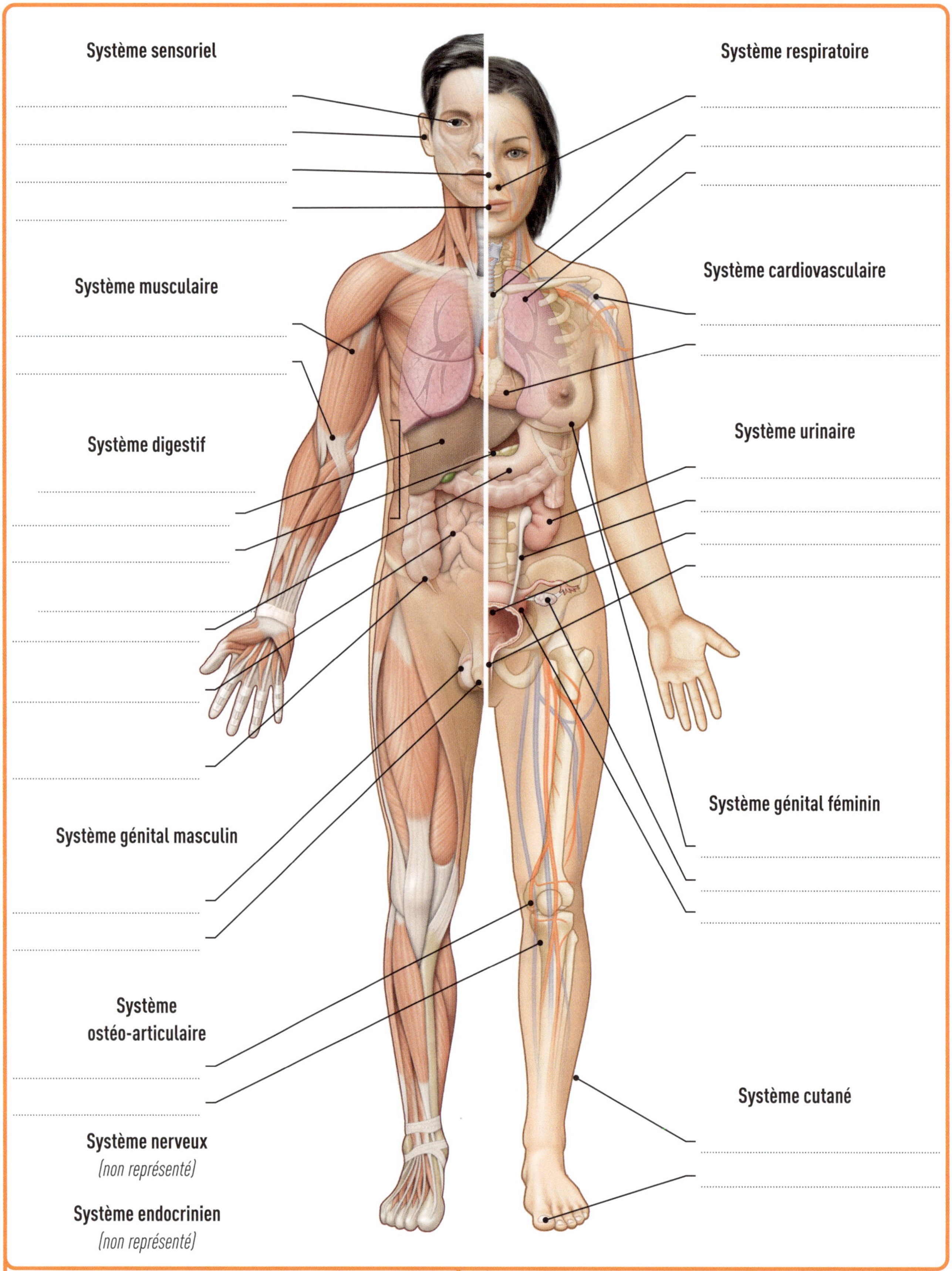

Figure 7. La répartition des organes au sein des systèmes

Schéma légendé p. 17

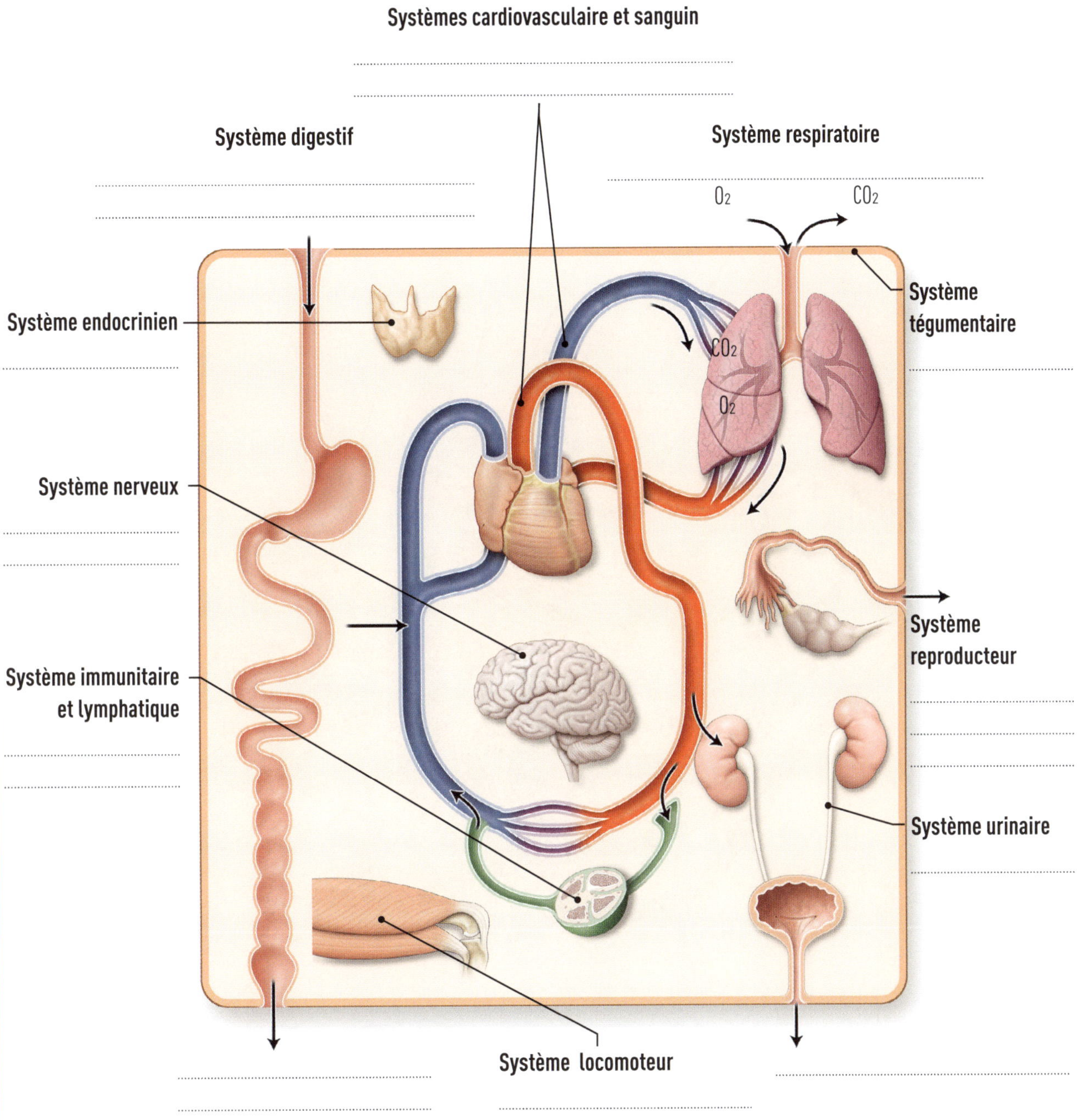

Figure 8. Les rôles et les interactions des systèmes du corps

Schéma légendé p. 18

BASES ANATOMIQUES

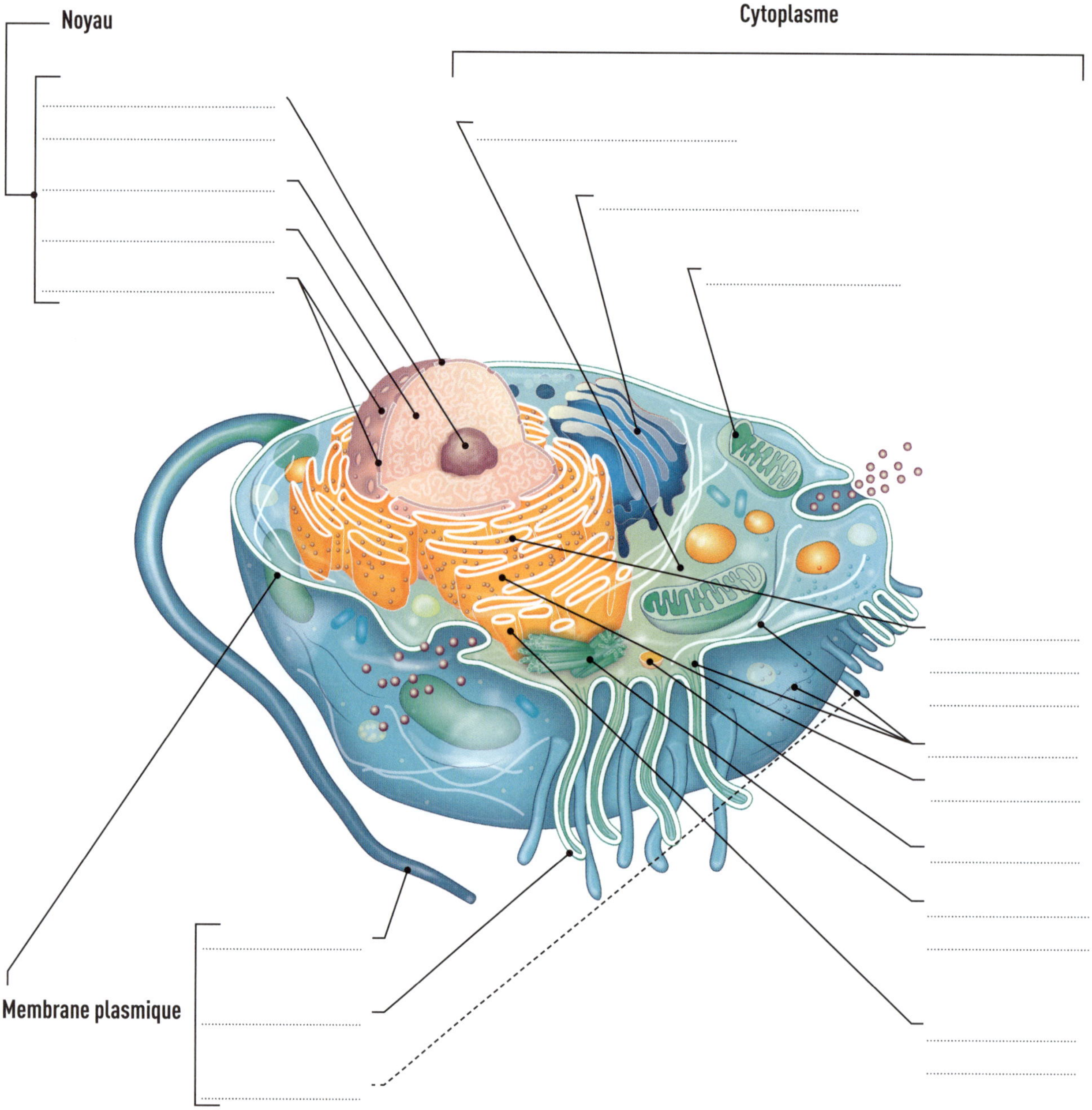

Figure 9. La cellule eucaryote

Schéma légendé p. 19

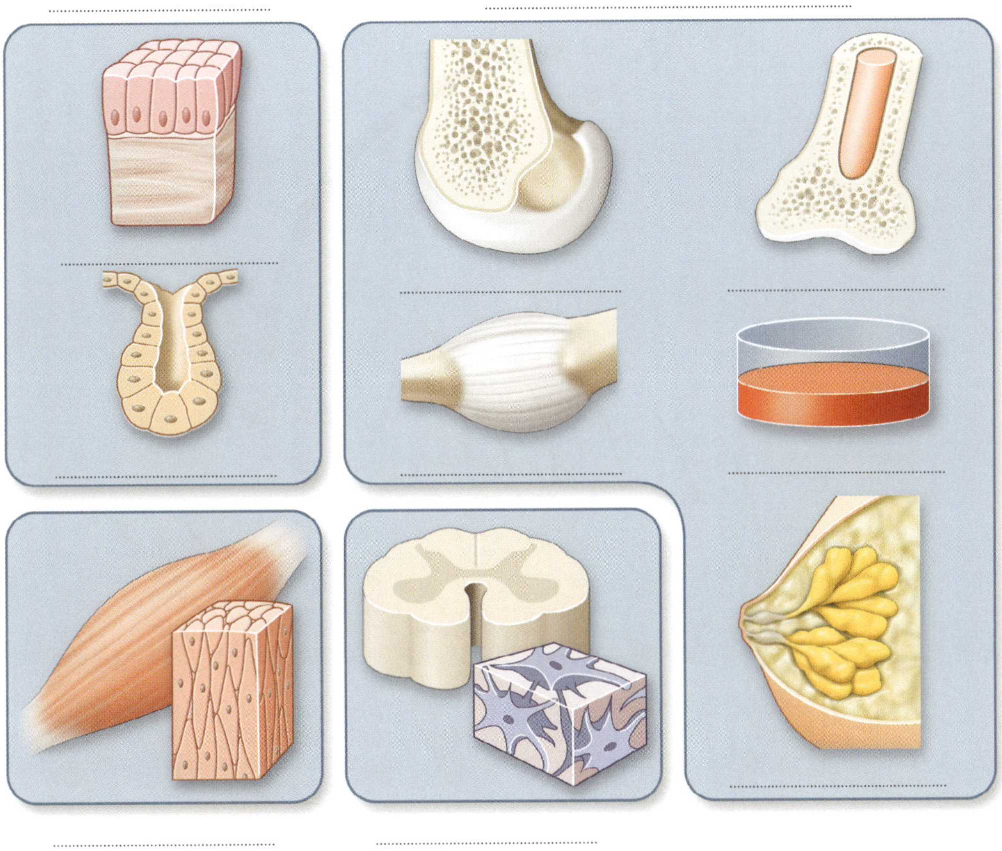

Figure 10. Les tissus

Schéma légendé p. 20

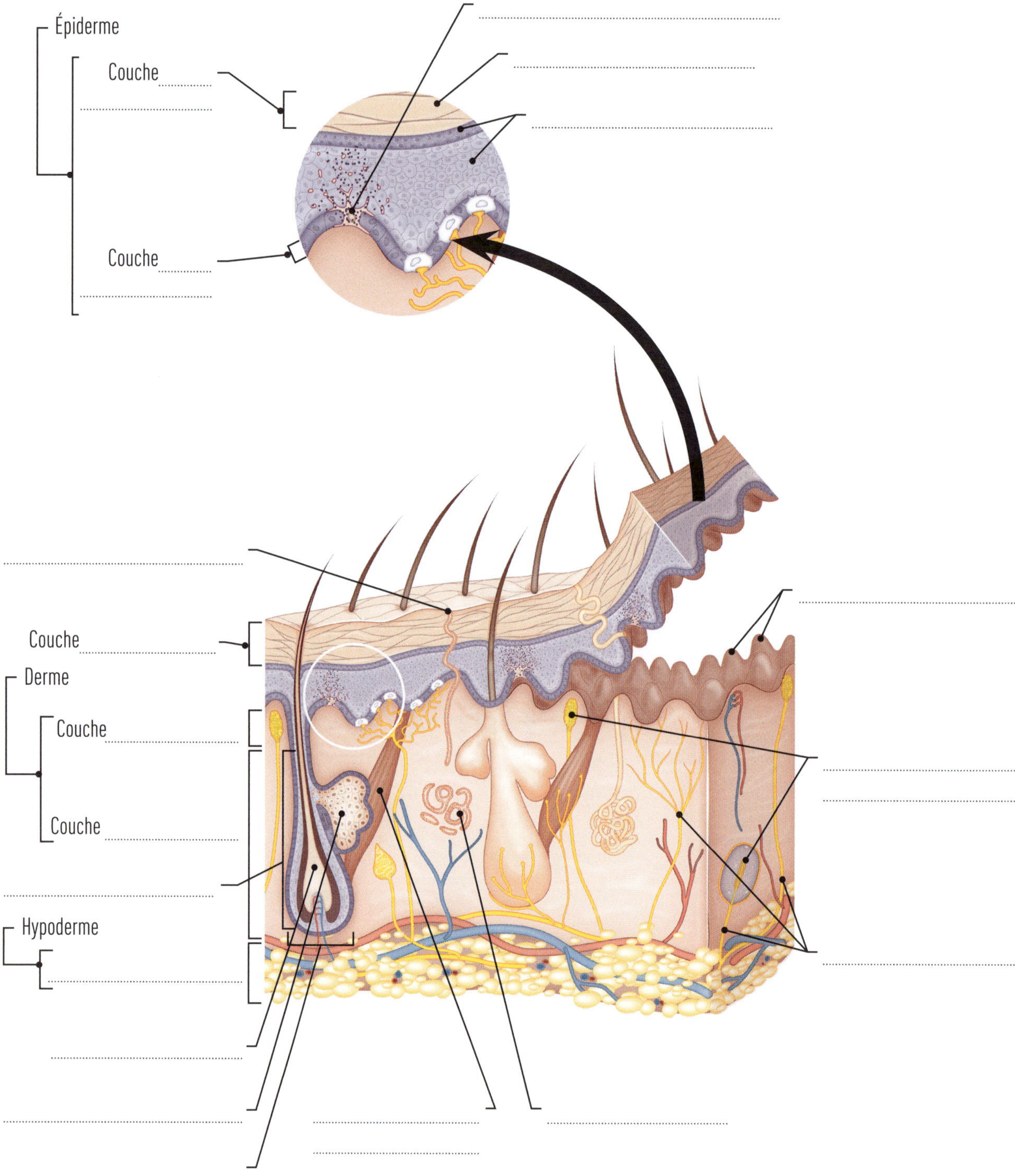

Figure 11. L'histologie de la peau

Schéma légendé p. 22

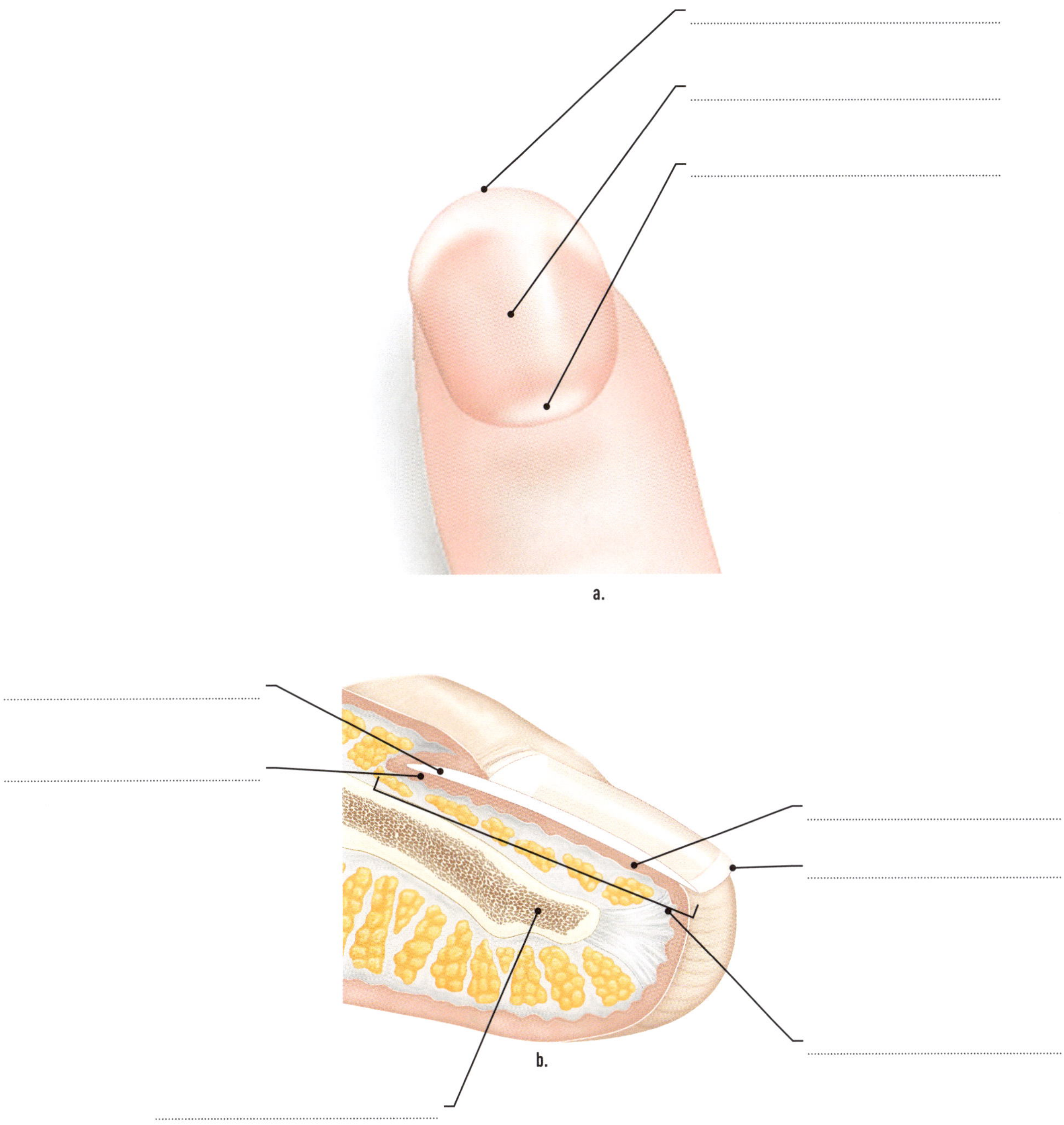

Figure 12. Les ongles (a. vue externe ; b. vue en coupe)

Schéma légendé p. 23

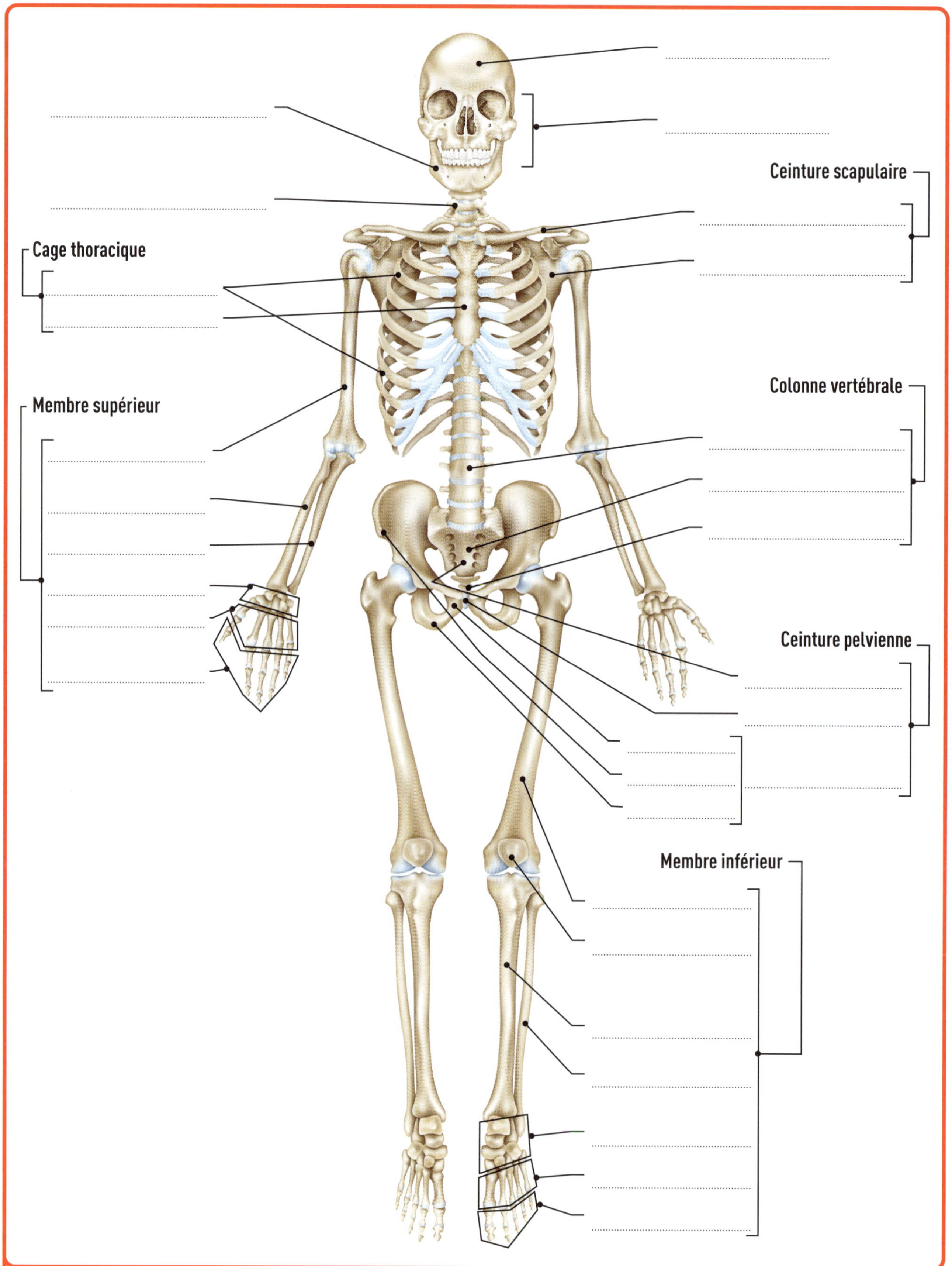

Figure 13. Le squelette (vue antérieure)

Schéma légendé p. 25

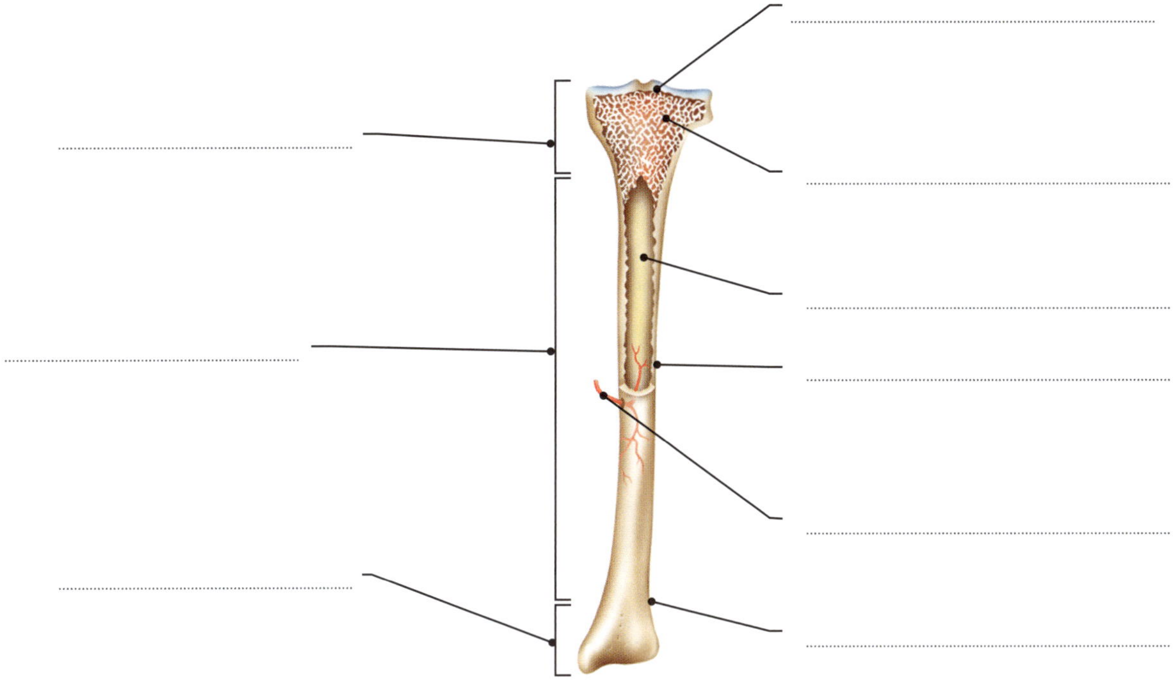

a.

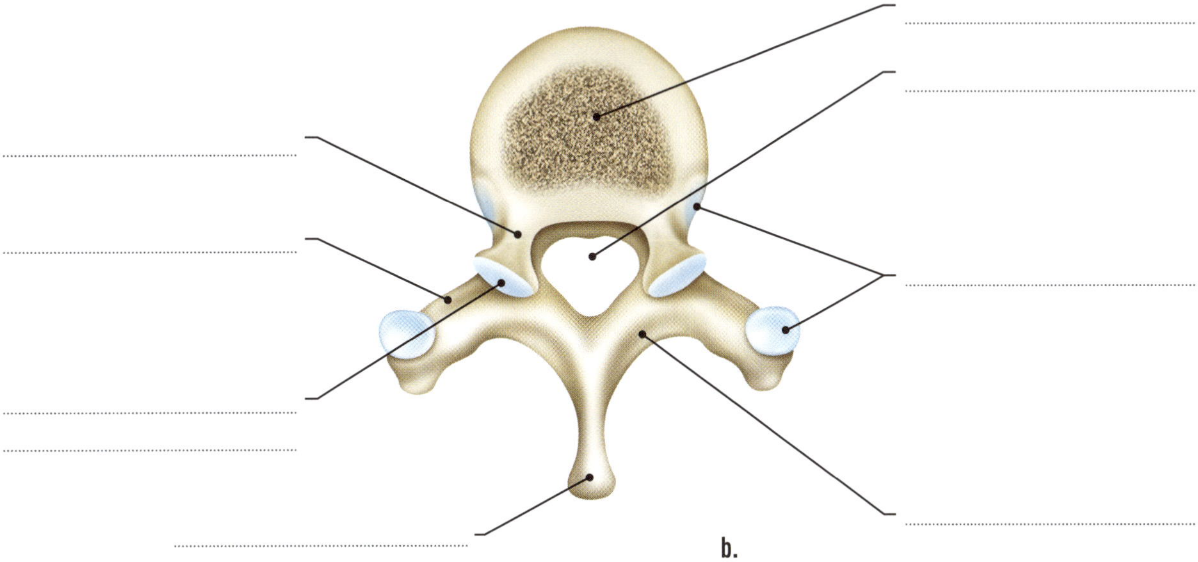

b.

Figure 14. Os long et vertèbre

Schéma légendé p. 26

a.

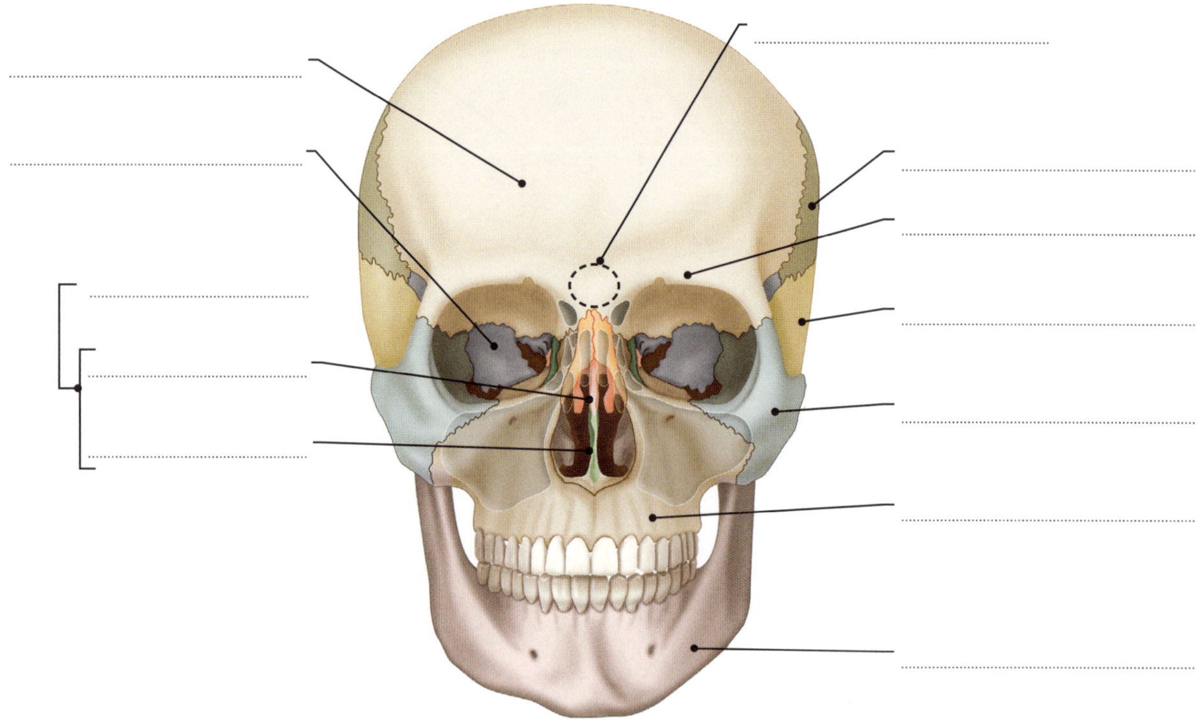

b.

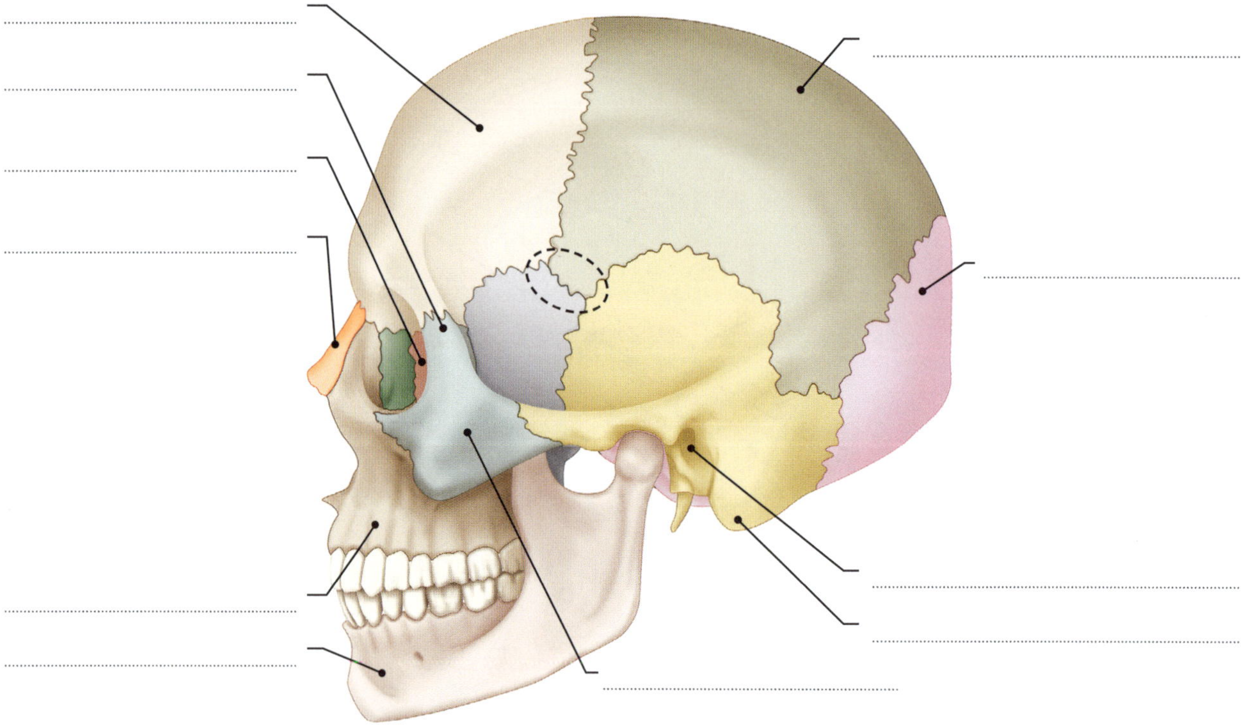

Figure 15. Les os du crâne et de la face (a. vue antérieure ; b. vue latérale)

Schéma légendé p. 27

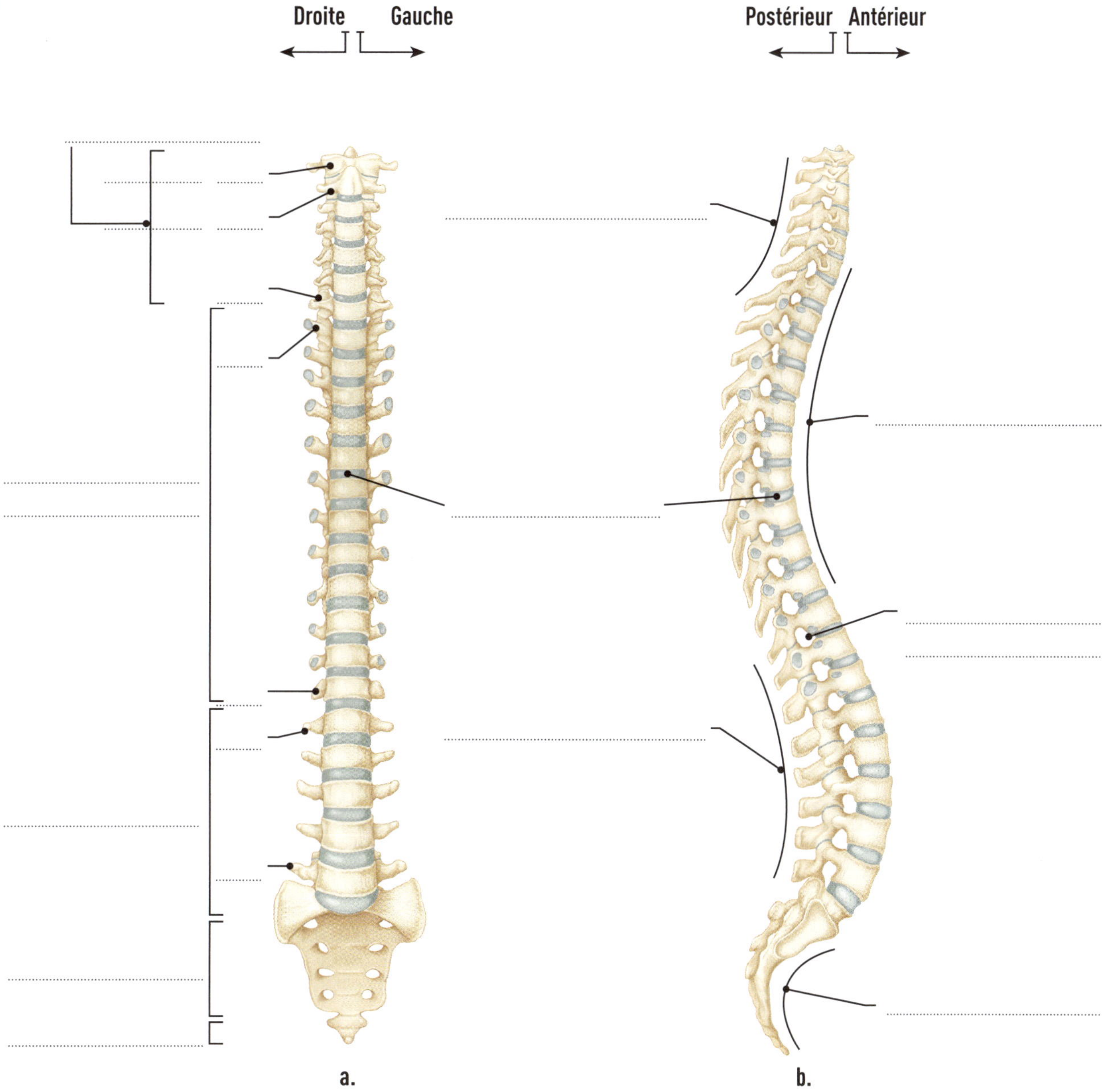

Figure 16. Le rachis (a. vue antérieure ; b. vue latérale droite)

Schéma légendé p. 28

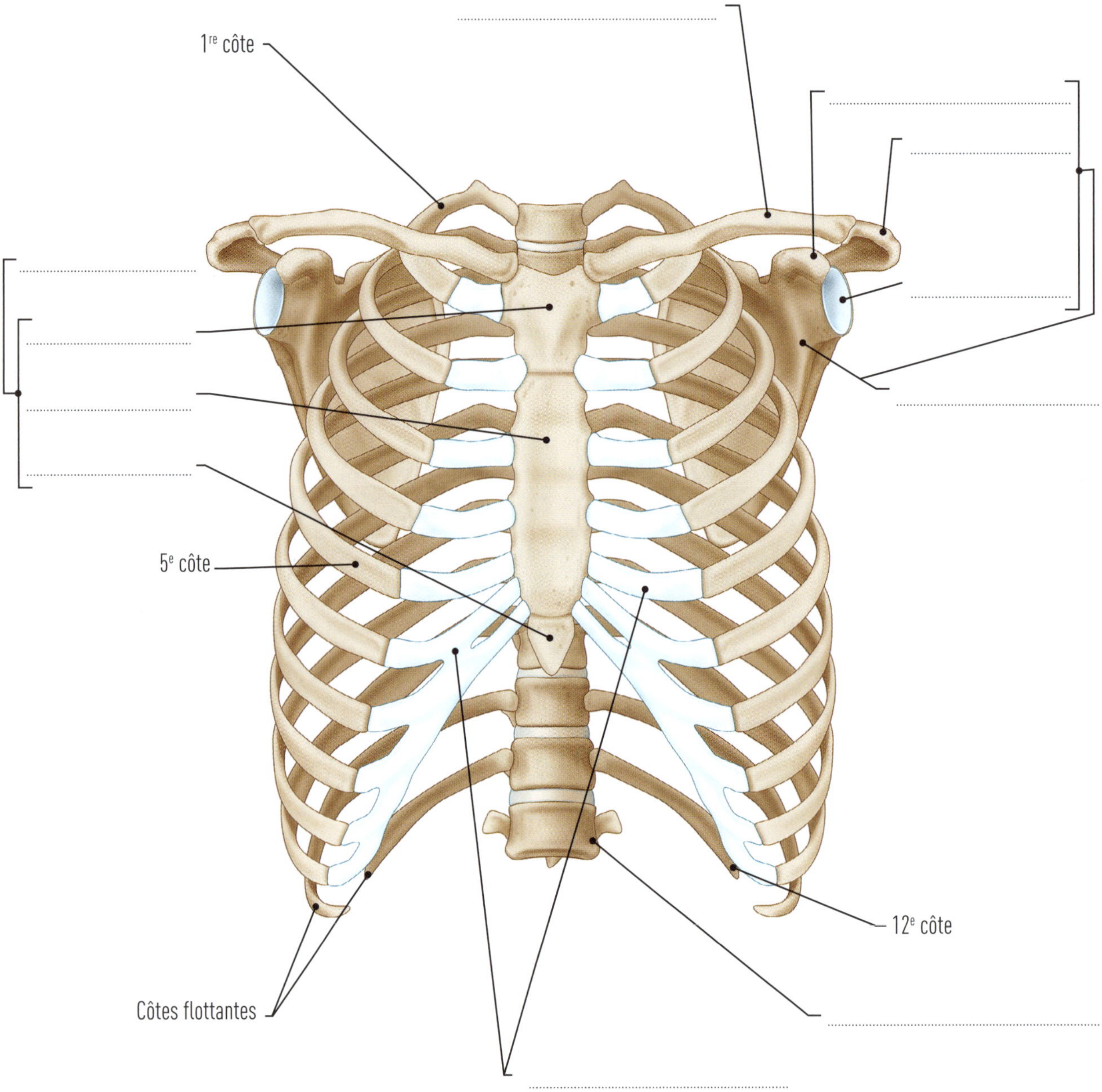

Figure 17. Le thorax et la ceinture scapulaire (vue antérieure)

Schéma légendé p. 29

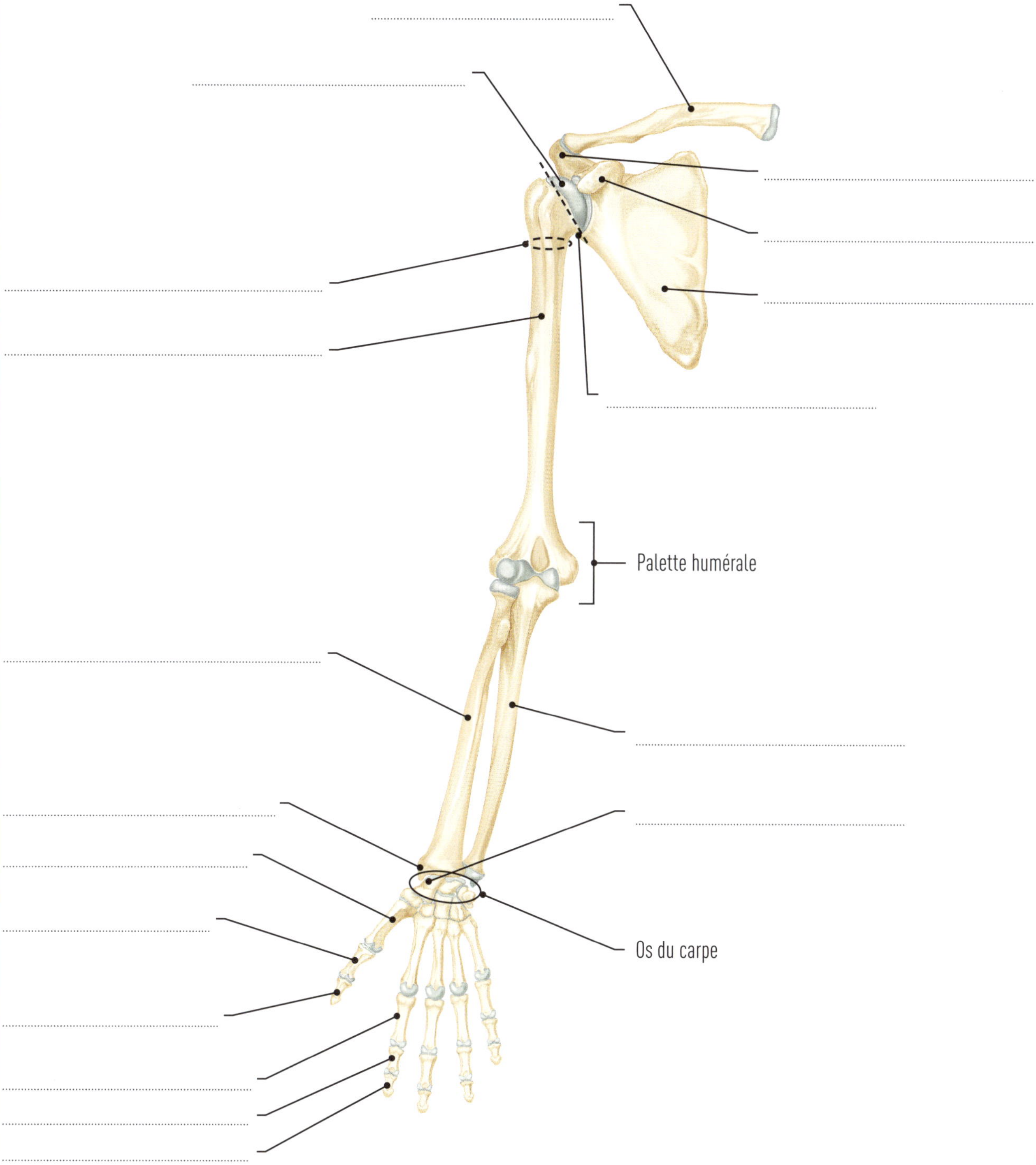

Figure 18. Le membre supérieur (vue antérieure)

Schéma légendé p. 30

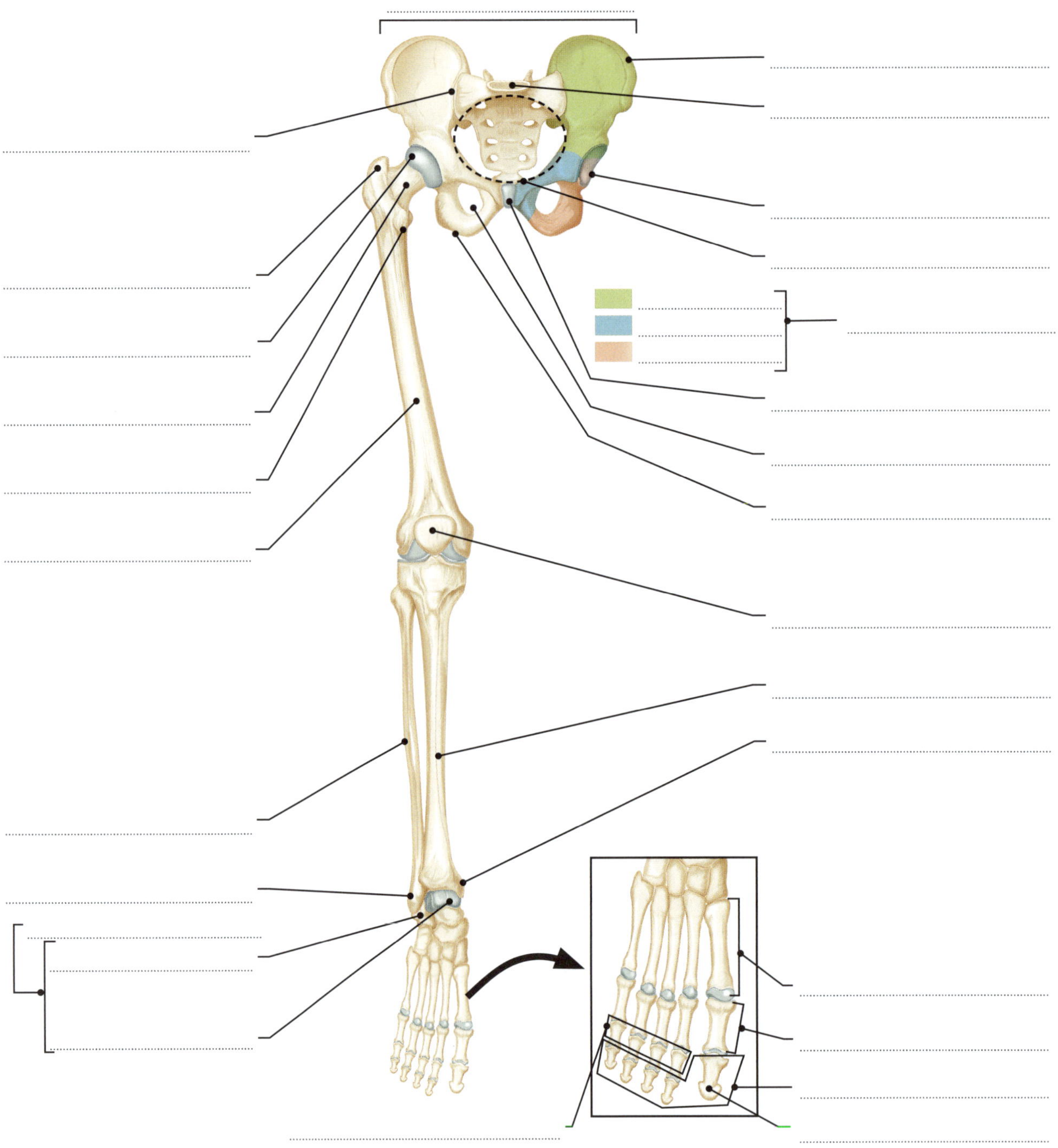

Figure 19. Le bassin et le membre supérieur (vue antérieure)

Schéma légendé p. 31

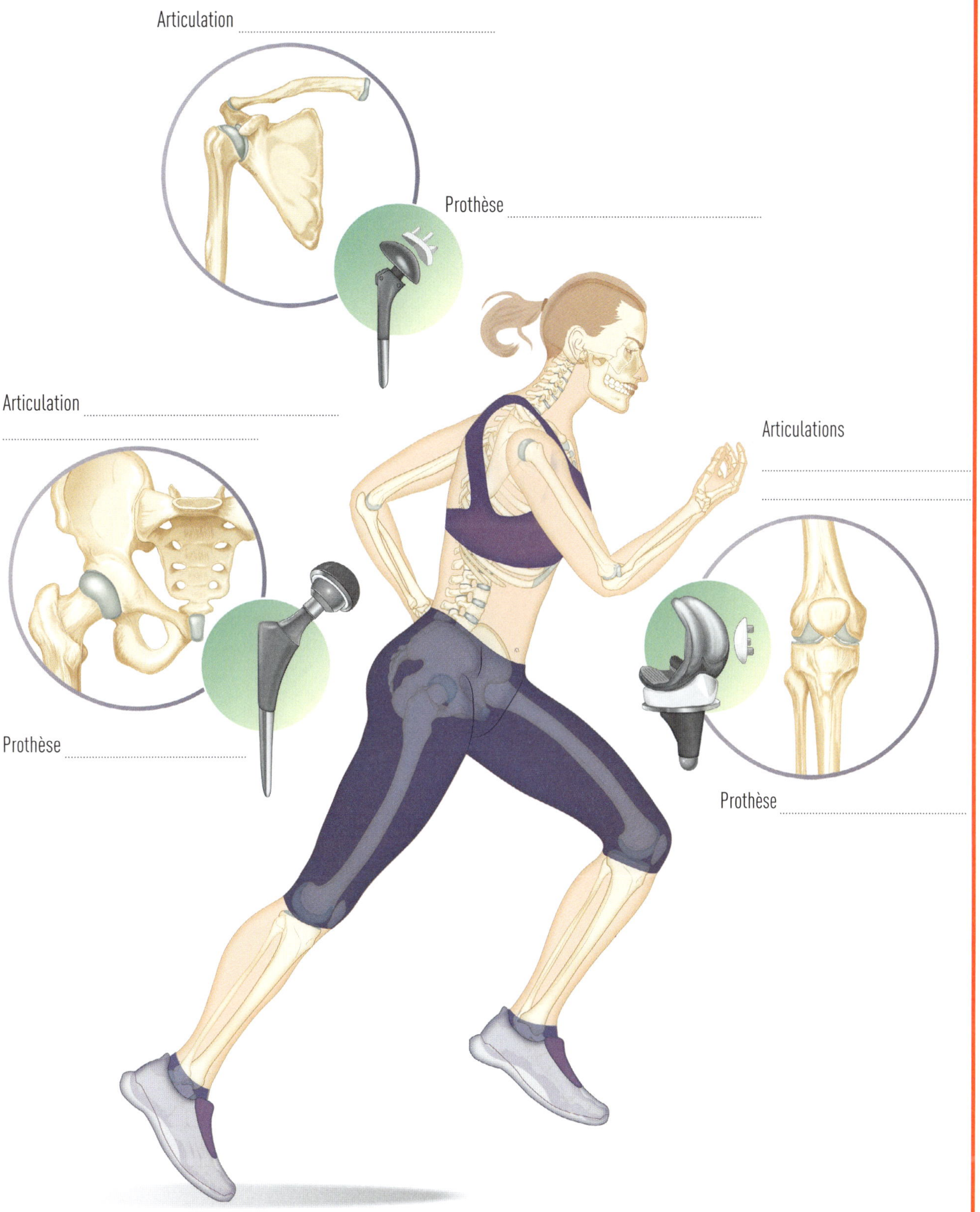

Figure 20. Exemples d'articulations synoviales

Schéma légendé p. 32

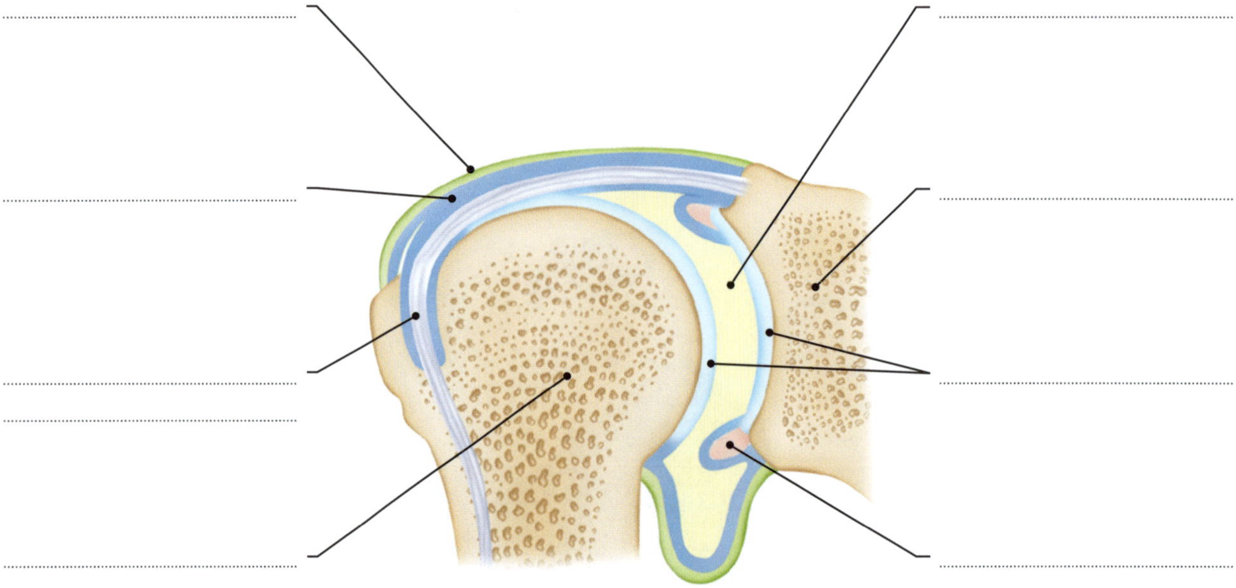

Figure 21. L'articulation de l'épaule droite (coupe frontale)

Schéma légendé p. 33

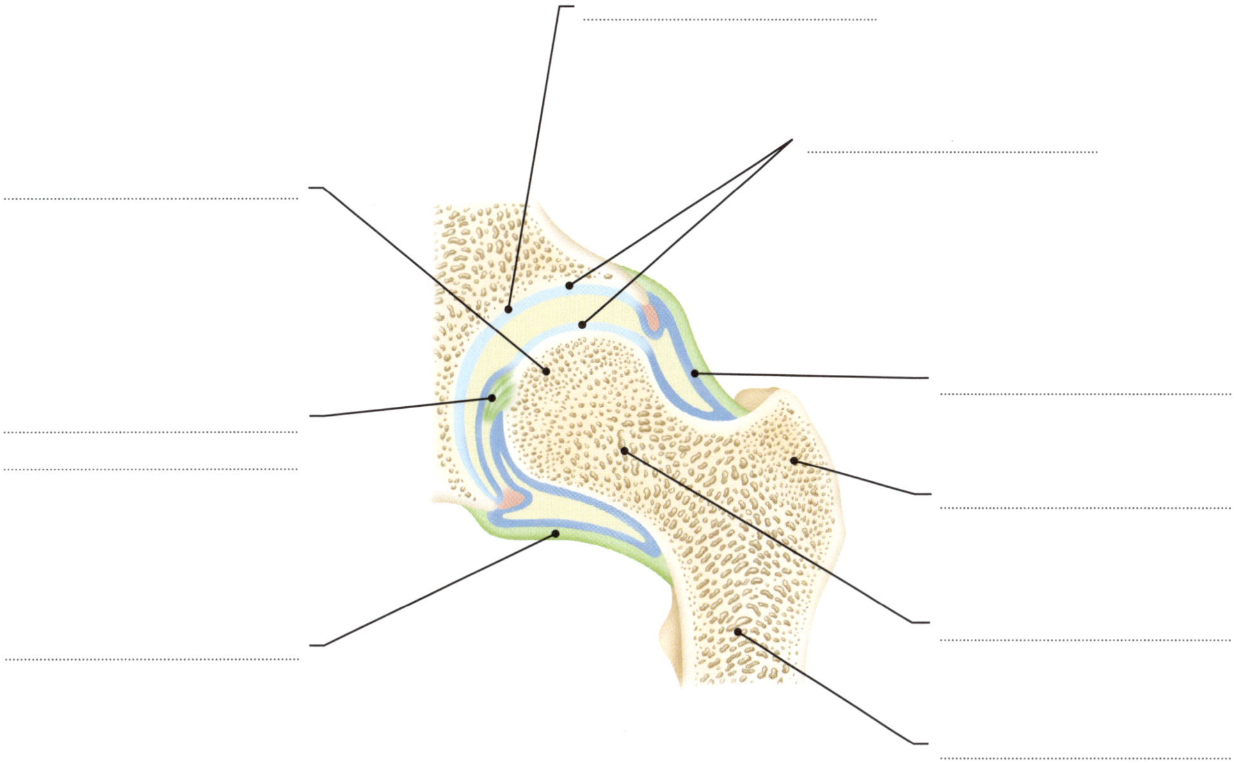

Figure 22. L'articulation de la hanche gauche (coupe frontale)

Schéma légendé p. 34

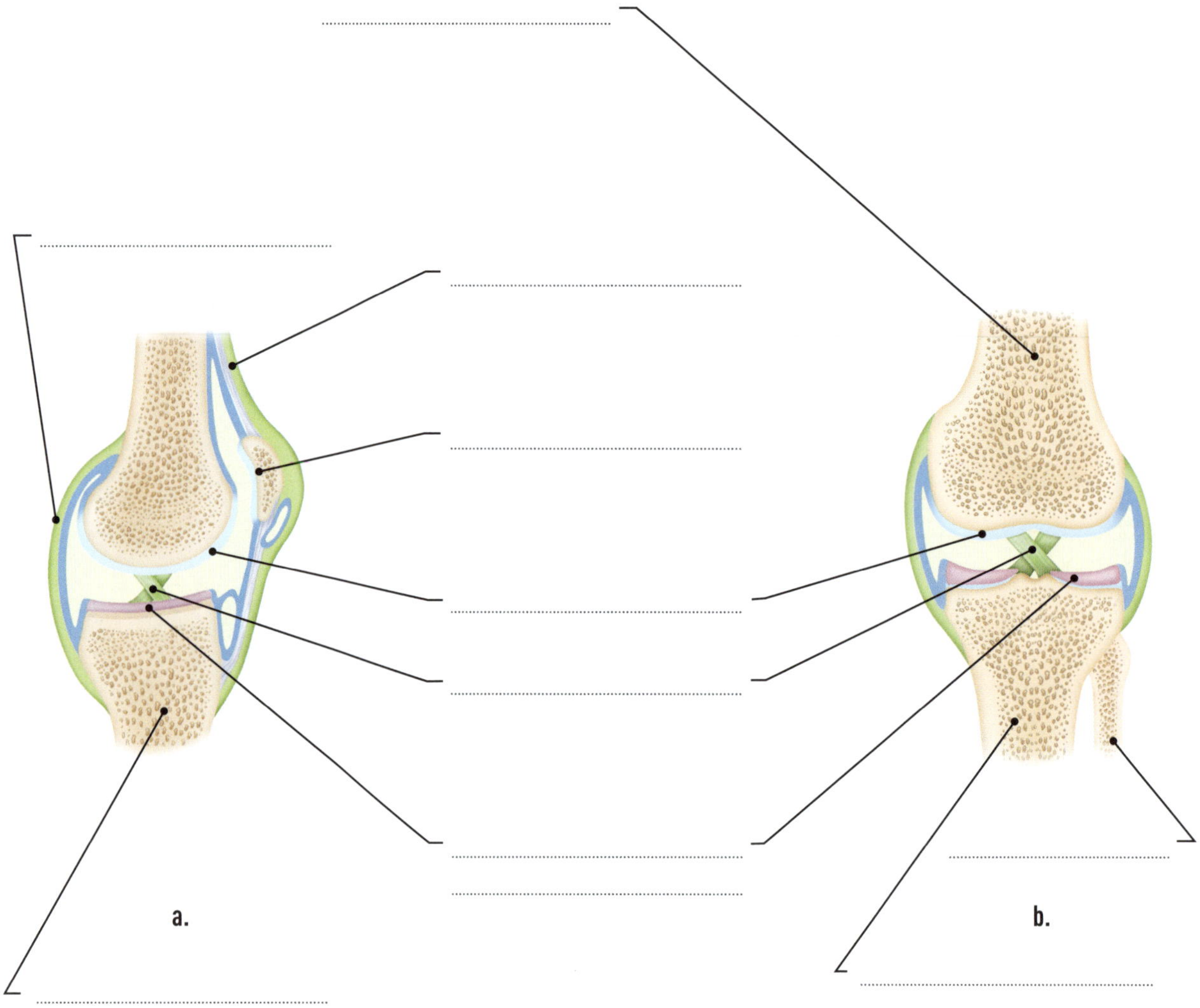

Figure 23. L'articulation du genou gauche (a. coupe sagittale, b. coupe frontale)

Schéma légendé p. 35

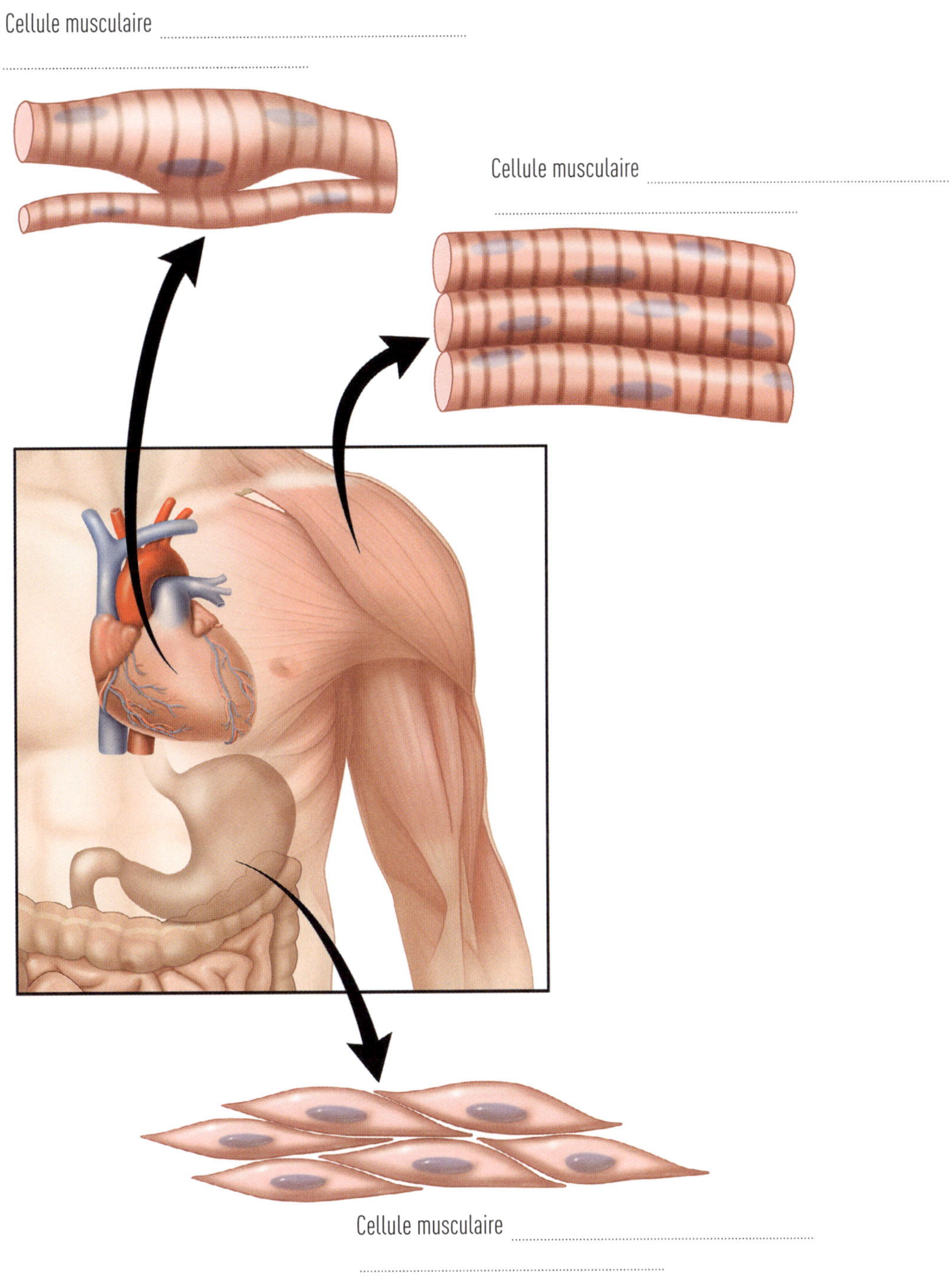

Figure 24. Les cellules musculaires

Schéma légendé p. 36

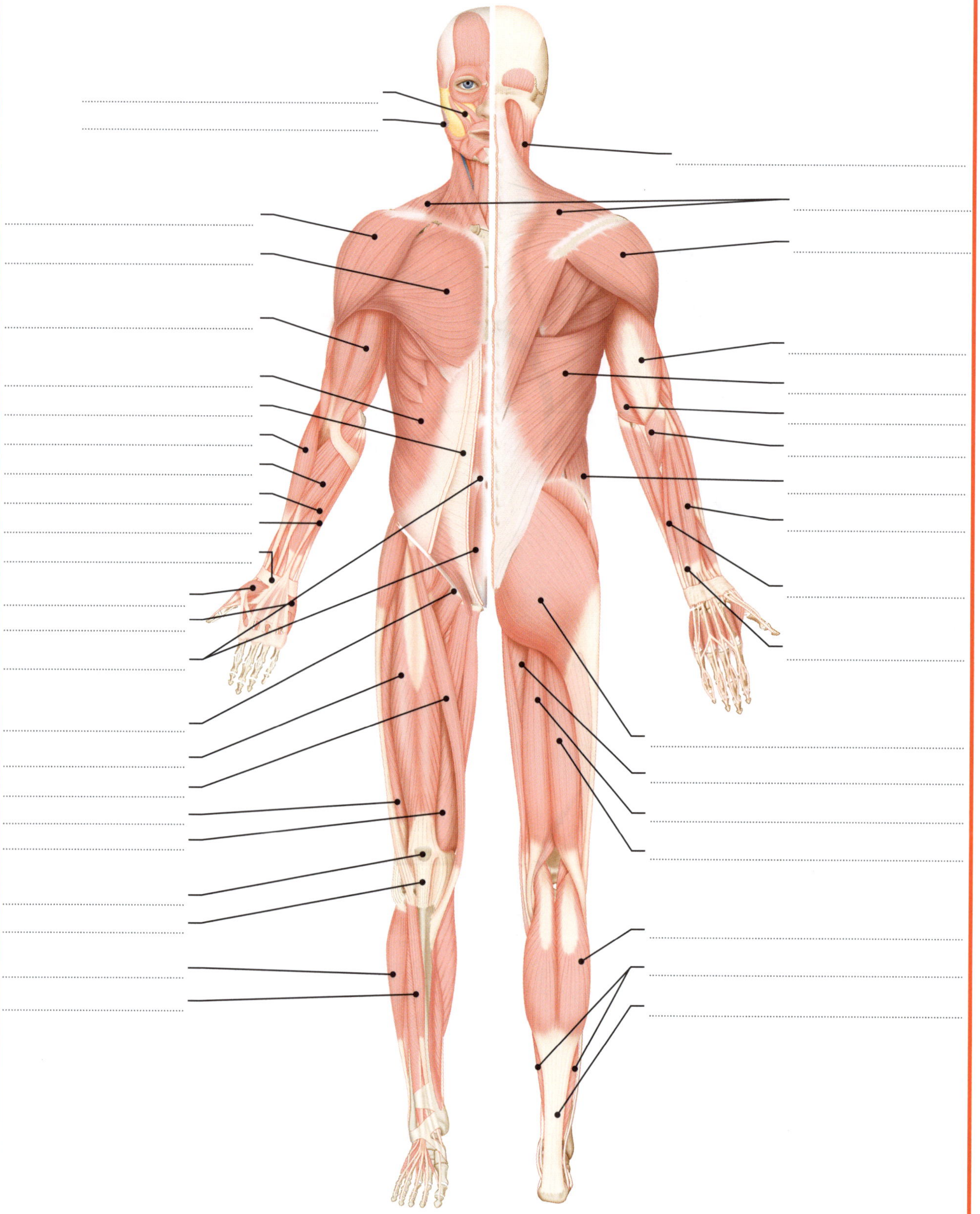

Figure 25. Les muscles squelettiques du corps (vues antérieure et postérieure)

Schéma légendé p. 37

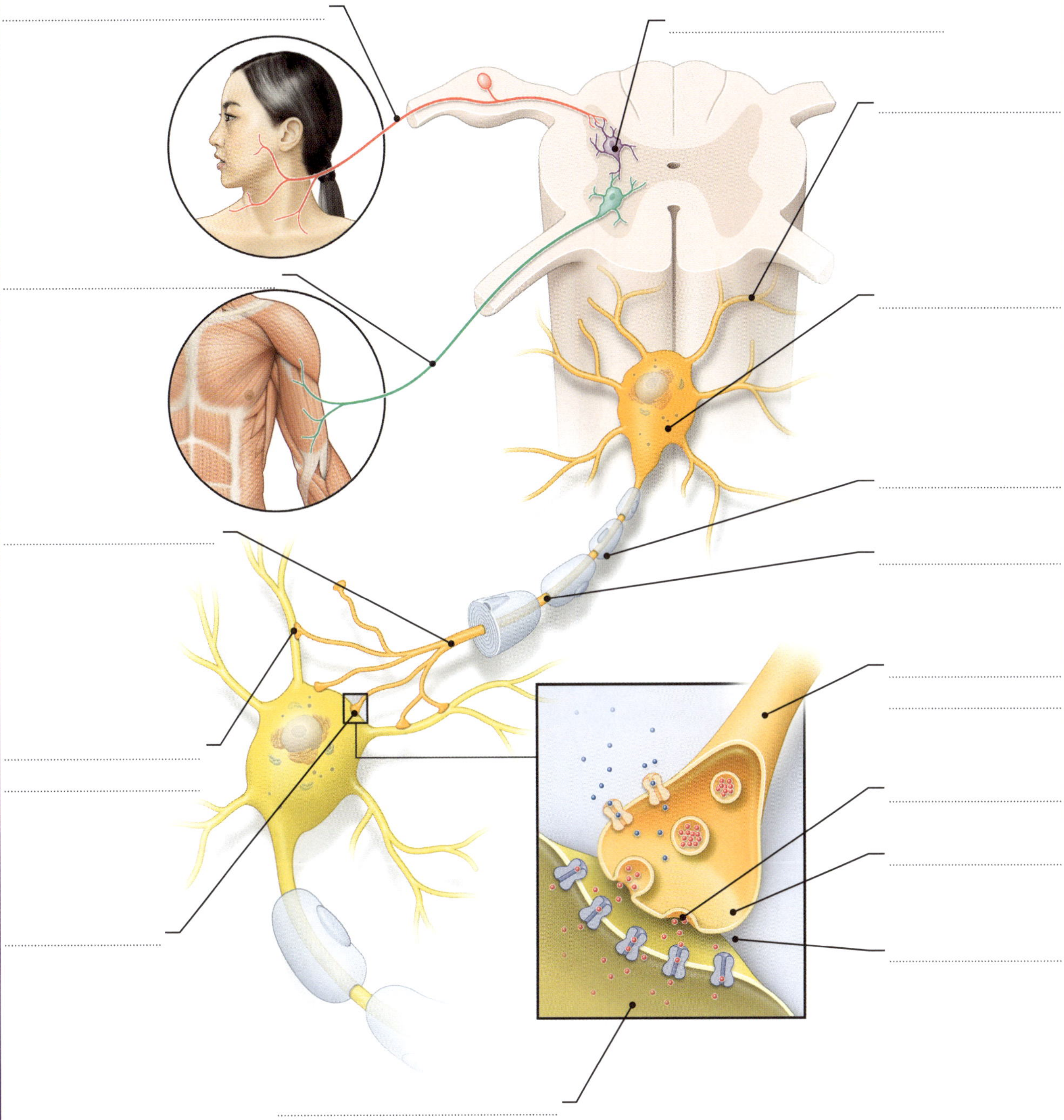

Figure 26. Neurone et synapse

Schéma légendé p. 39

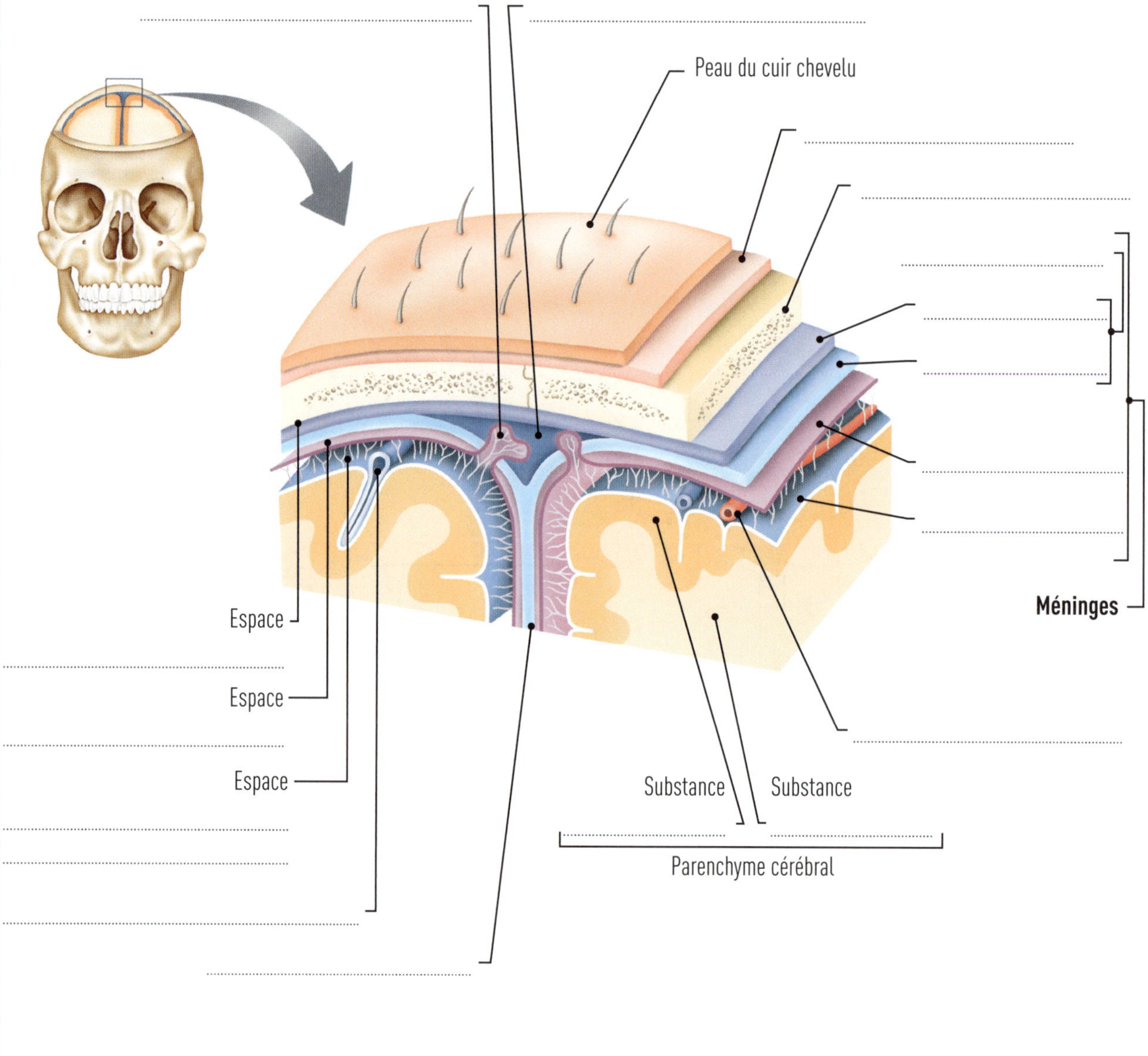

Figure 27. Les méninges (vue en coupe)

Schéma légendé p. 40

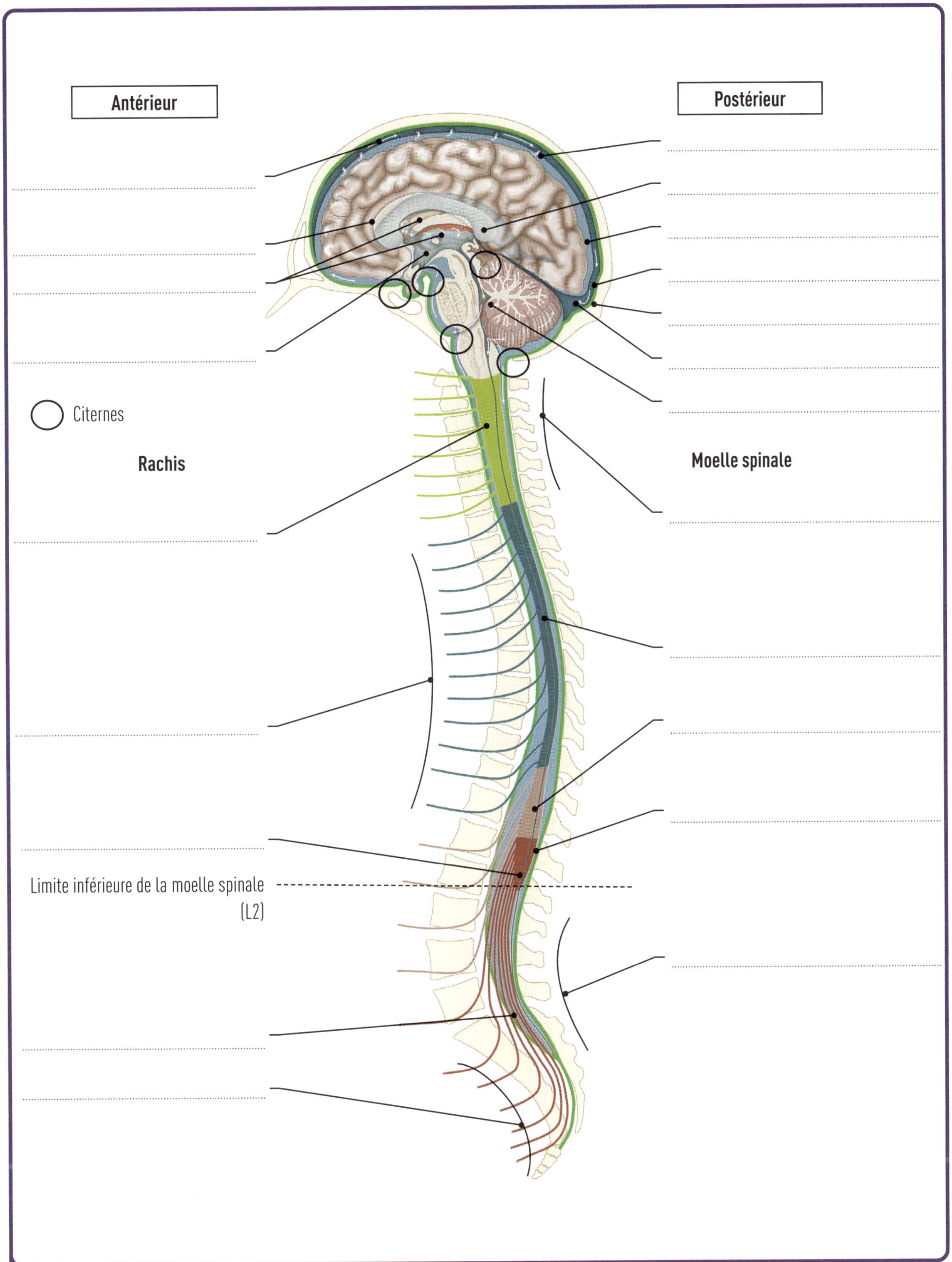

Figure 28. La circulation du liquide cérébro-spinal (LCS) (ou céphalo-rachidien [LCR])

Schéma légendé p. 41

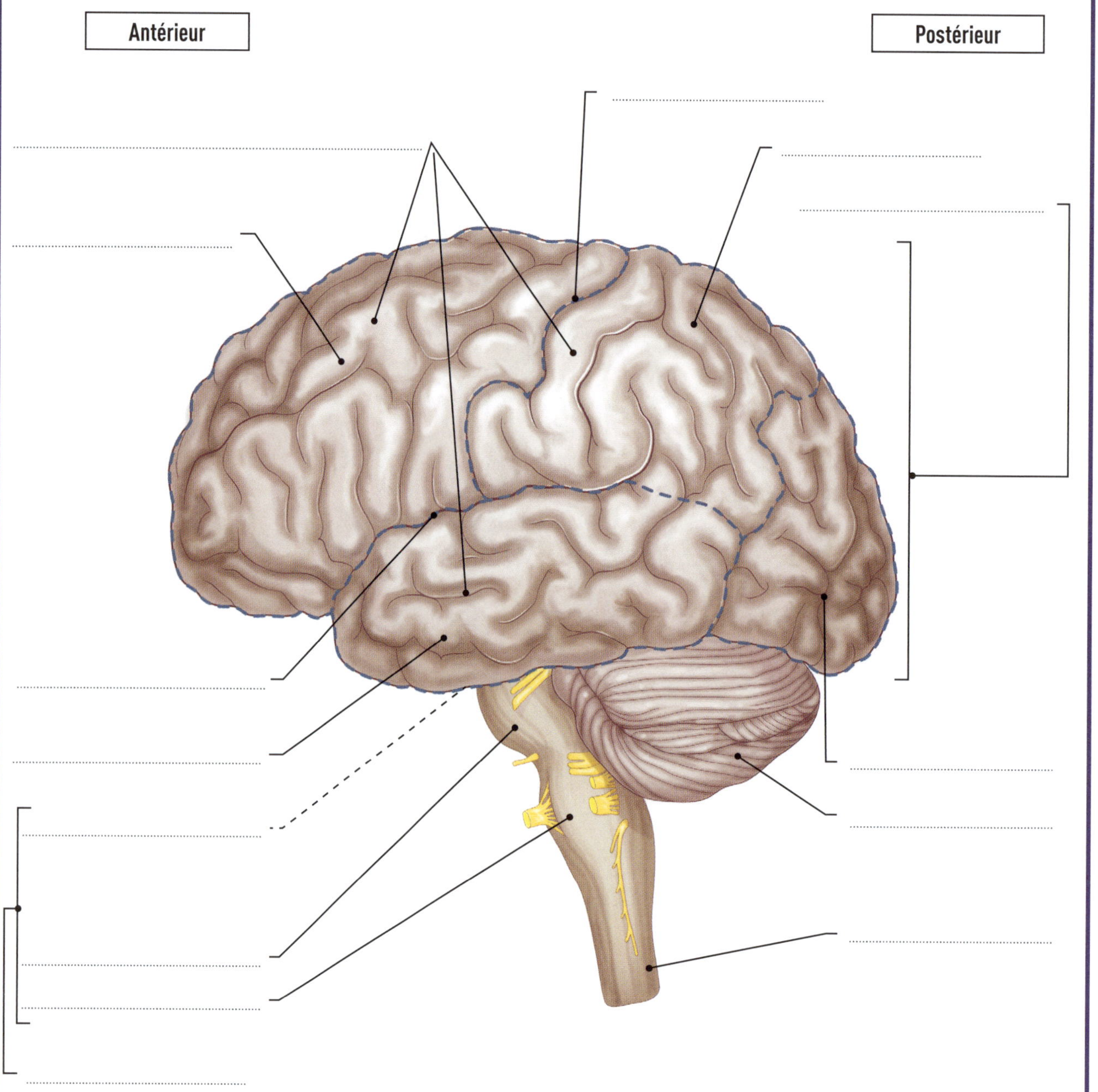

Figure 29. La configuration externe du cerveau

Schéma légendé p. 42

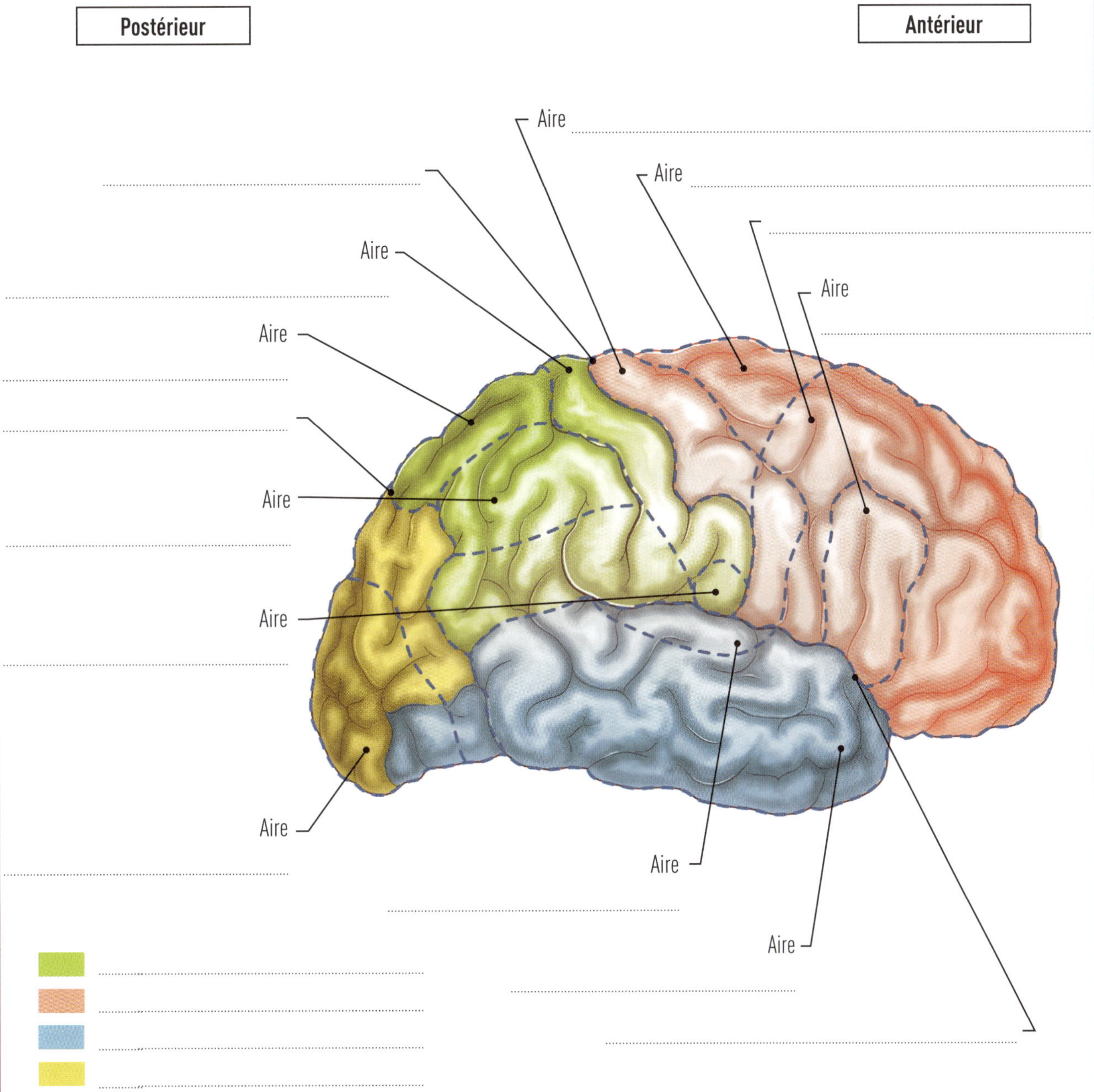

Figure 30. L'organisation fonctionnelle du cortex cérébral

Schéma légendé p. 43

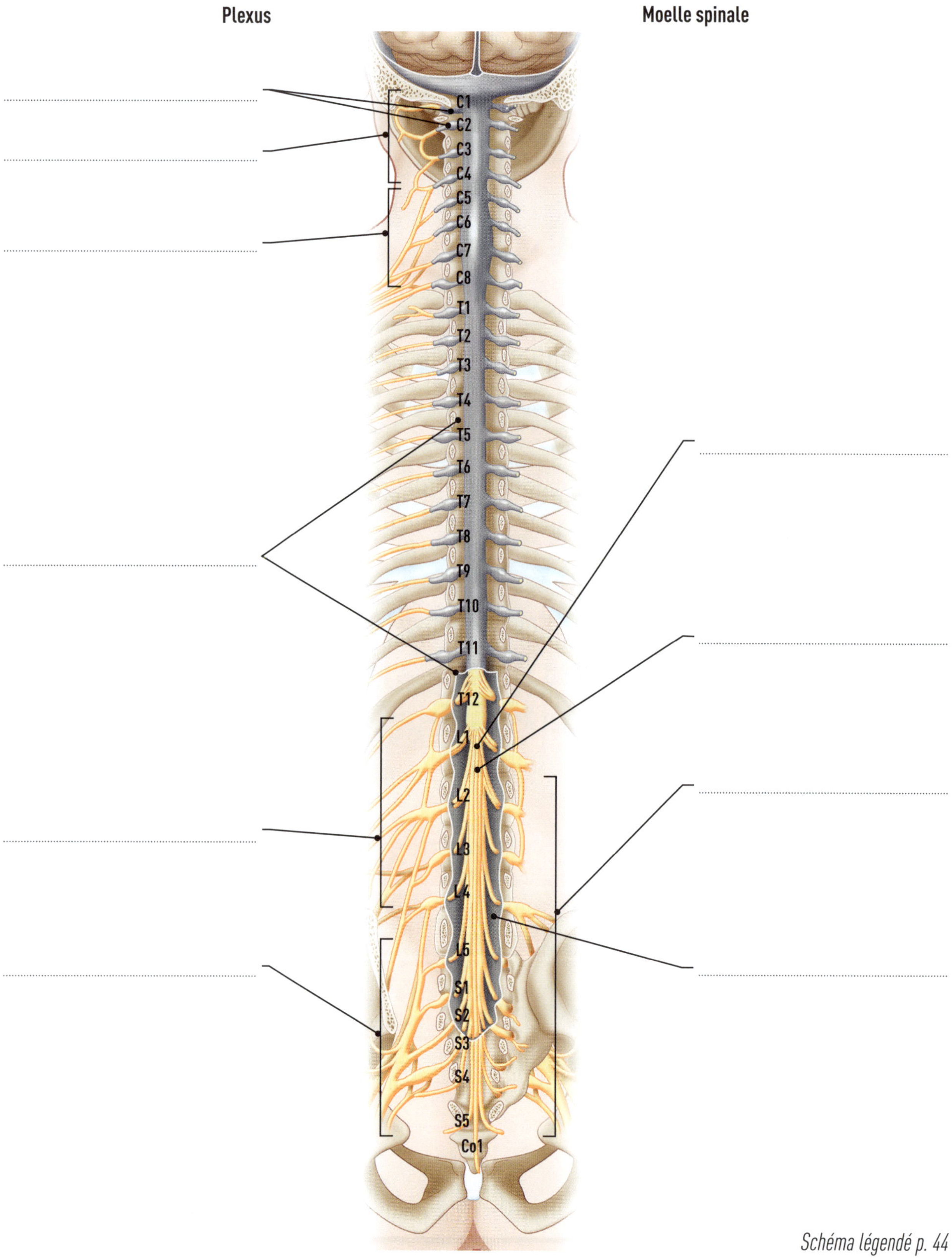

Schéma légendé p. 44

Figure 31. La moelle épinière (moelle spinale) et ses émergences nerveuses (coupe frontale, vue postérieure)

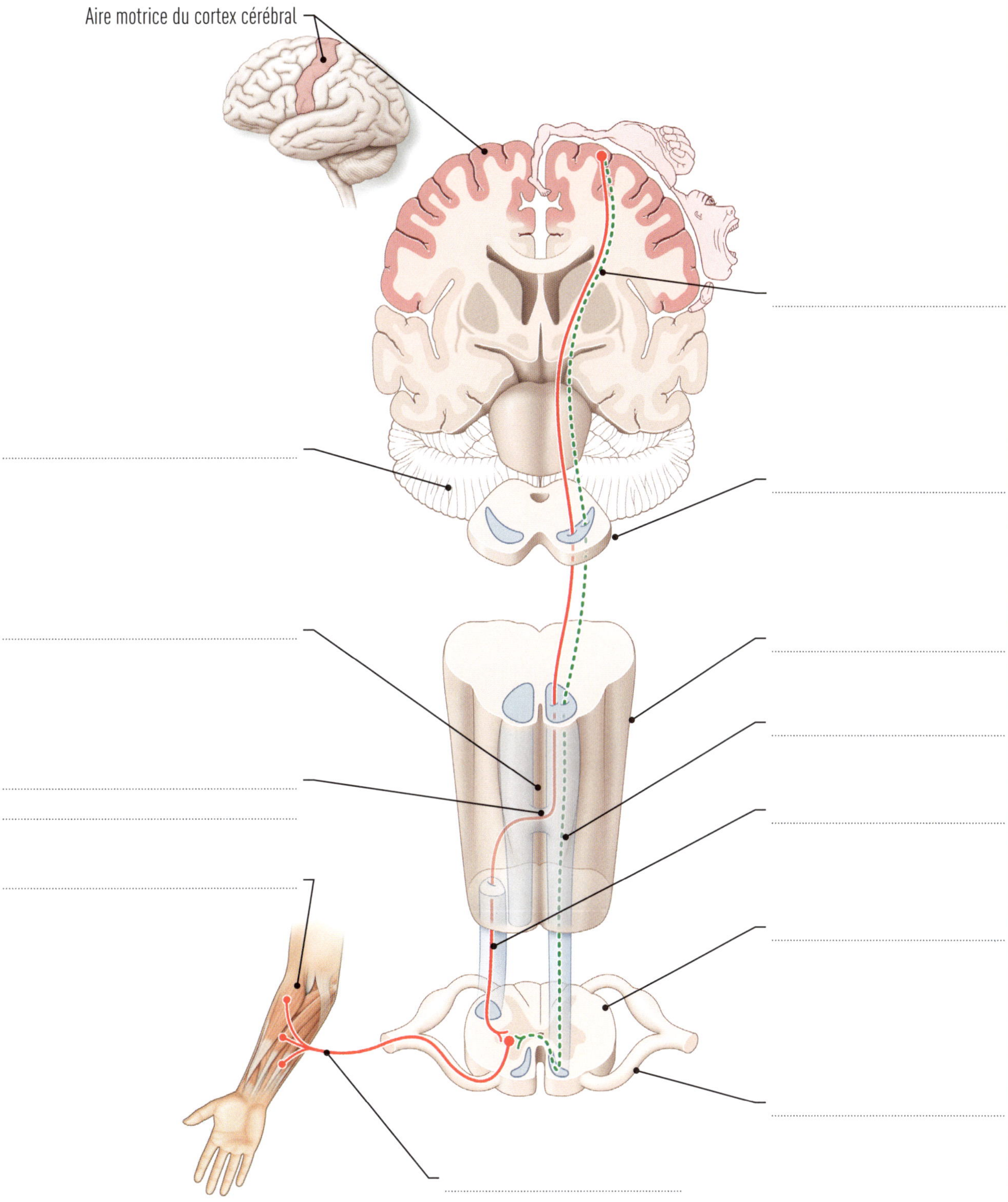

Figure 32. Les voies de la motricité somatique

Schéma légendé p. 45

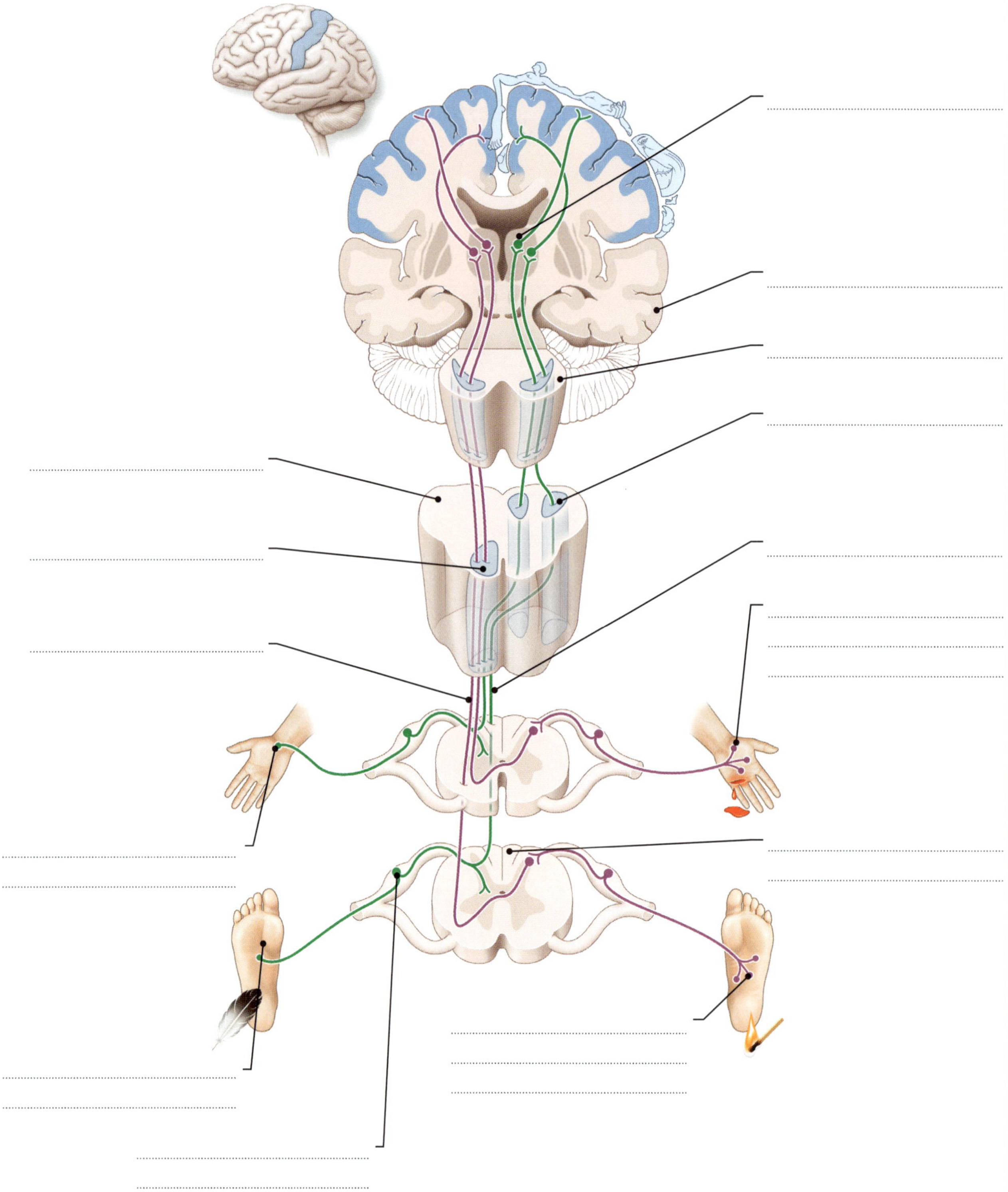

Figure 33. Les voies de la sensibilité somatique

Schéma légendé p. 46

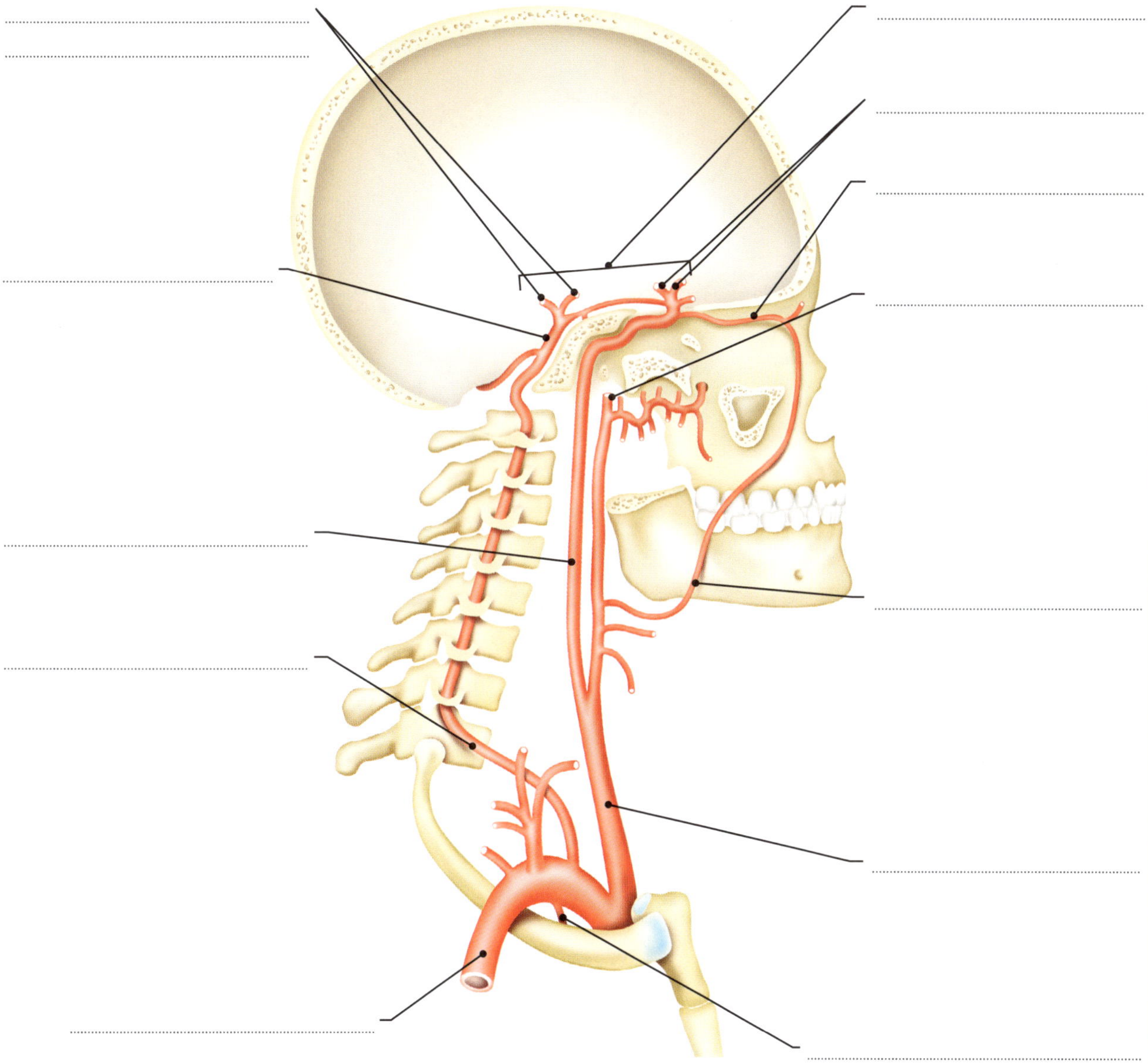

Figure 34. Les artères de la tête et du cou

Schéma légendé p. 47

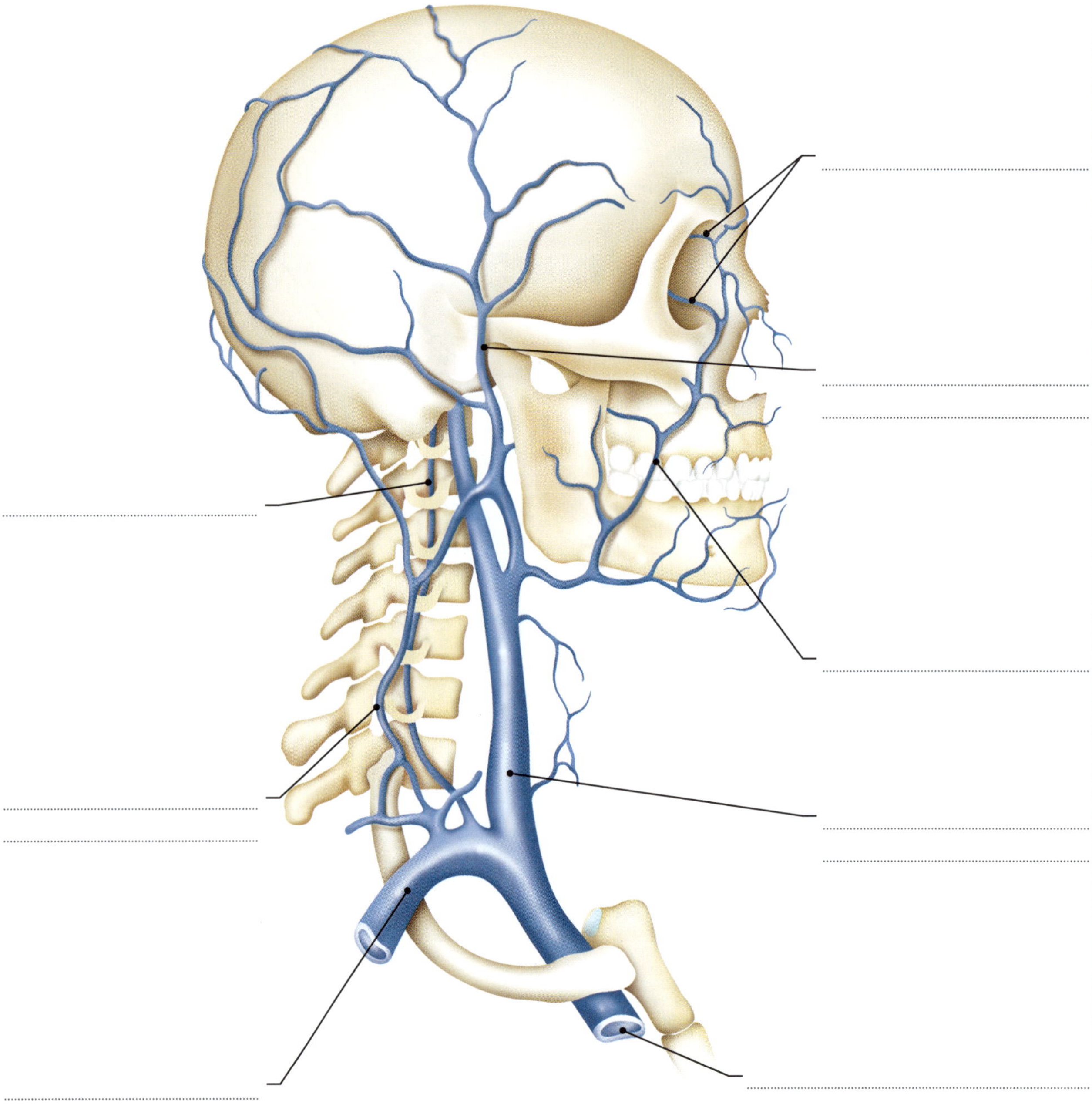

Figure 35. Les veines de la tête et du cou

Schéma légendé p. 48

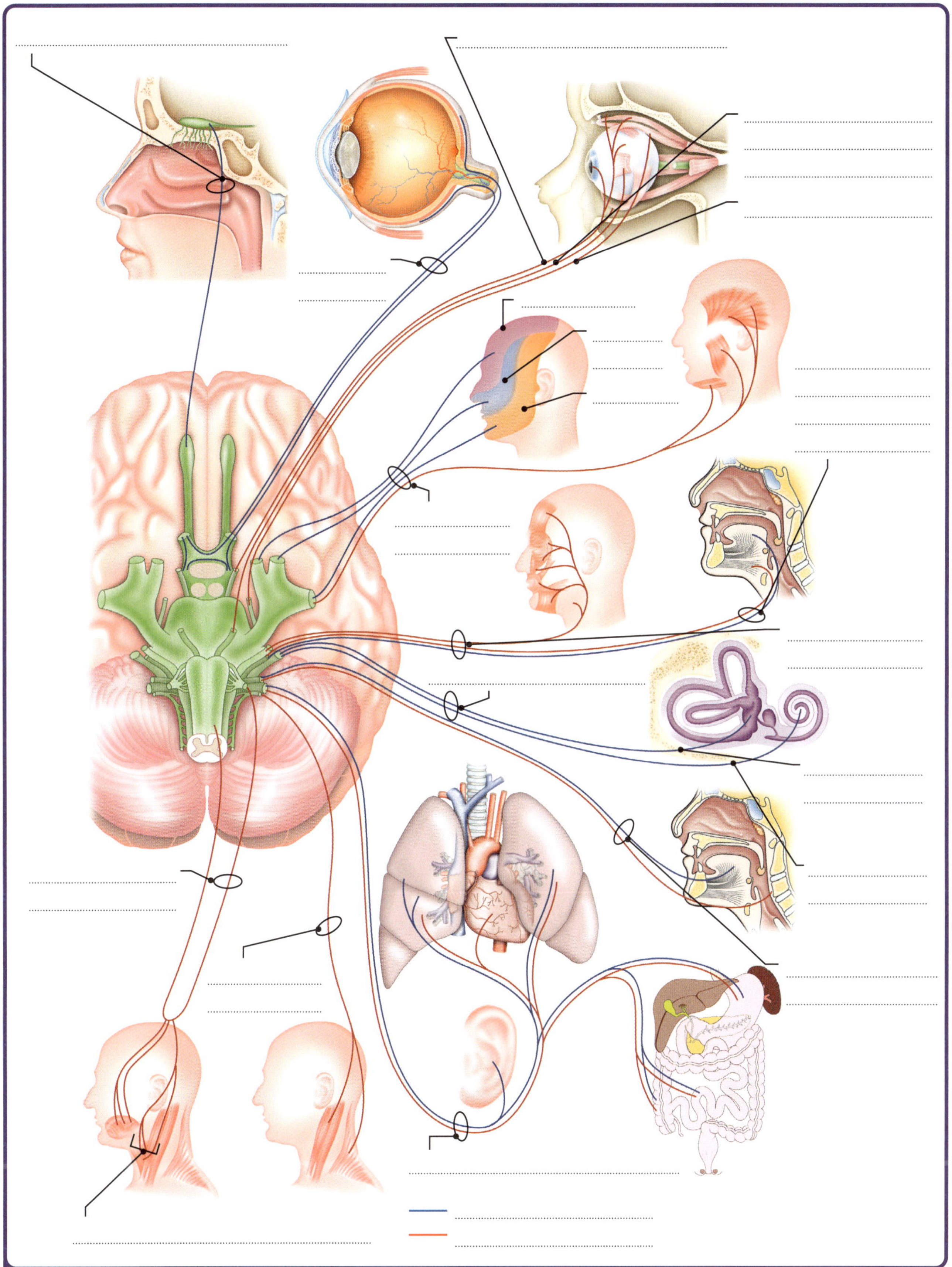

Figure 36. Les nerfs crâniens et leurs territoires d'innervation sensitivo-moteurs

Schéma légendé p. 49

SYSTÈME NERVEUX

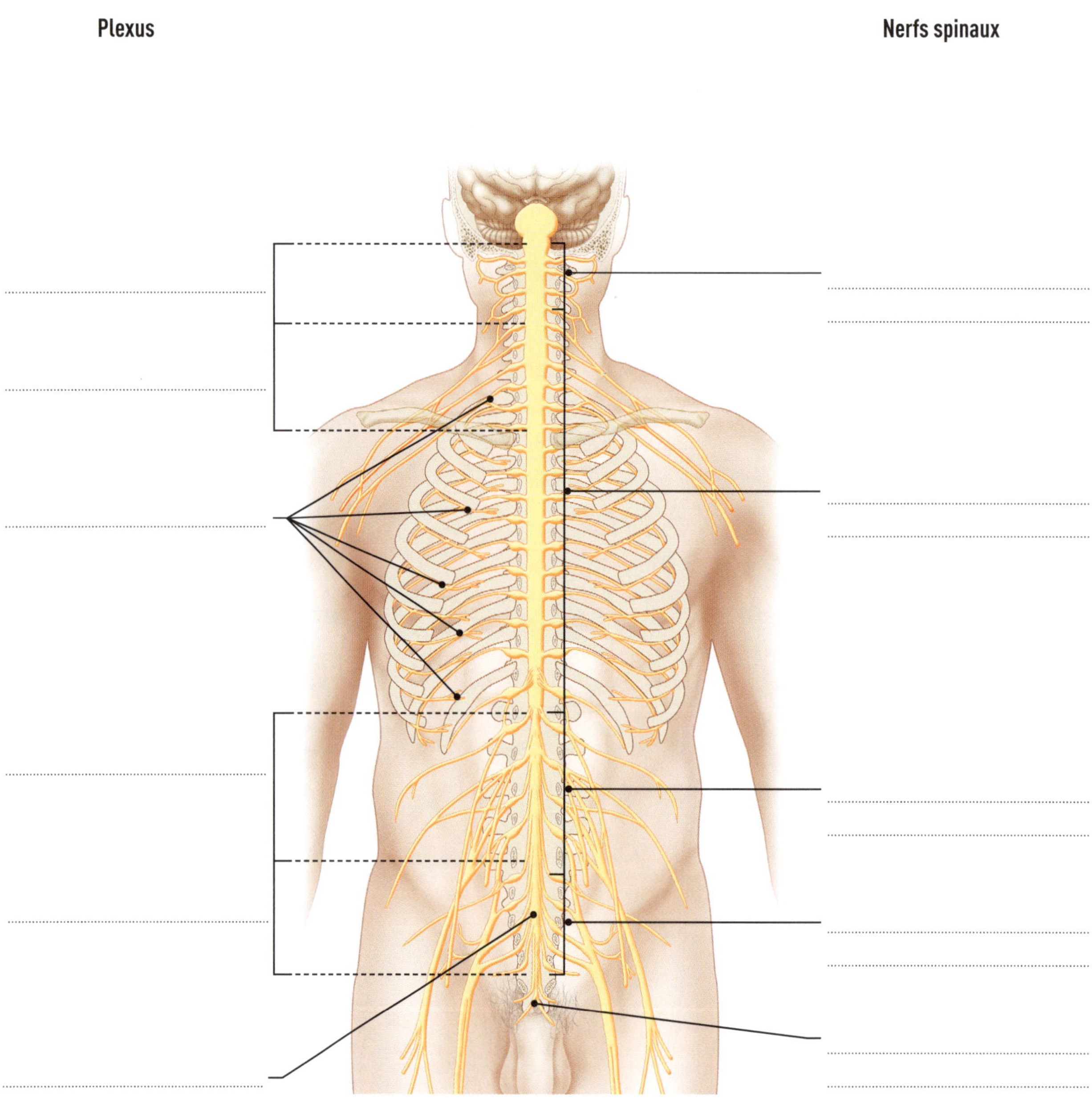

Figure 37. Les nerfs spinaux et les plexus

Schéma légendé p. 50

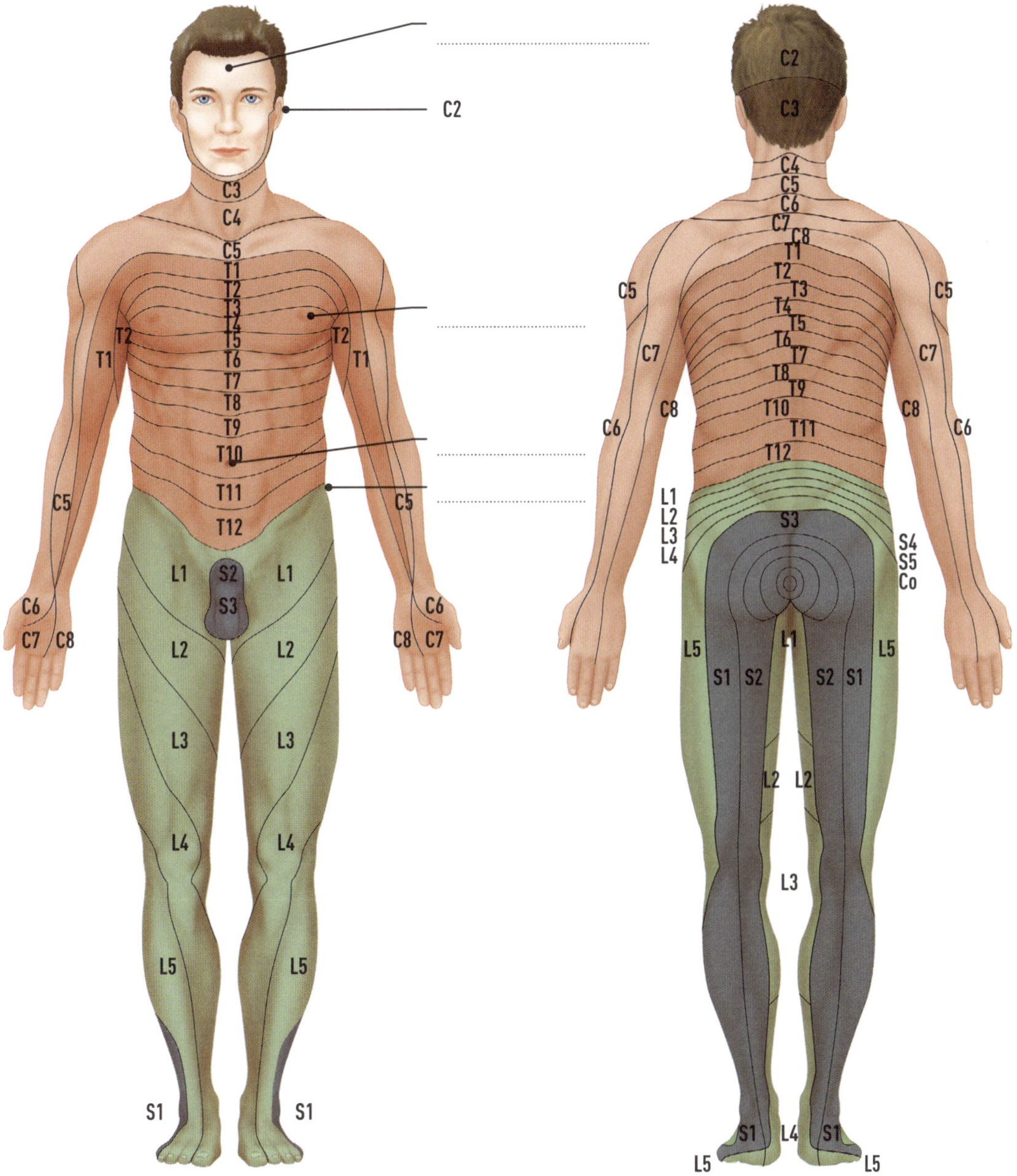

Schéma légendé p. 51

Figure 38. Les territoires d'innervation cutanés sensitifs des nerfs spinaux : innervation métamérique (dermatomes)

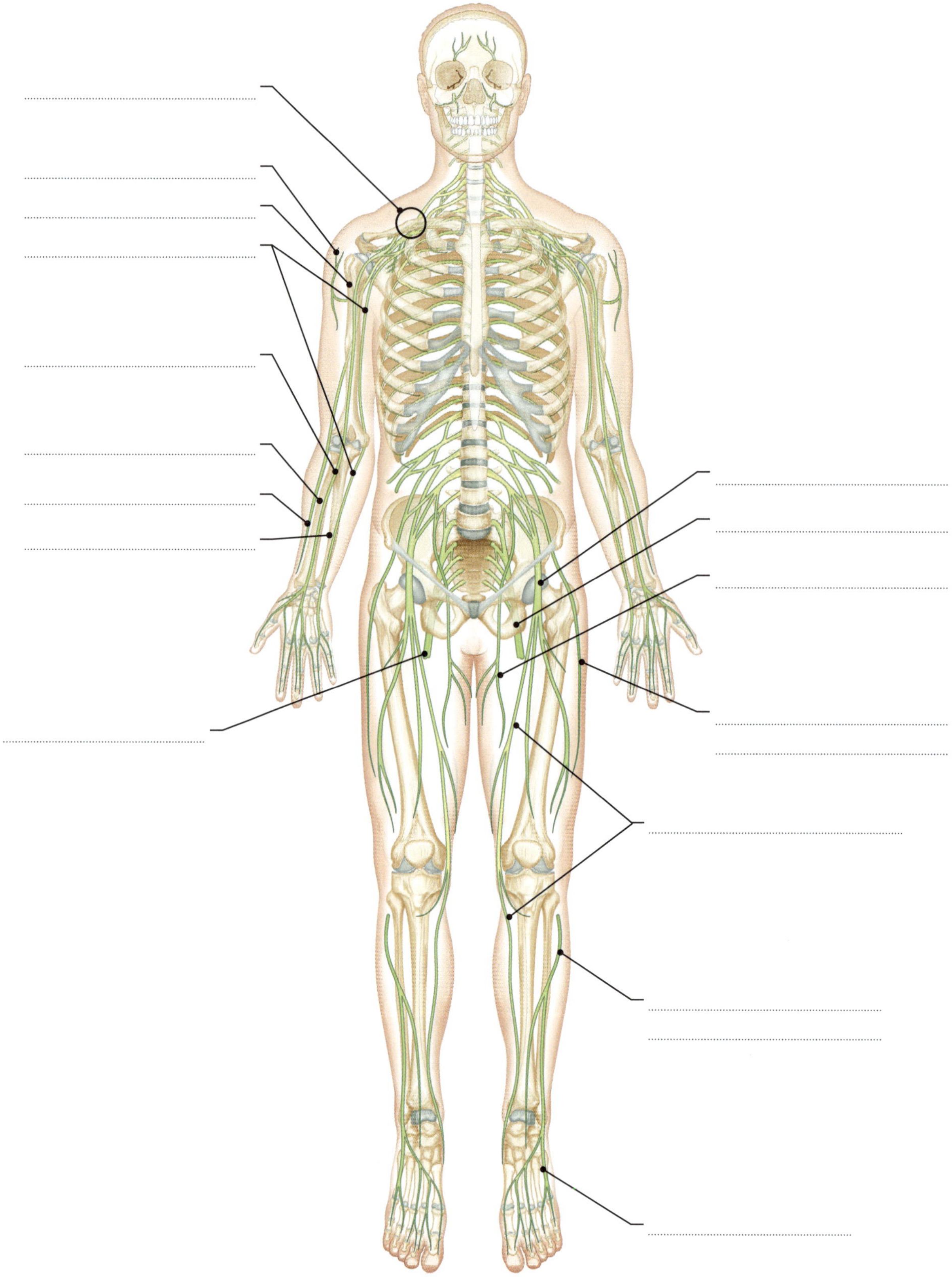

Figure 39. Les nerfs du corps

Schéma légendé p. 52

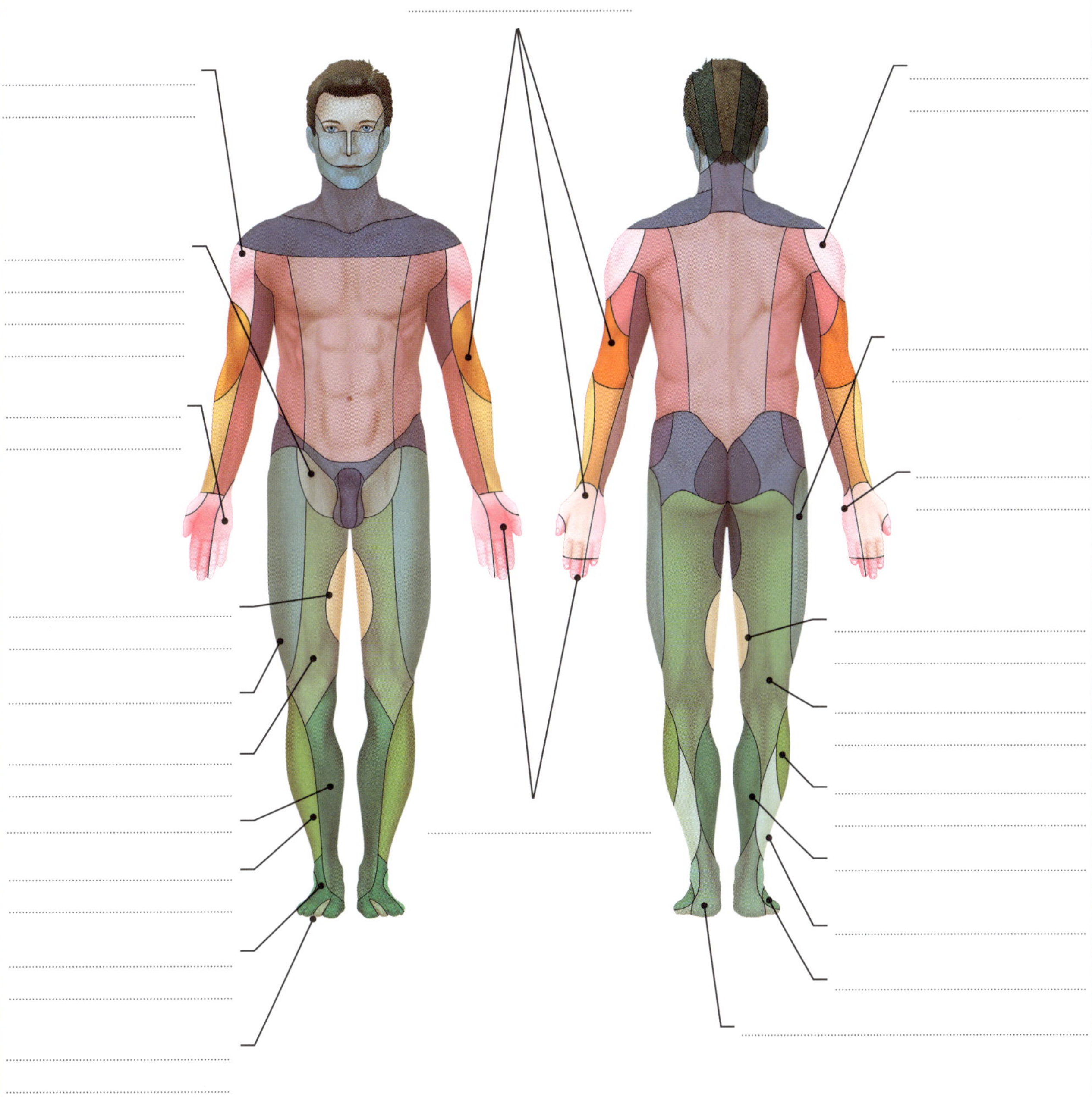

Figure 40. Les territoires d'innervation cutanés sensitifs des nerfs du corps

Schéma légendé p. 53

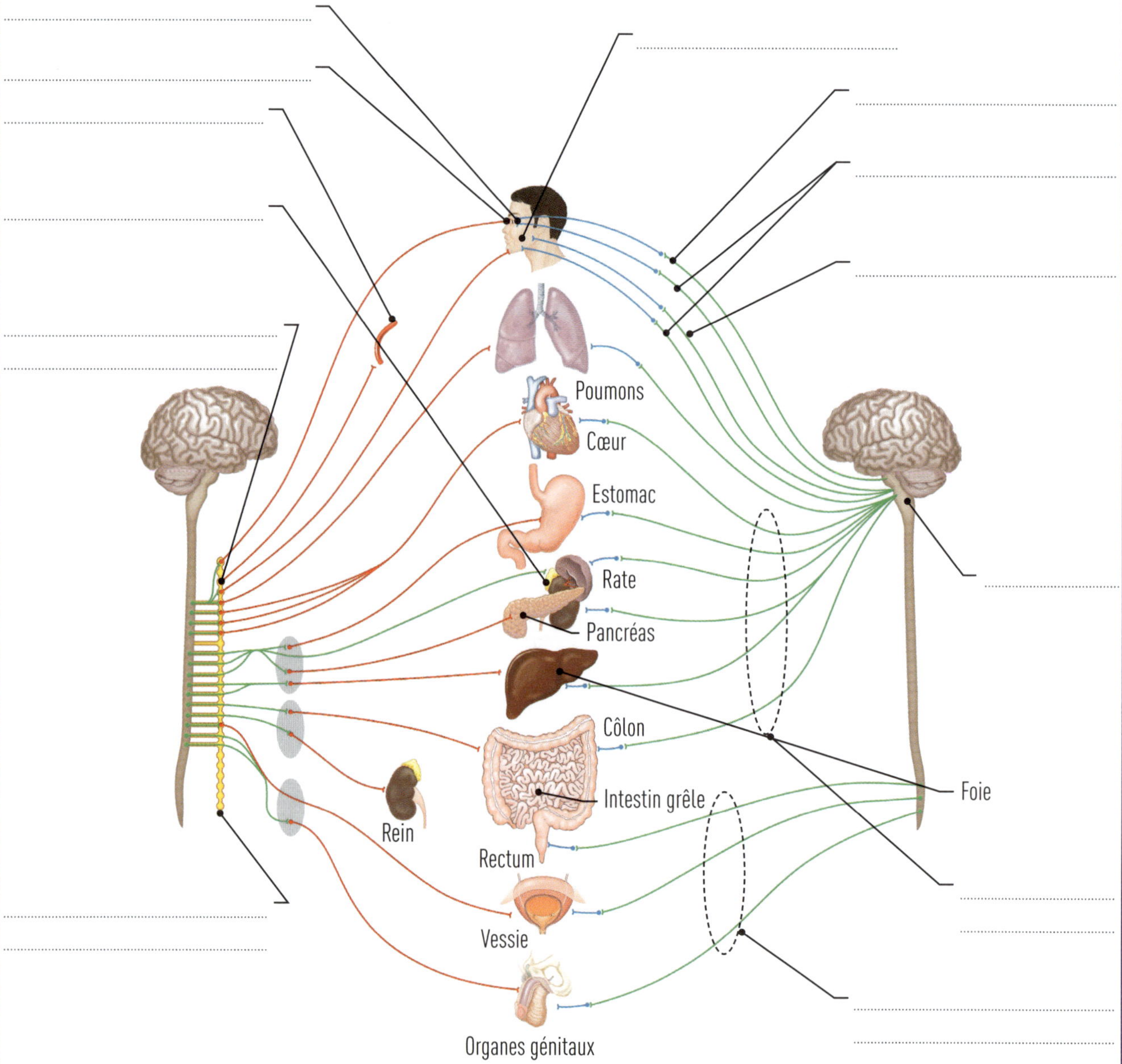

Figure 41. Les voies et organes cibles du système nerveux autonome

Schéma légendé p. 54

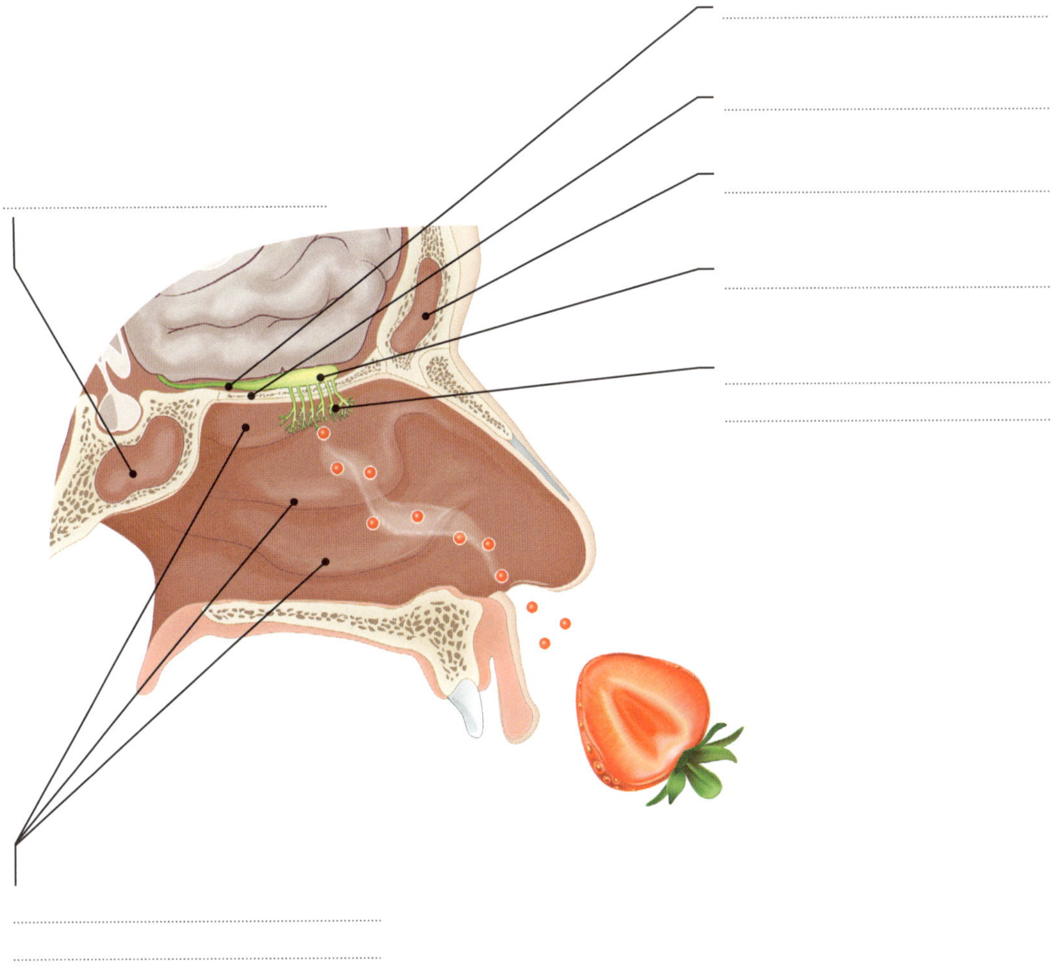

Figure 42. Les fosses nasales et l'odorat

Schéma légendé p. 56

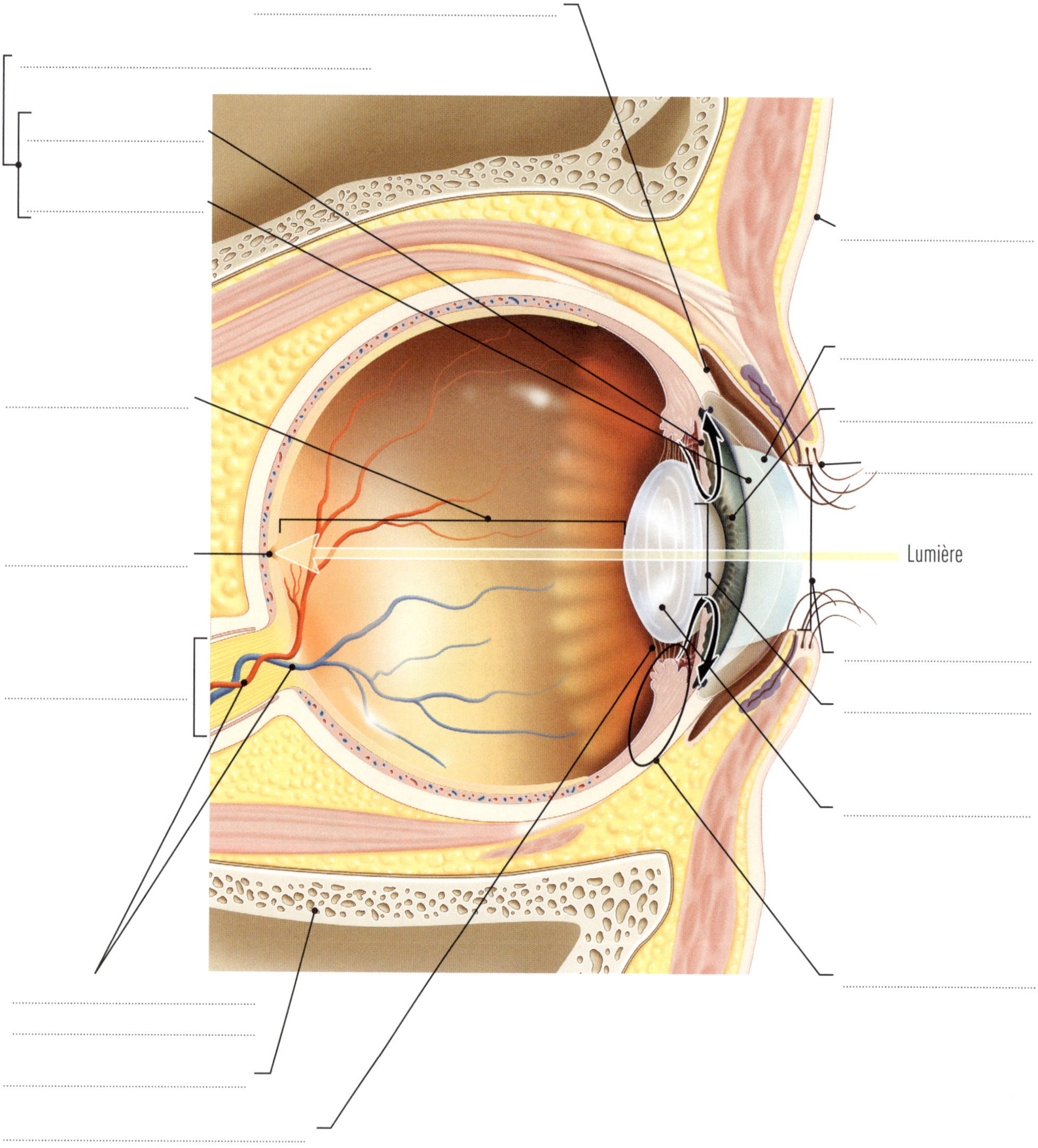

Figure 43. L'œil (coupe sagittale)

Schéma légendé p. 57

SYSTÈME SENSORIEL

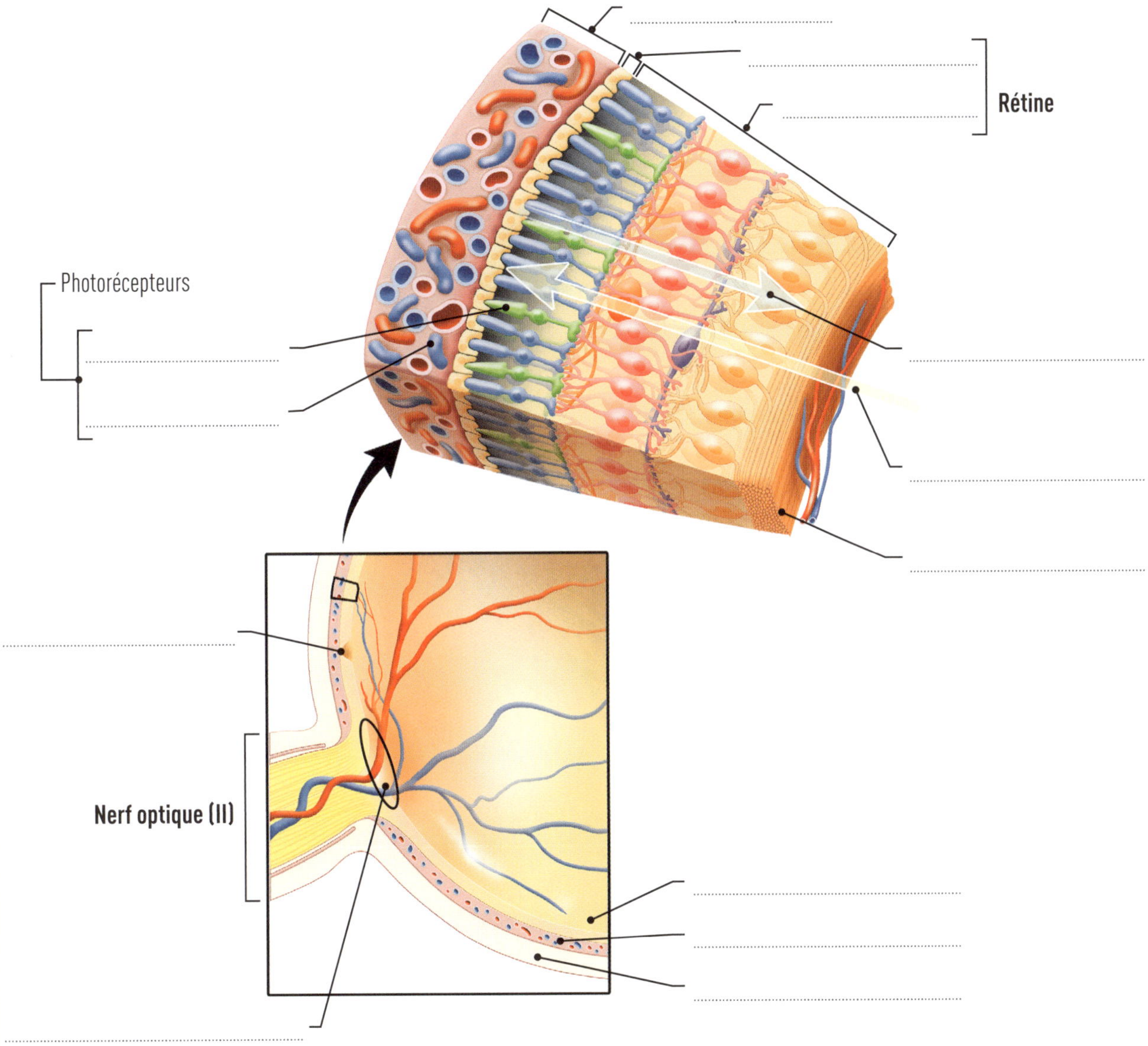

Figure 44. La rétine

Schéma légendé p. 58

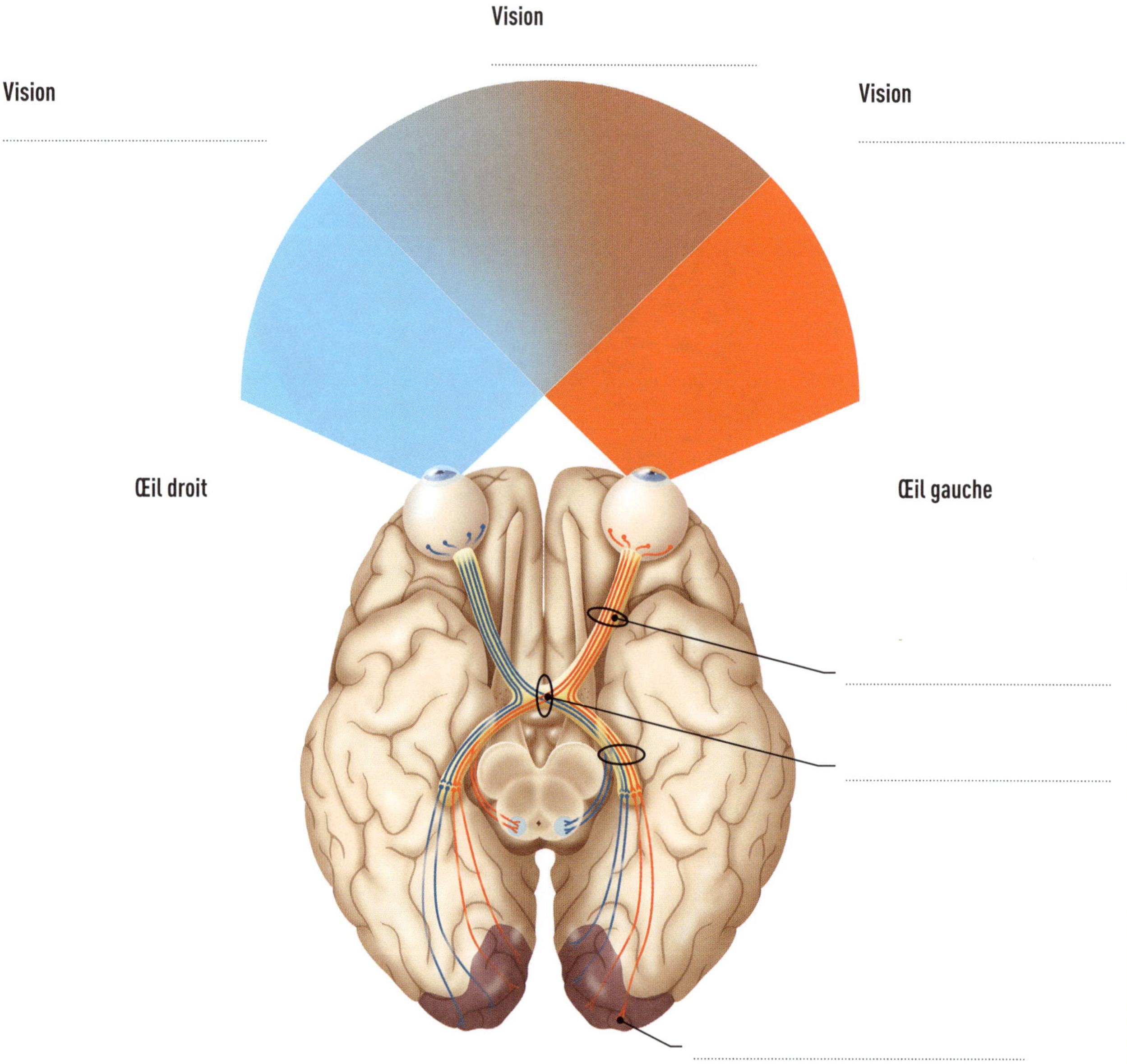

Figure 45. Les voies et centres optiques

Schéma légendé p. 59

III : nerf ....
IV : nerf ....
VI : nerf ....

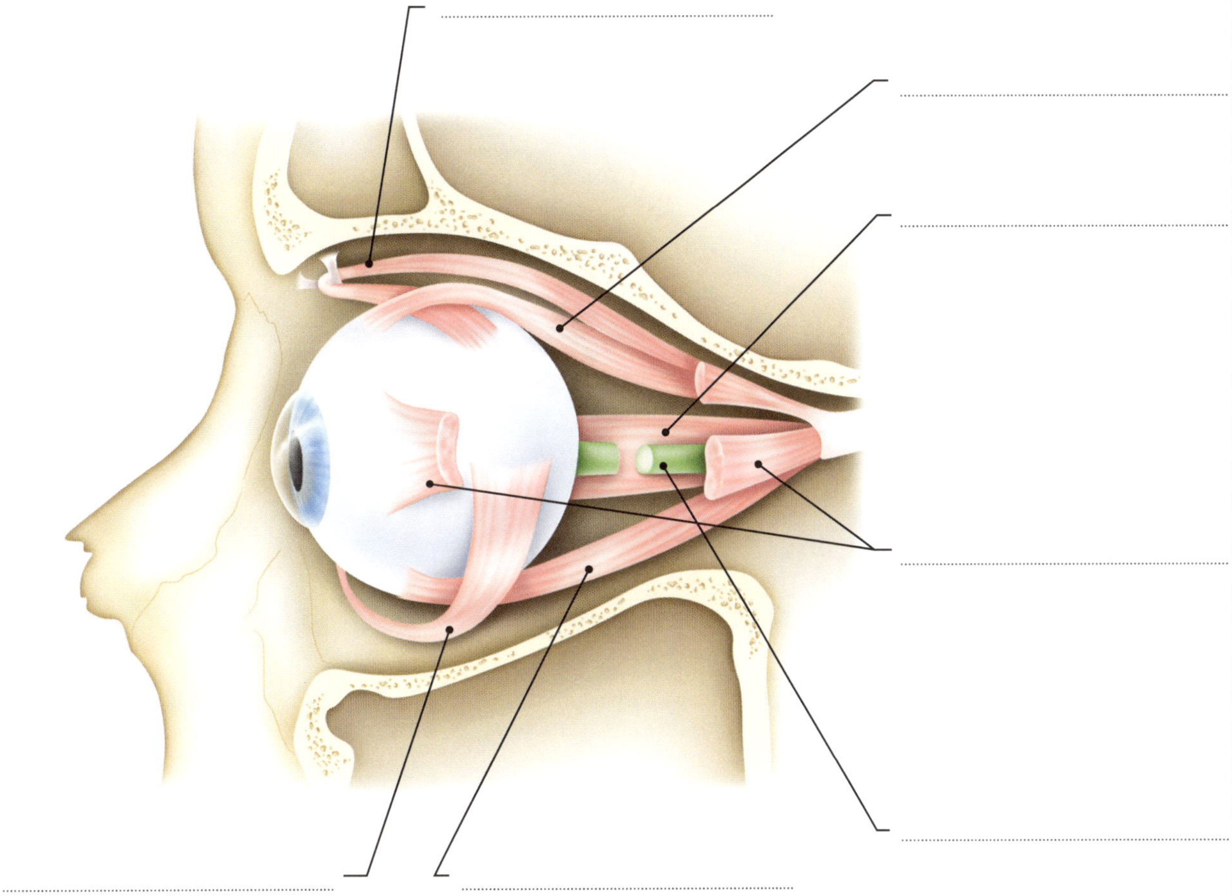

Figure 46. Les muscles oculaires extrinsèques et leur innervation

Schéma légendé p. 60

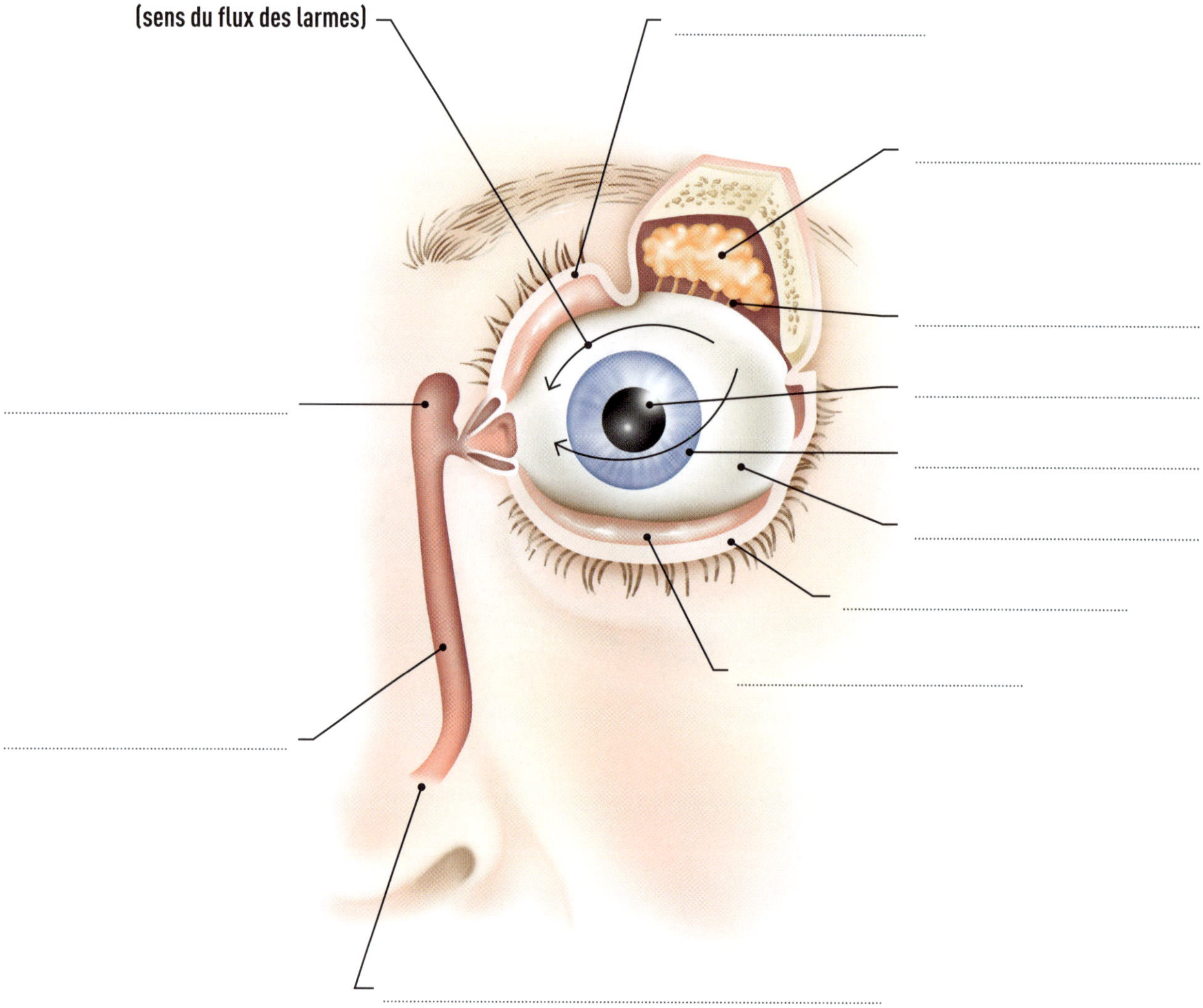

Figure 47. Les glandes et voies lacrymales

Schéma légendé p. 61

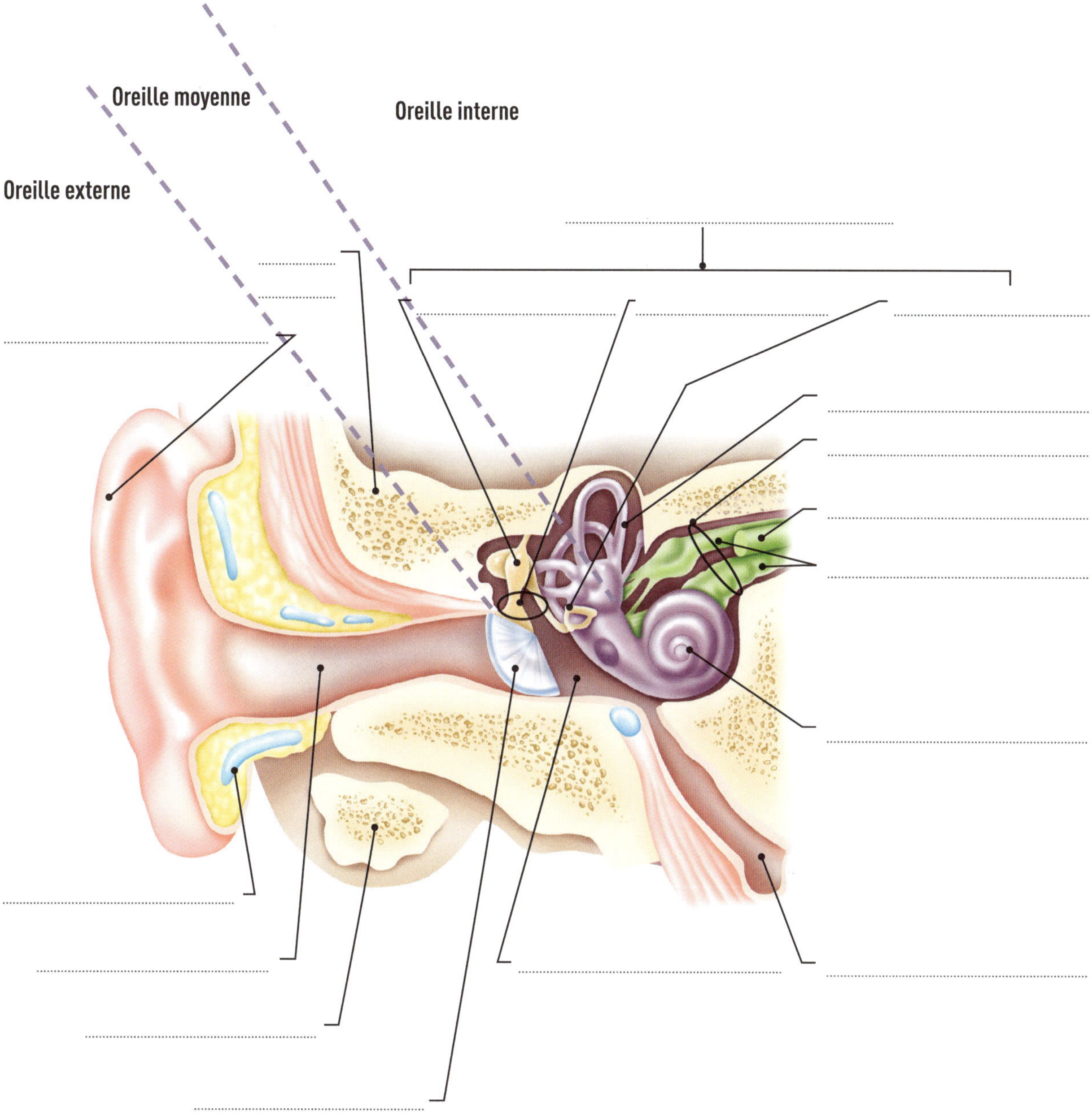

Figure 48. L'oreille (coupe sagittale)

Schéma légendé p. 62

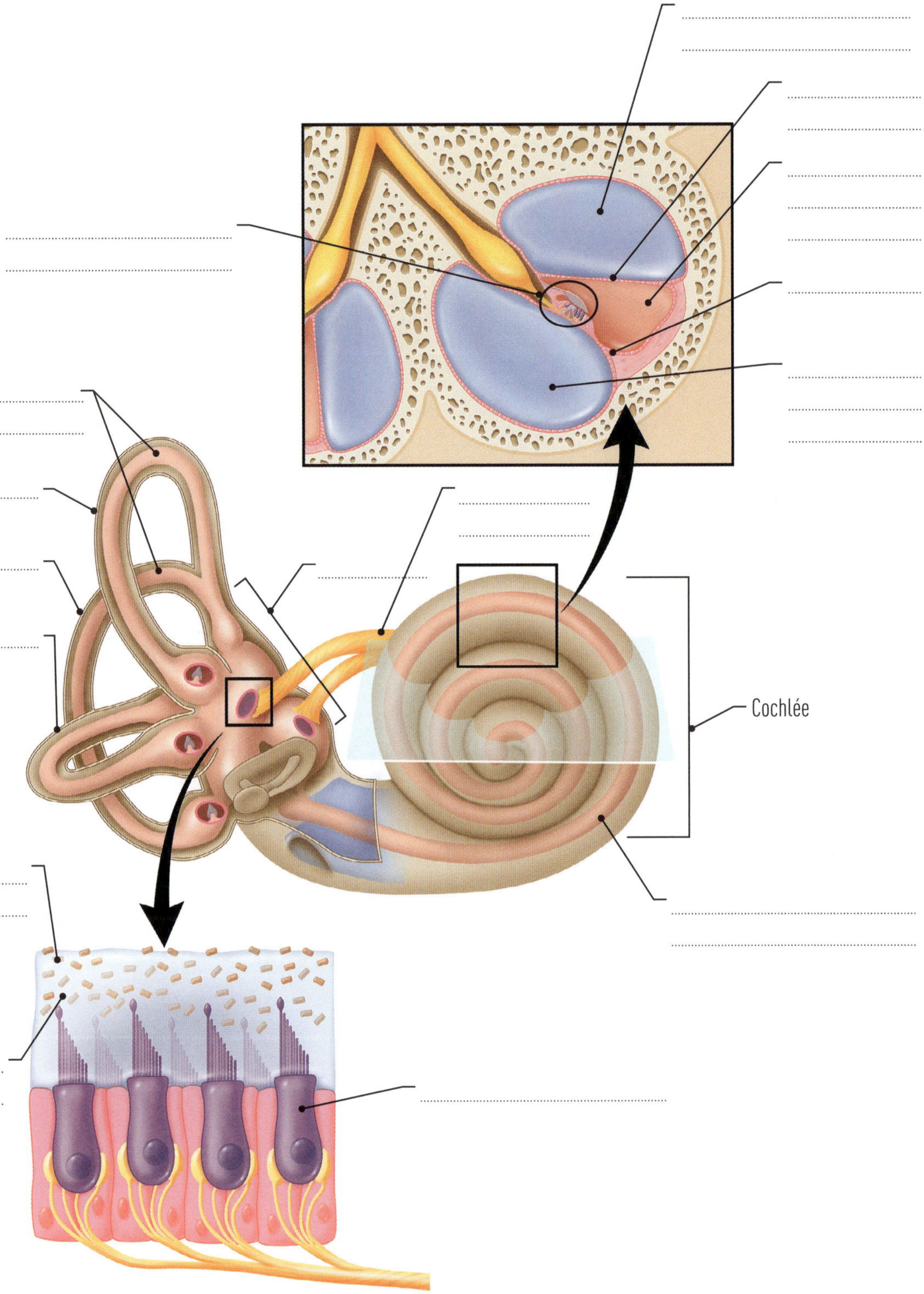

Figure 49. La cochlée (ou limaçon), le labyrinthe et le vestibule

Schéma légendé p. 63

SYSTÈME SENSORIEL

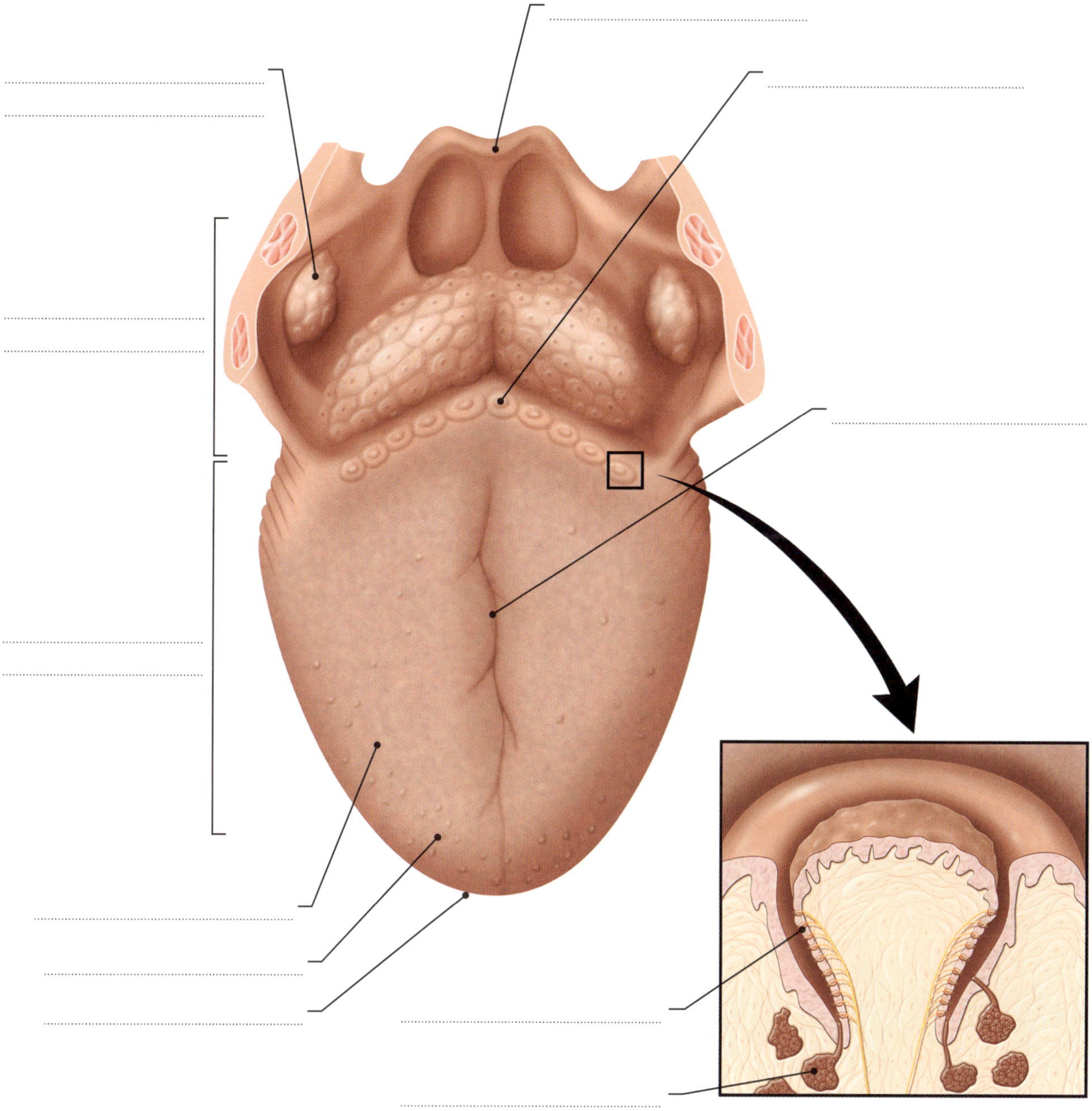

Figure 50. La langue et le goût

Schéma légendé p. 64

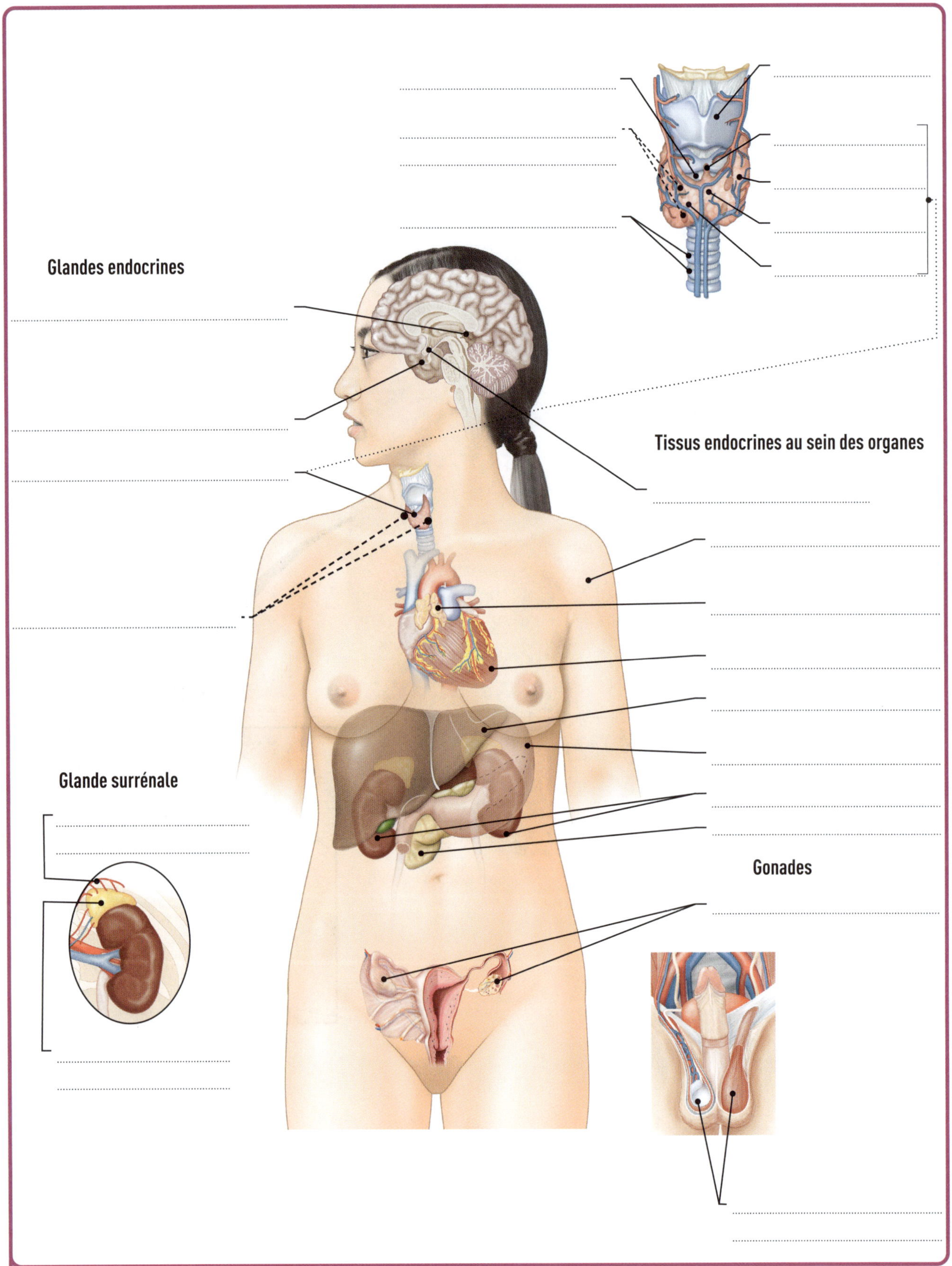

Figure 51. L'organisation générale du système endocrinien

Schéma légendé p. 66

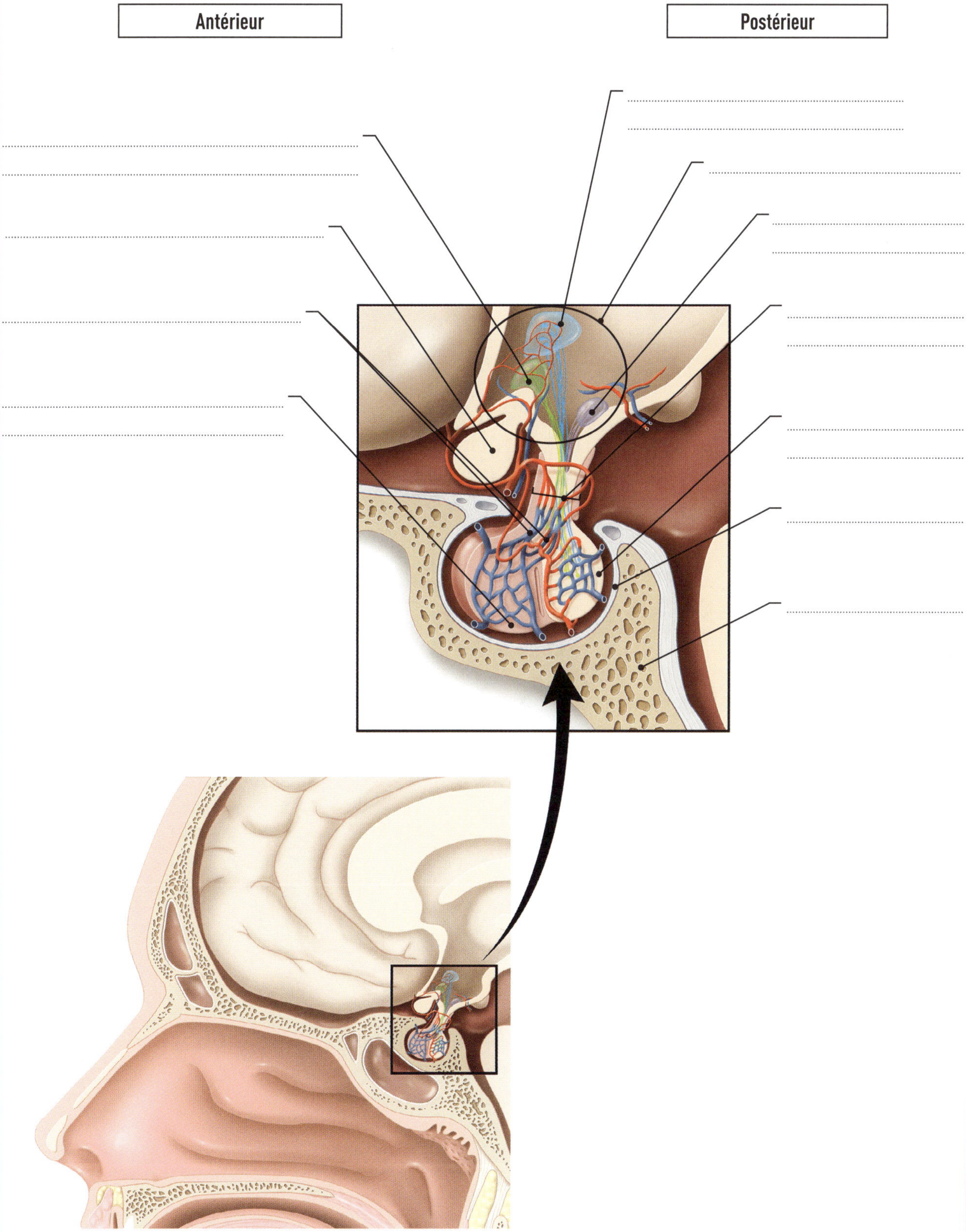

Figure 52. L'hypophyse (coupe sagittale médiane)

Schéma légendé p. 67

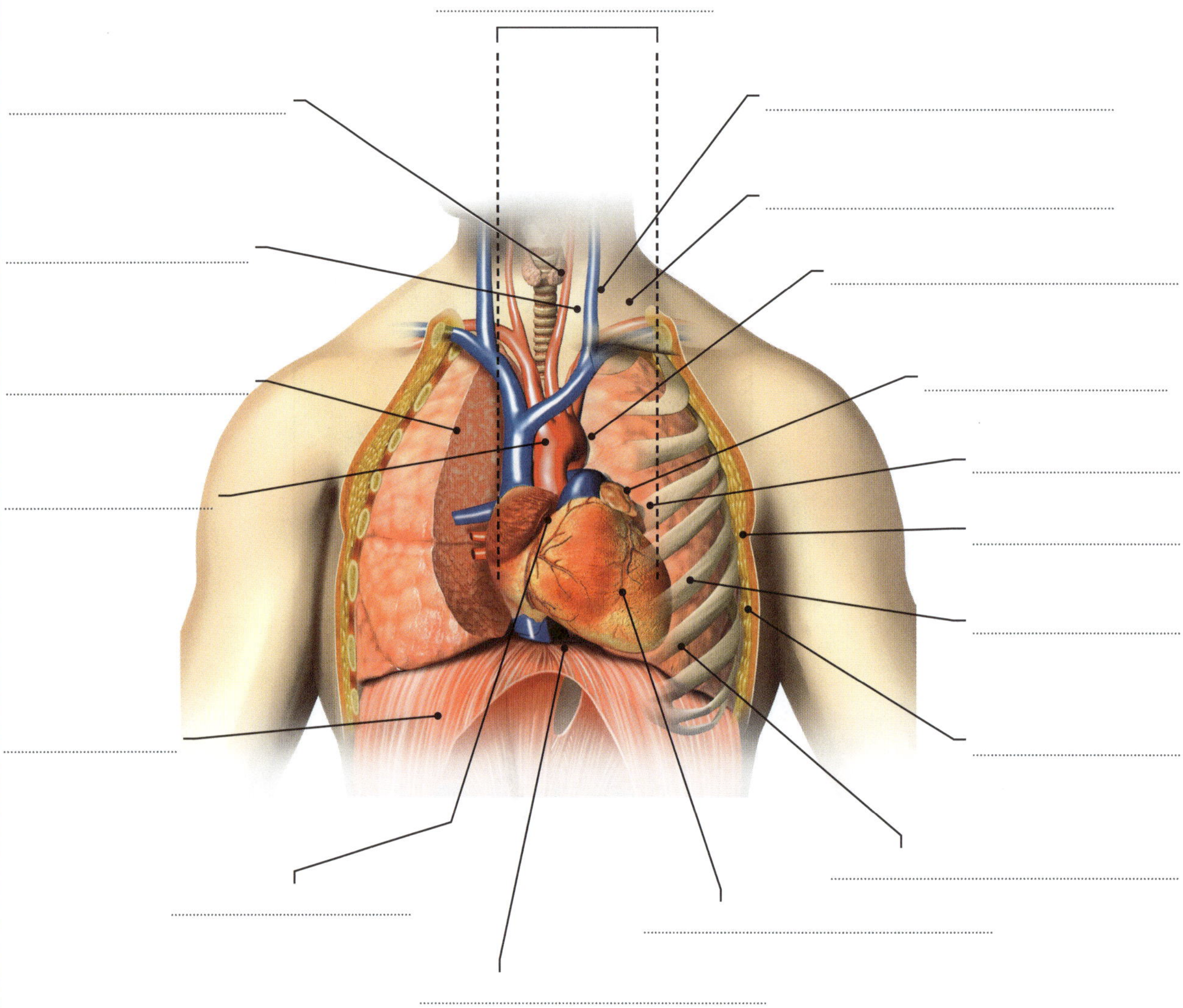

Figure 53. La situation du cœur dans la cavité thoracique

Schéma légendé p. 69

SYSTÈME CARDIOVASCULAIRE

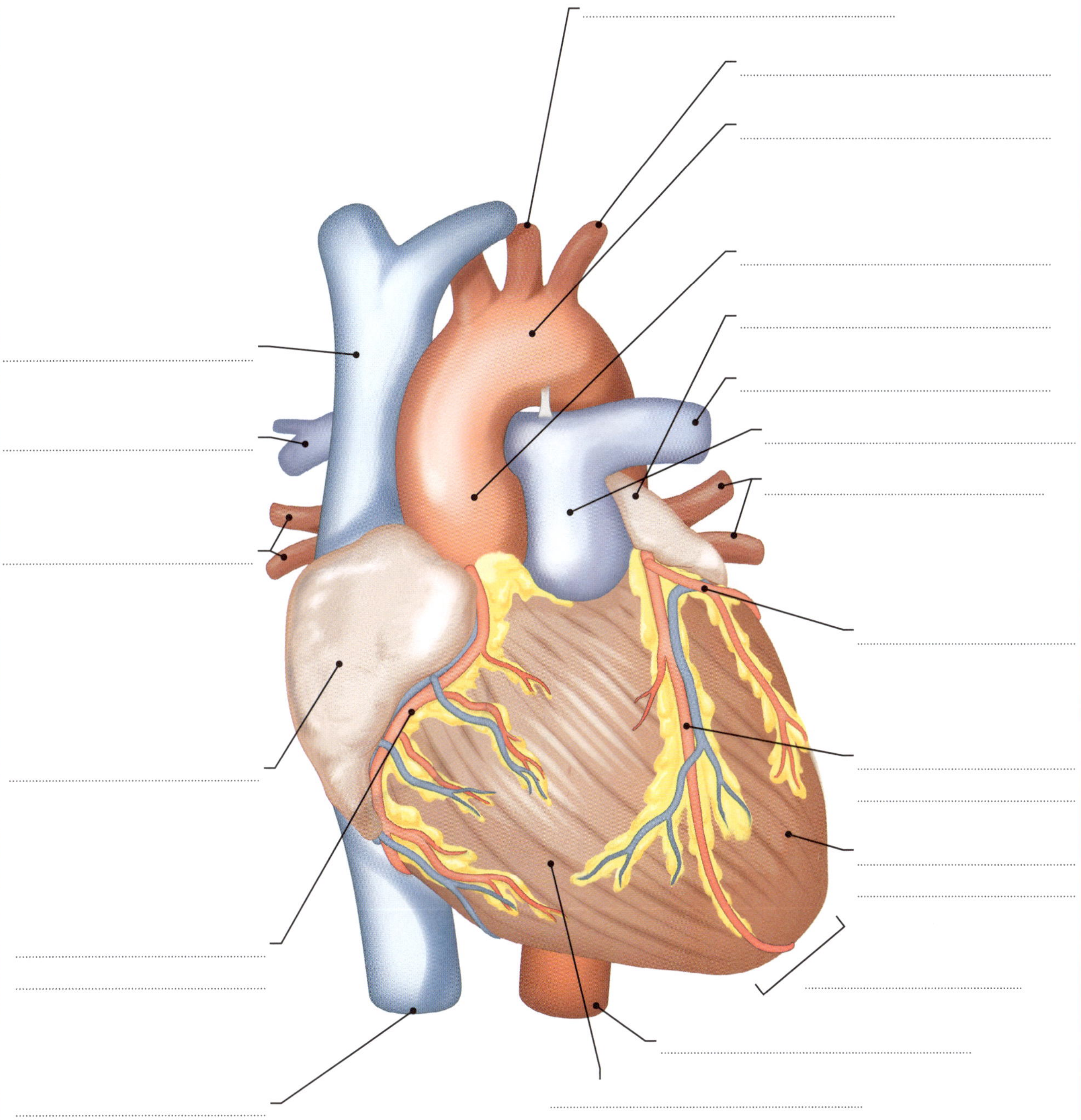

Figure 54. La configuration externe du cœur

Schéma légendé p. 70

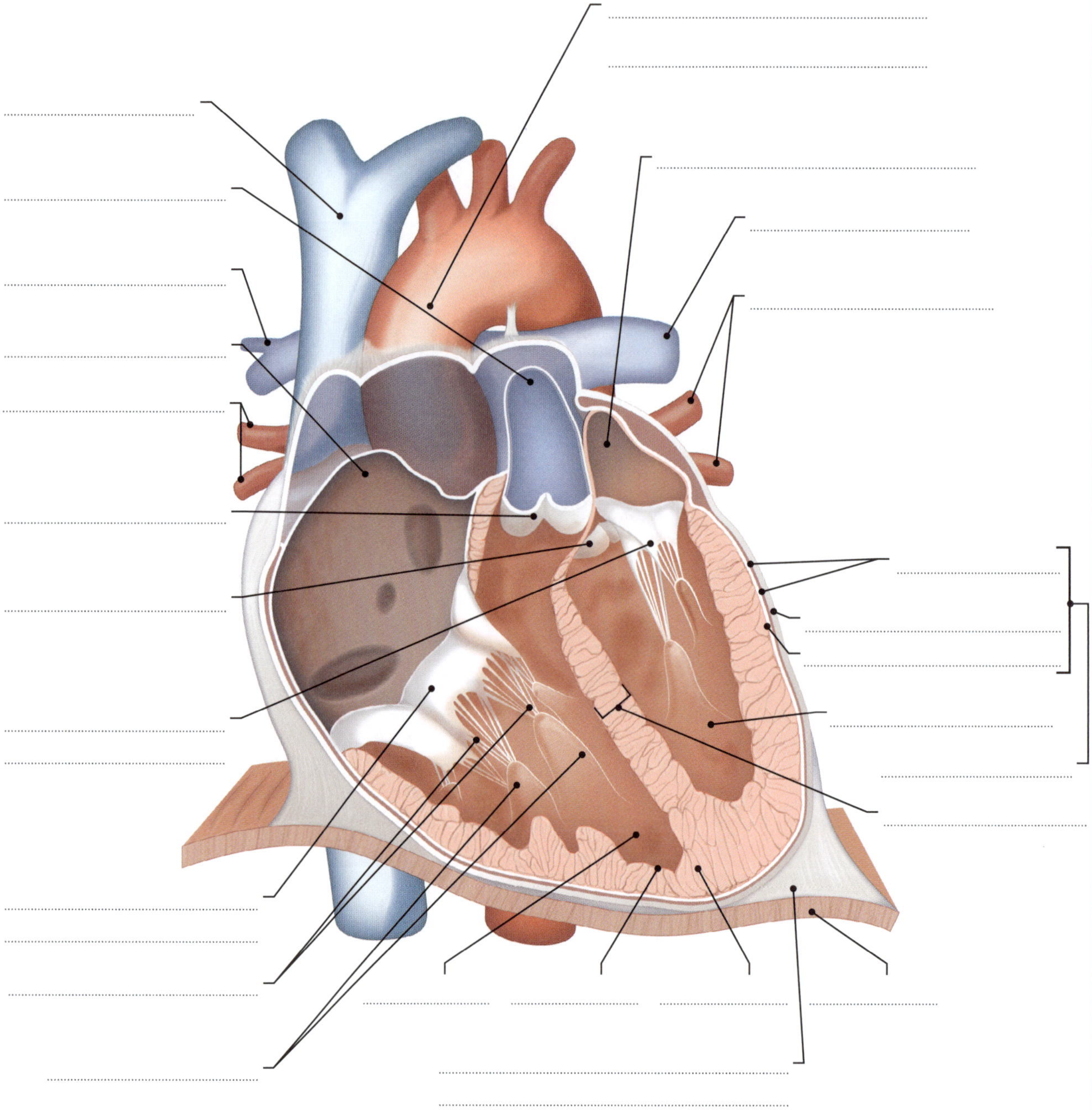

Figure 55. La configuration interne du cœur et des péricardes

Schéma légendé p. 71

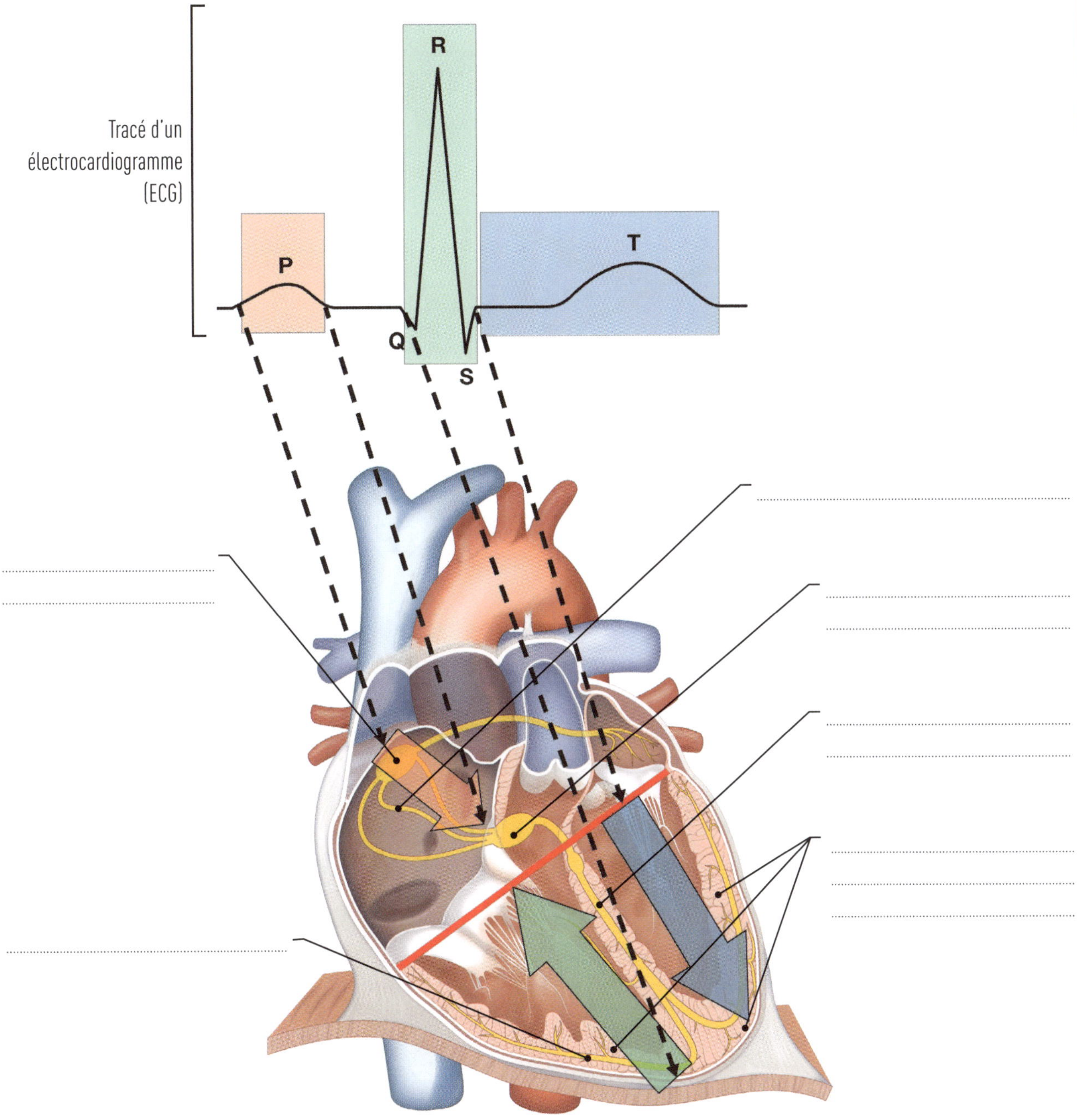

Figure 56. Le système de conduction du cœur : le tissu nodal

Schéma légendé p. 72

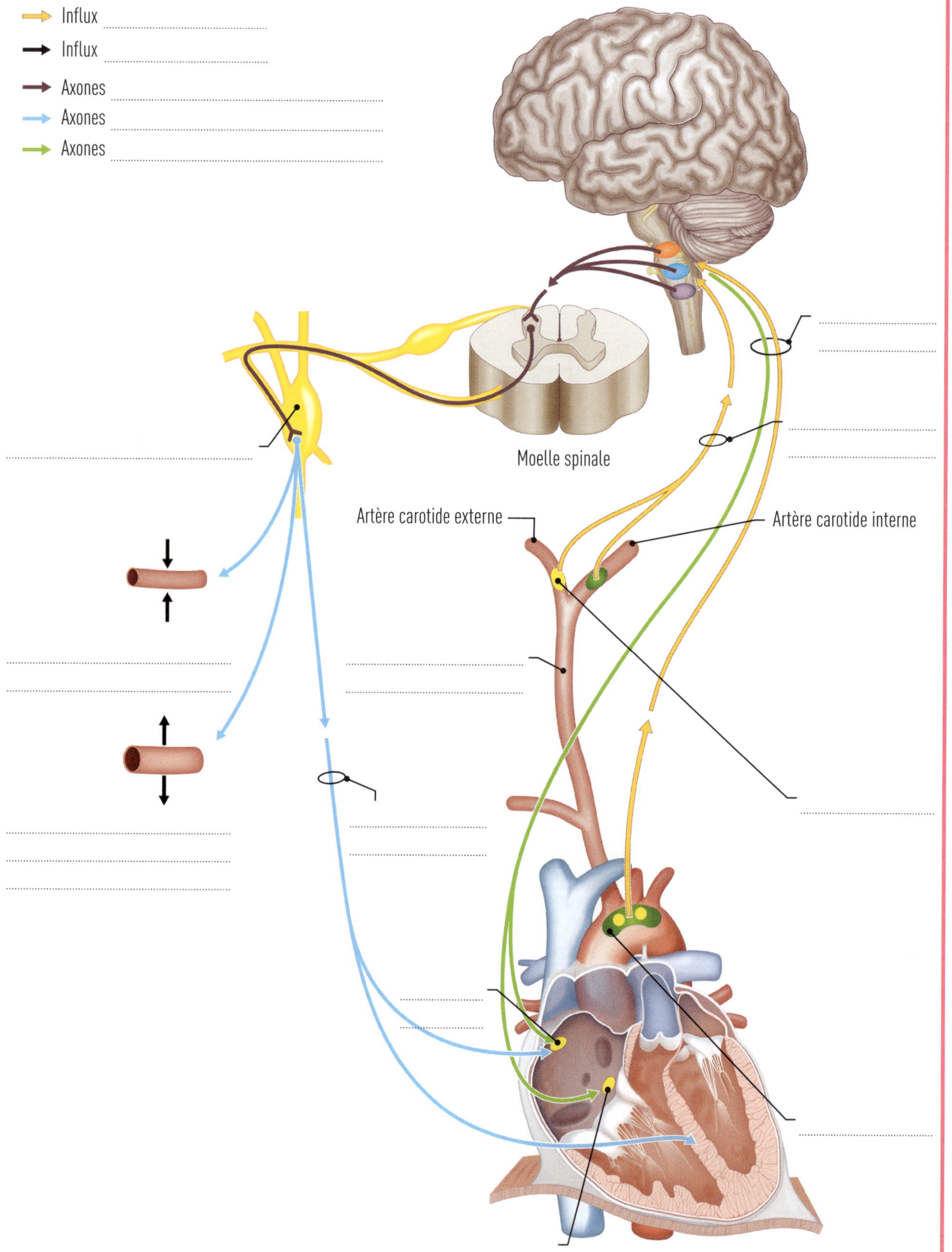

Figure 57. La régulation extrinsèque du cœur

Schéma légendé p. 73

Circulation pulmonaire
(ou petite circulation)

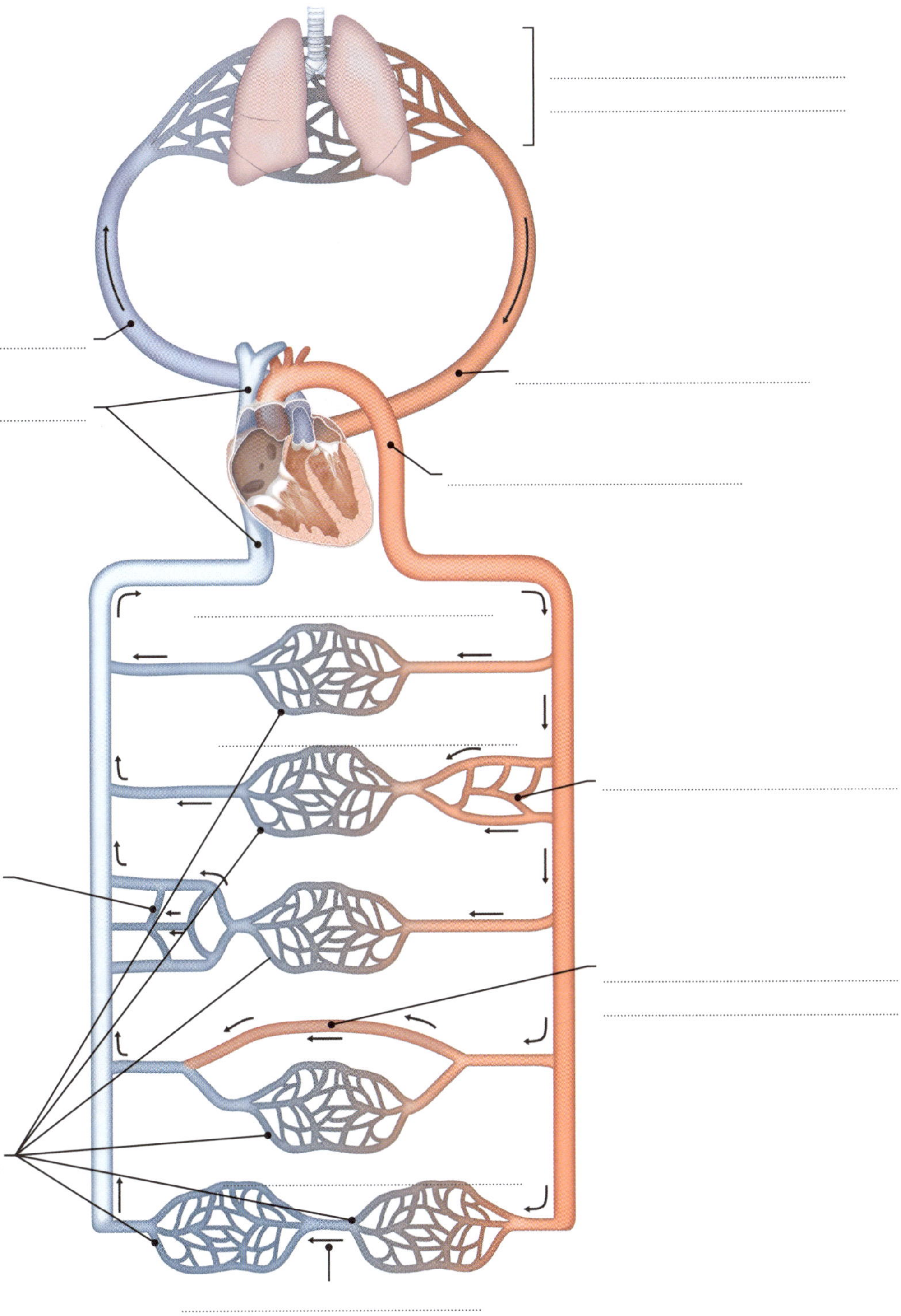

Circulation systémique
(ou grand circulation)

Figure 58. L'organisation générale du système cardiovasculaire

Schéma légendé p. 74

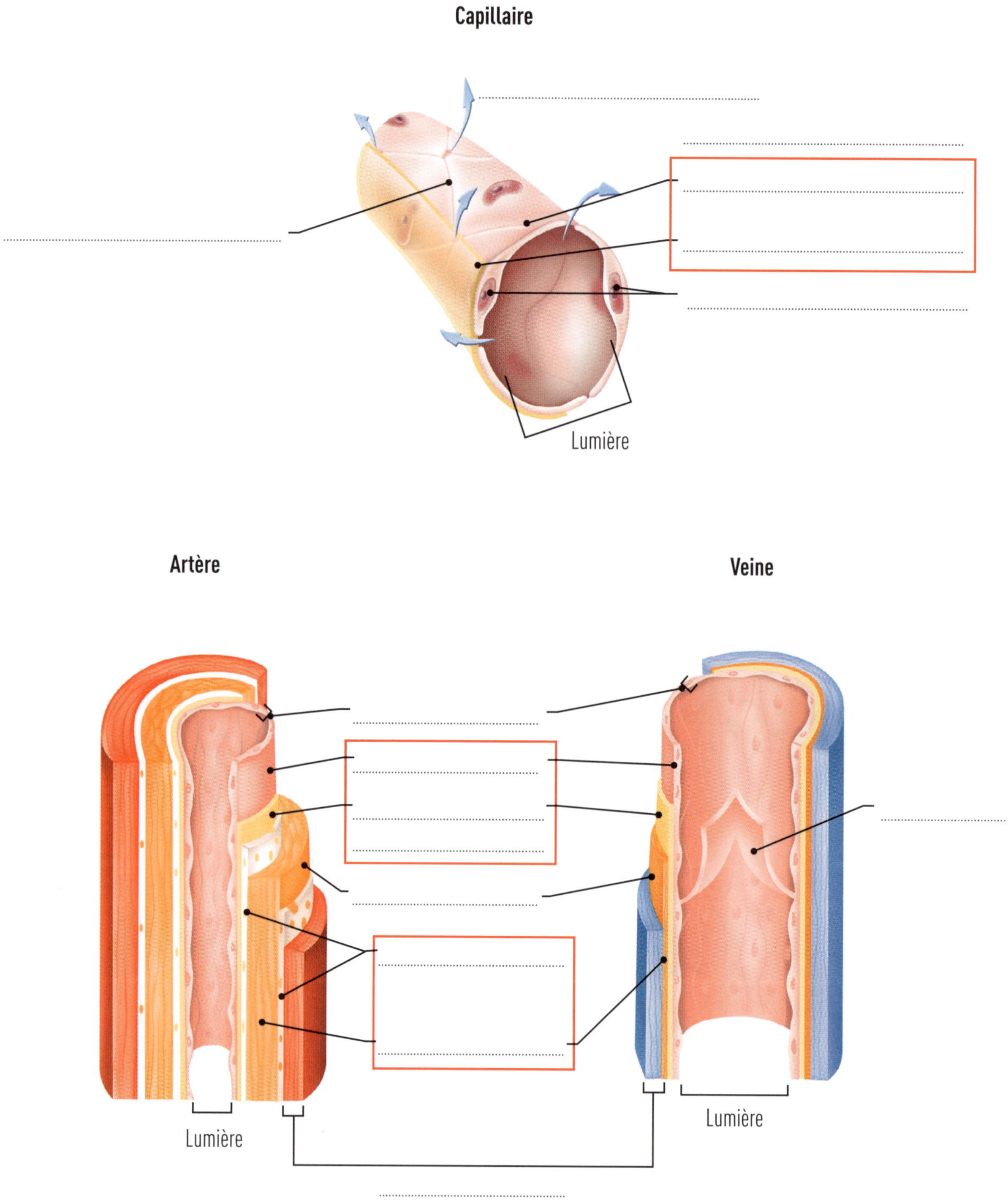

Figure 59. L'histologie des vaisseaux

Schéma légendé p. 75

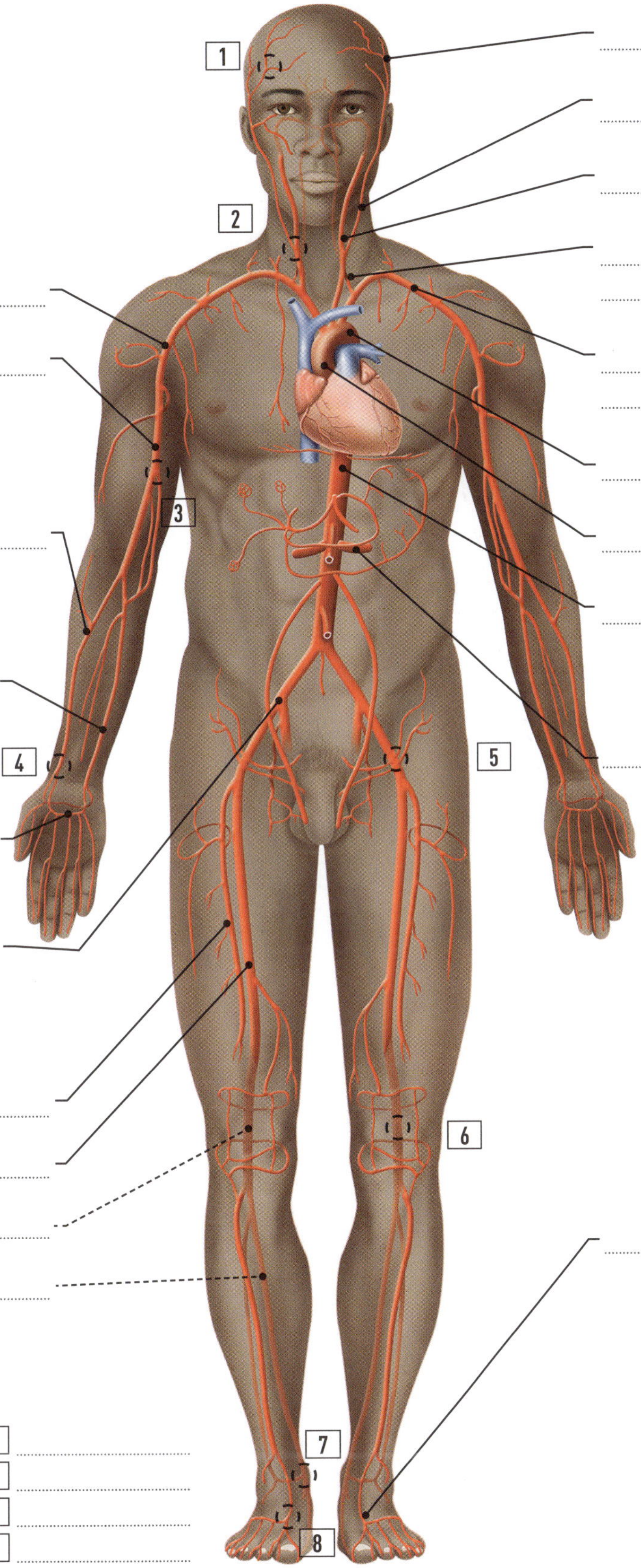

Pouls palpables :

1	5 ....
2	6 ....
3	7 ....
4	8 ....

Figure 60. Les artères

Schéma légendé p. 76

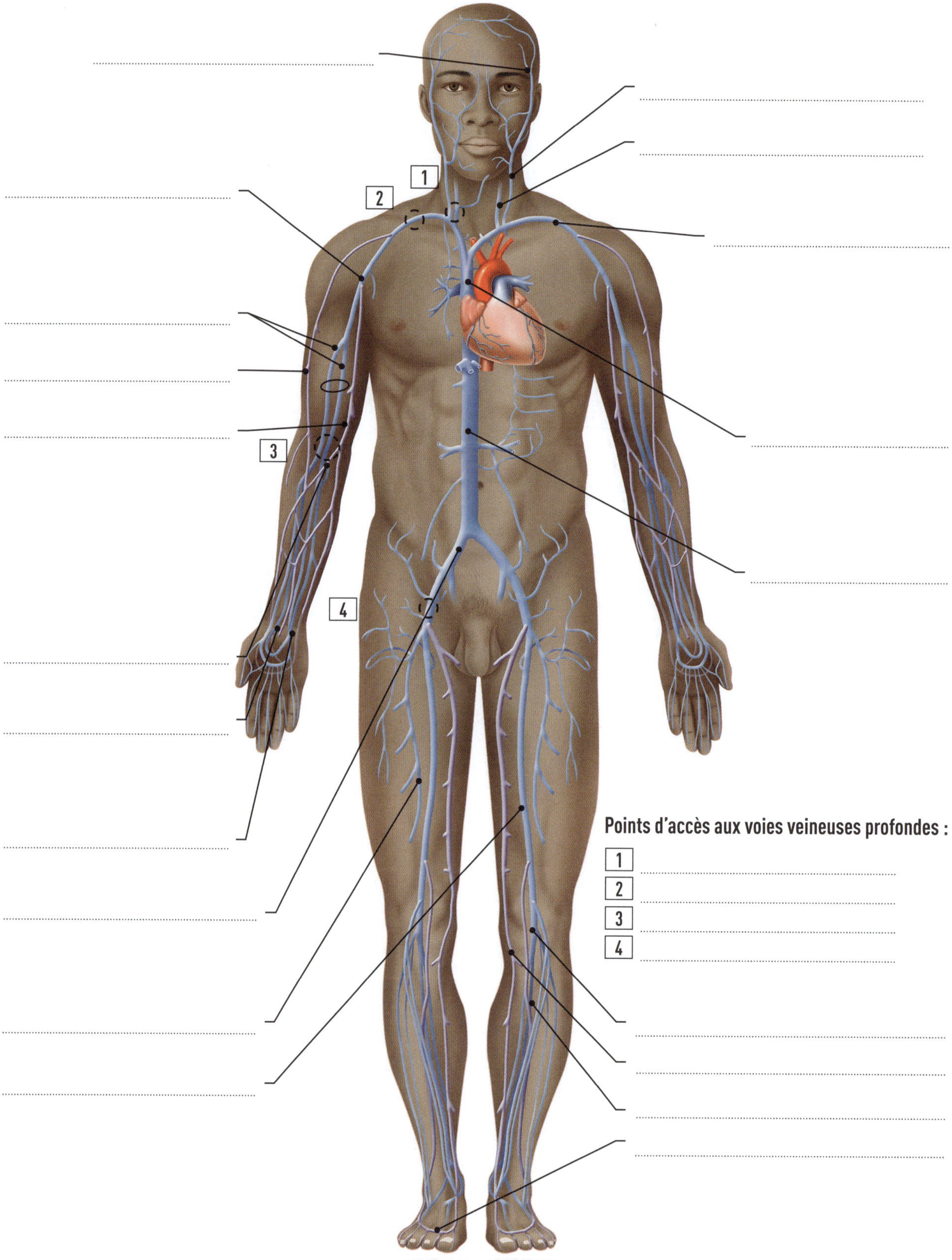

Figure 61. Les veines

Schéma légendé p. 77

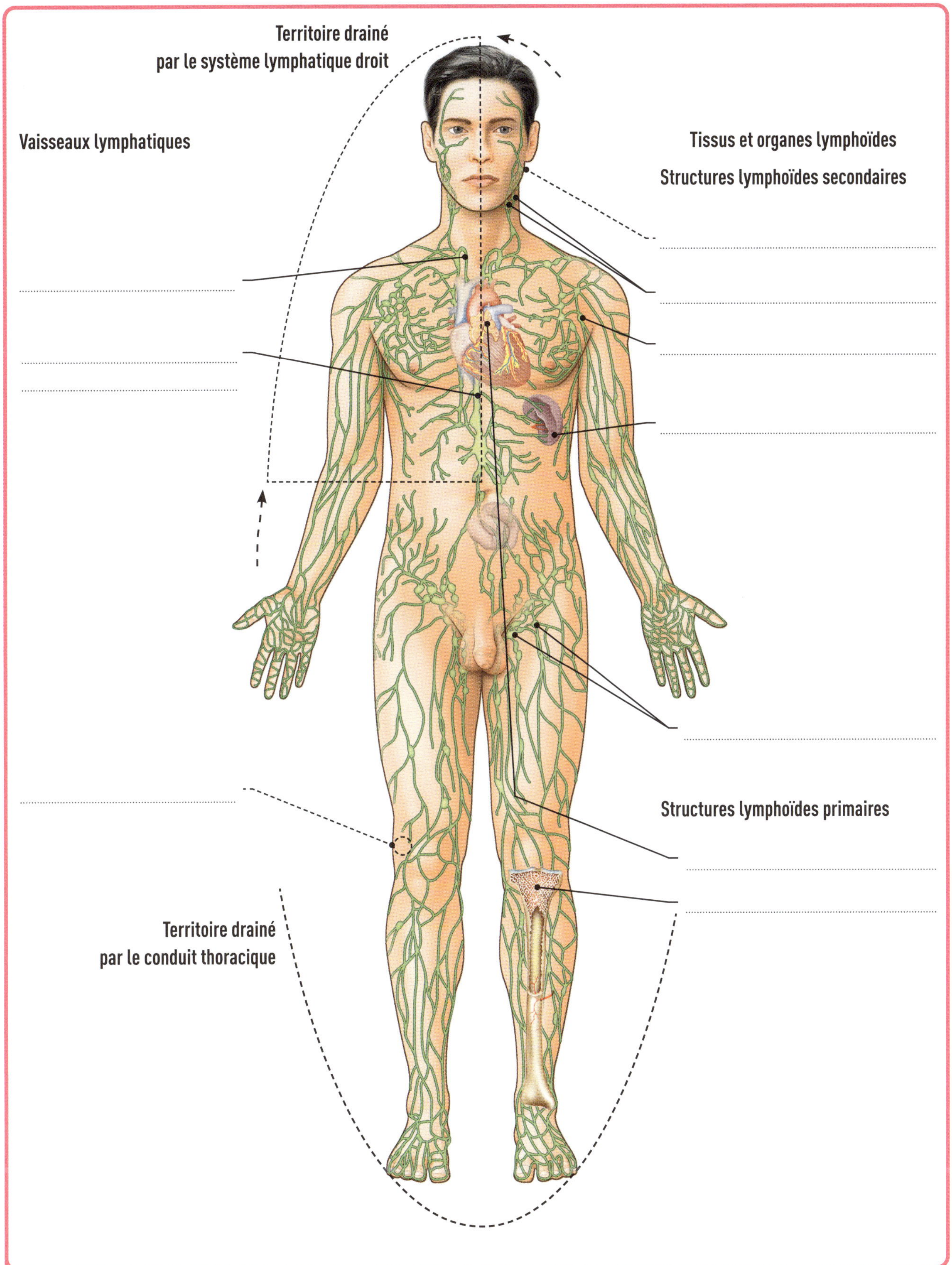

Figure 62. Le système lymphatique et lymphoïde

Schéma légendé p. 78

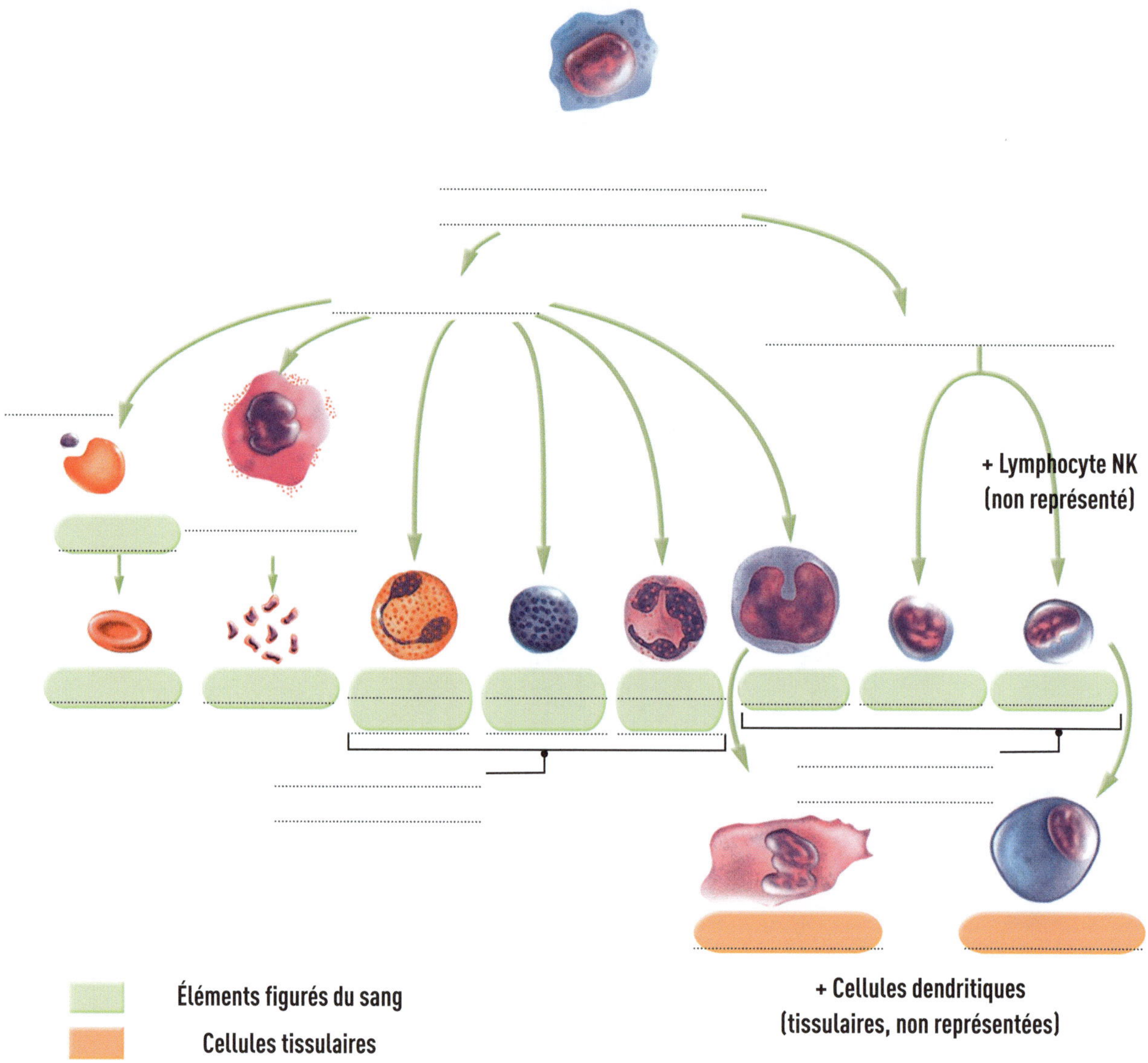

Figure 63. L'hématopoïèse et les cellules du sang

Schéma légendé p. 80

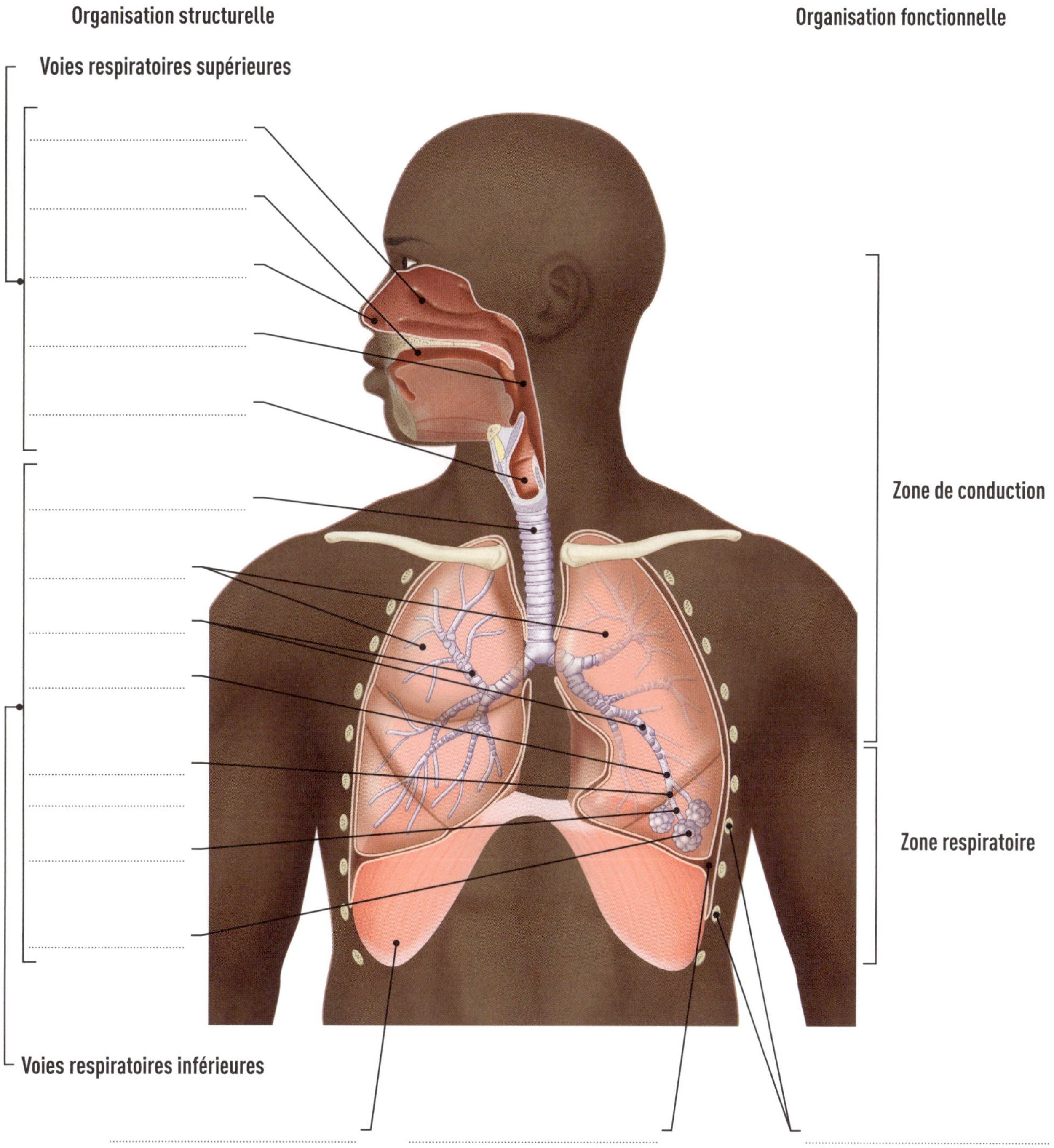

Figure 64. L'organisation générale du système respiratoire

Schéma légendé p. 82

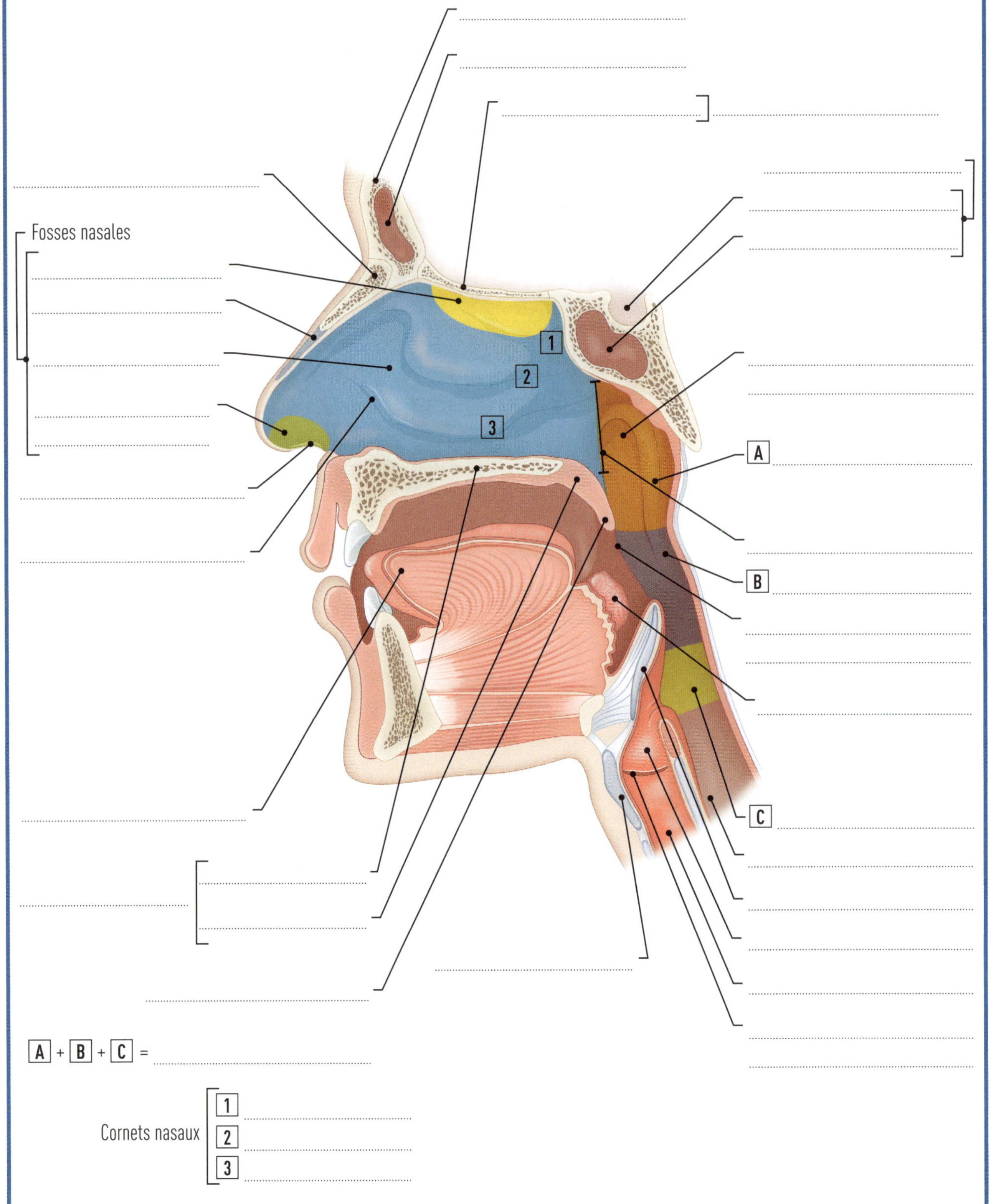

Figure 65. Les voies aériennes supérieures

Schéma légendé p. 83

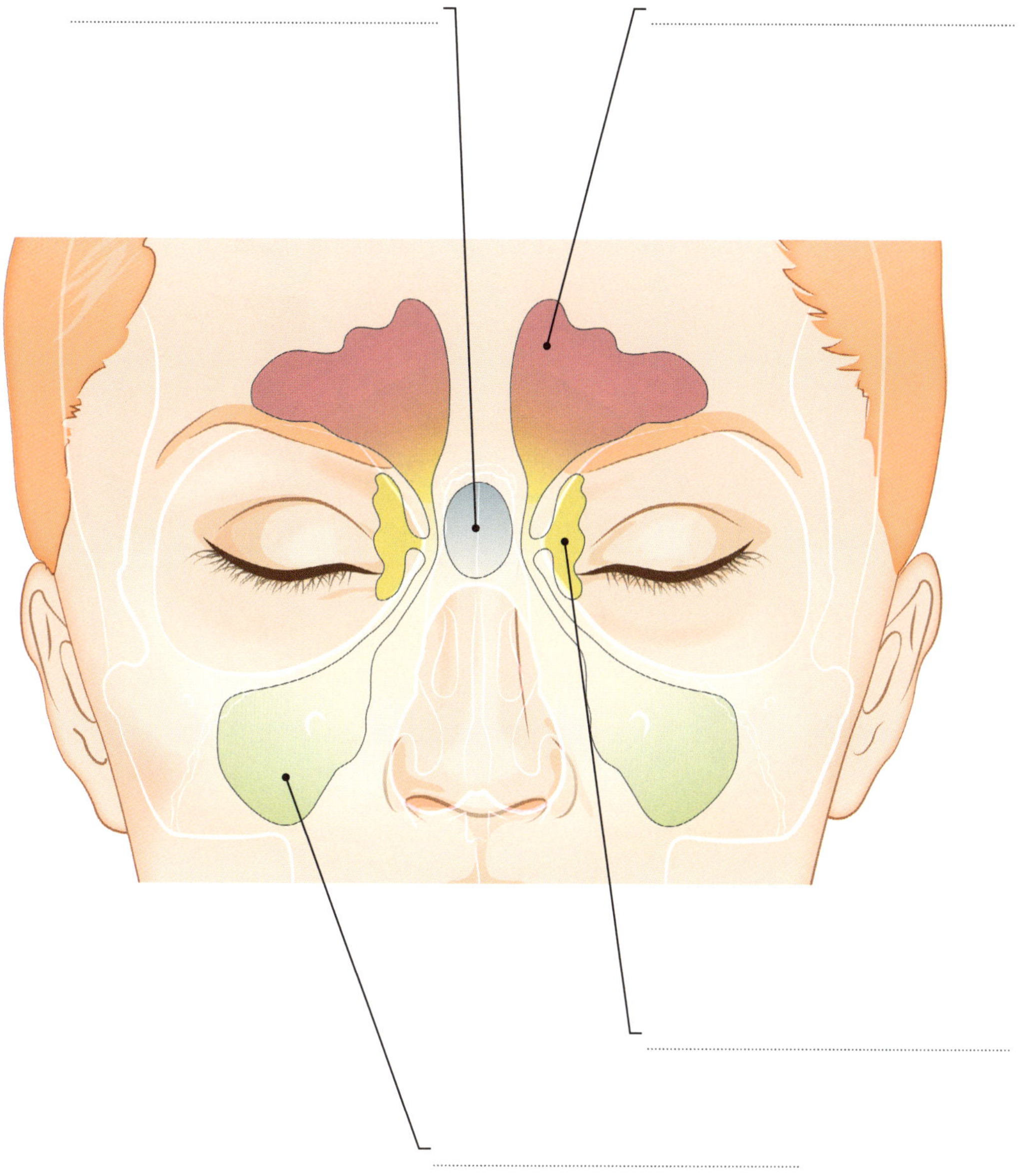

Figure 66. Les sinus paranasaux

Schéma légendé p. 84

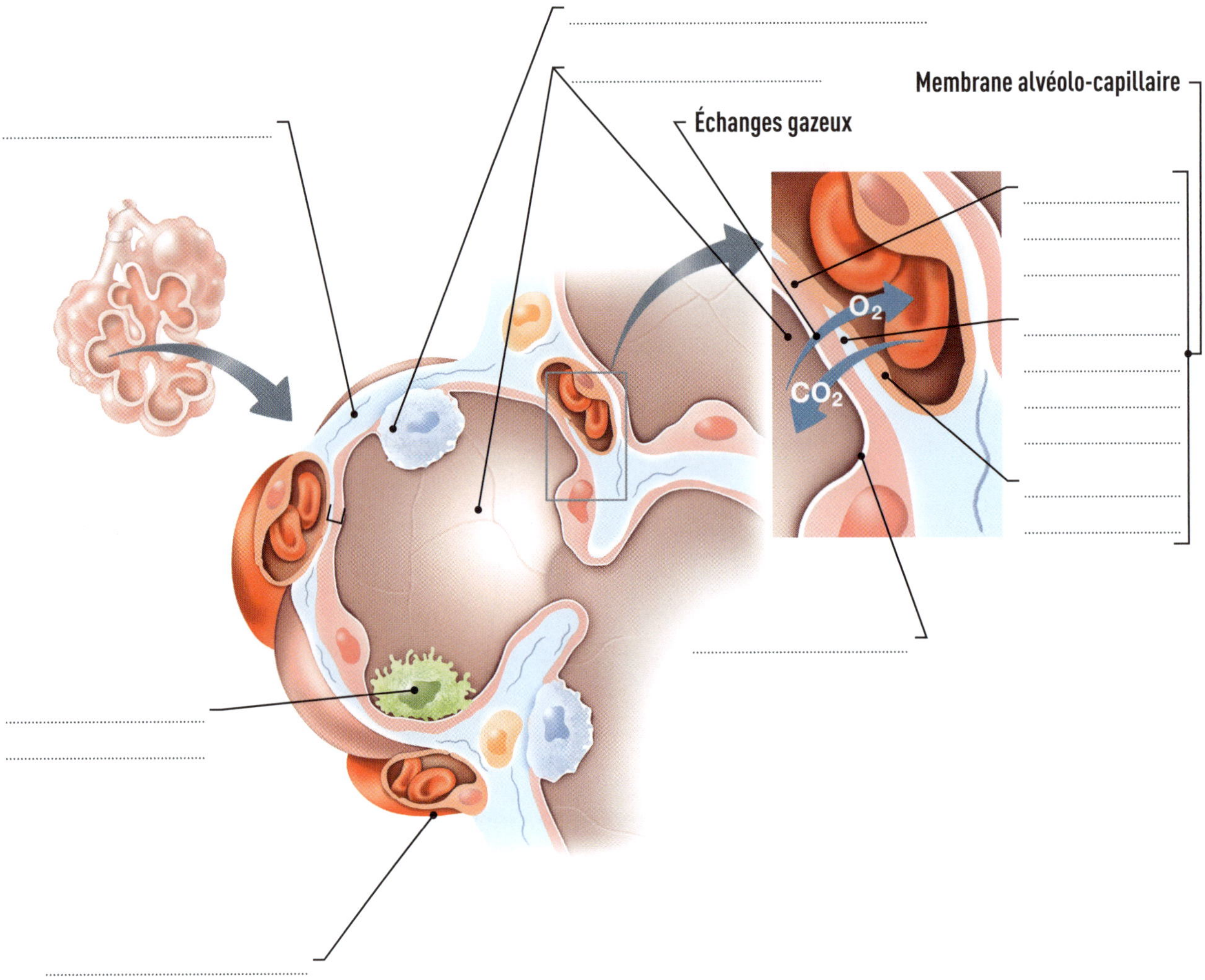

Schéma légendé p. 85

Figure 67. Coupe d'une alvéole pulmonaire et détails de la composition de la membrane alvéolo-capillaire

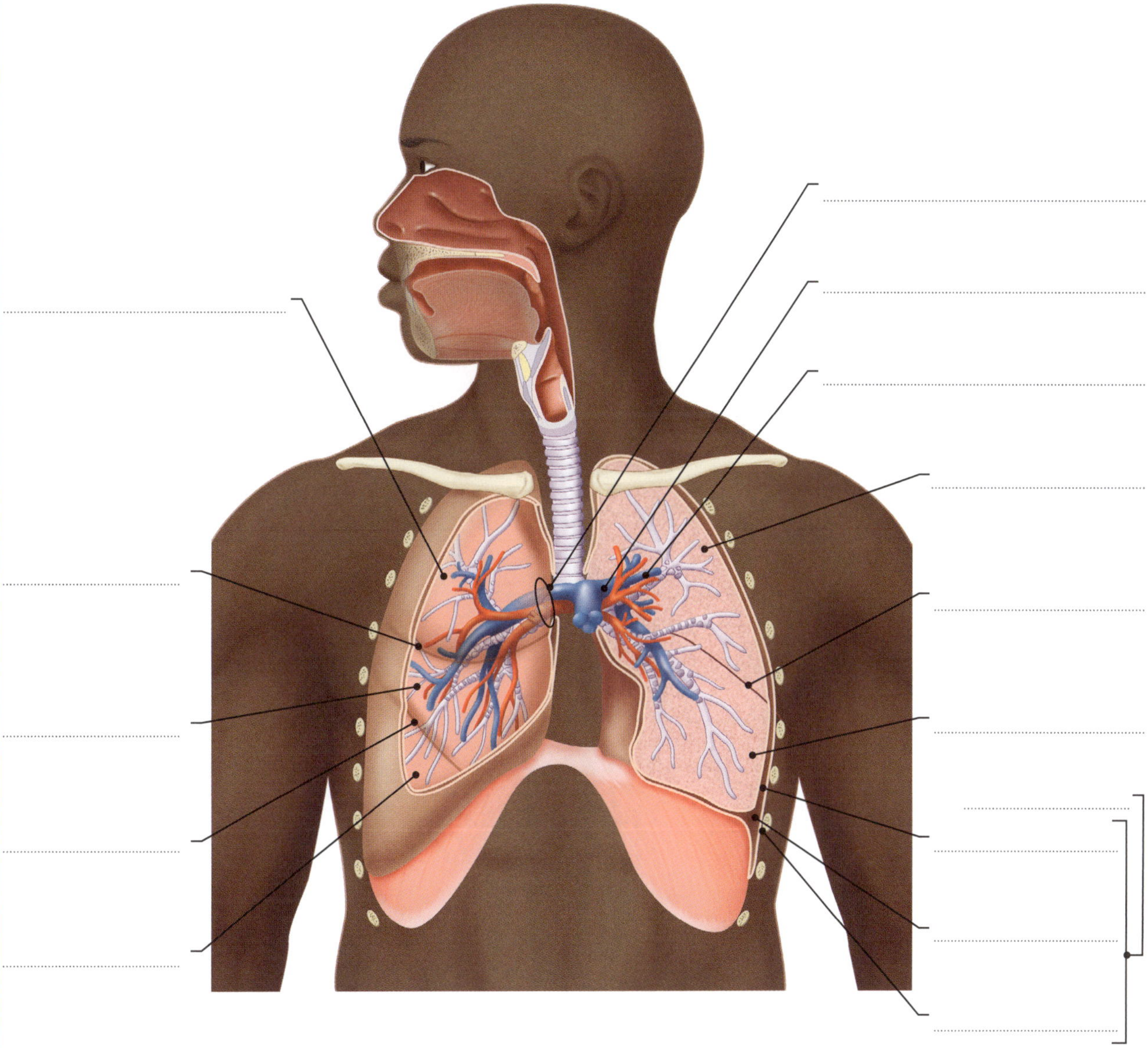

Figure 68. La plèvre et les hiles pulmonaires

Schéma légendé p. 86

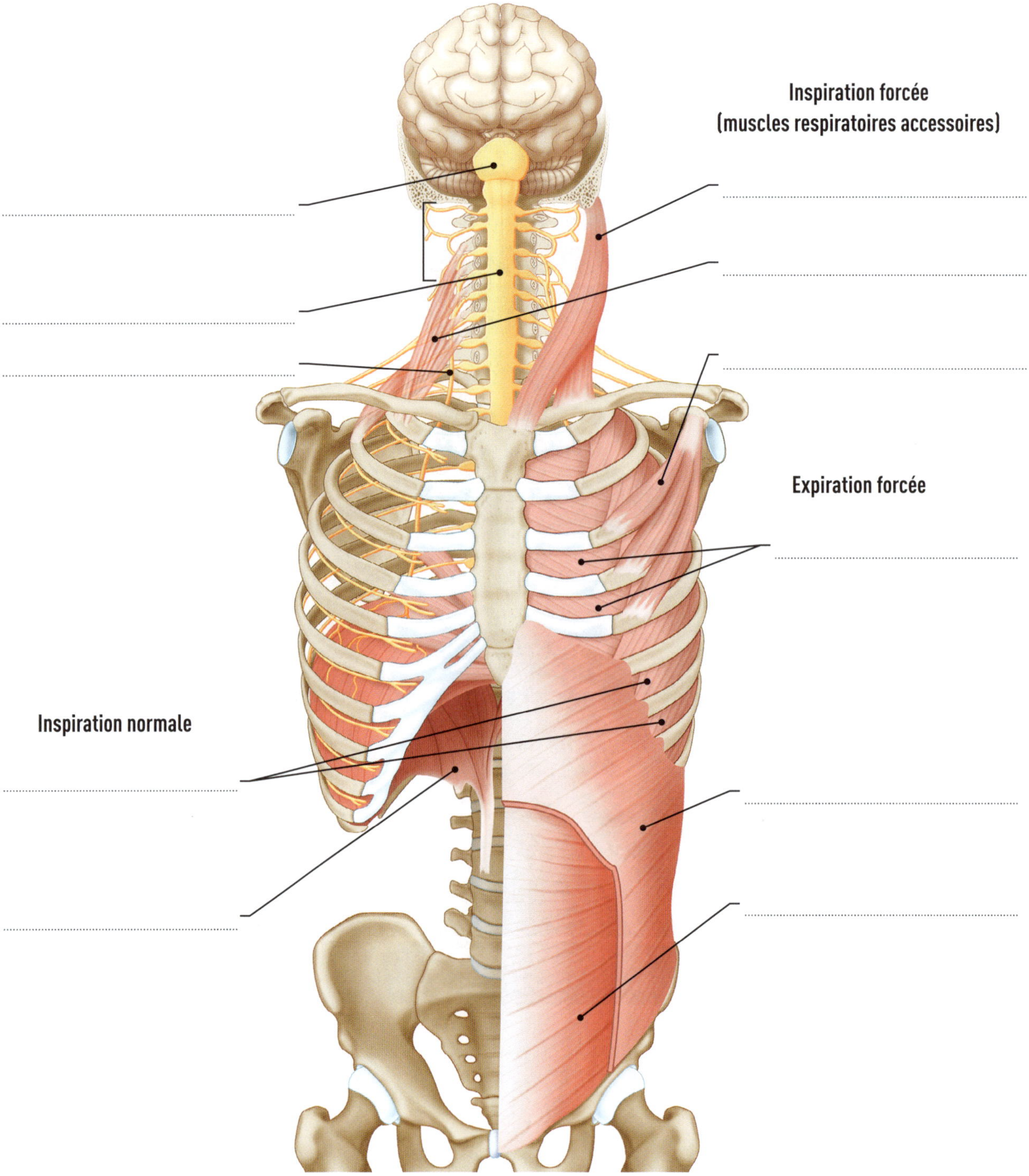

Figure 69. Les centres et voies nerveux et la musculature ventilatoire (vue antérieure)

Schéma légendé p. 87

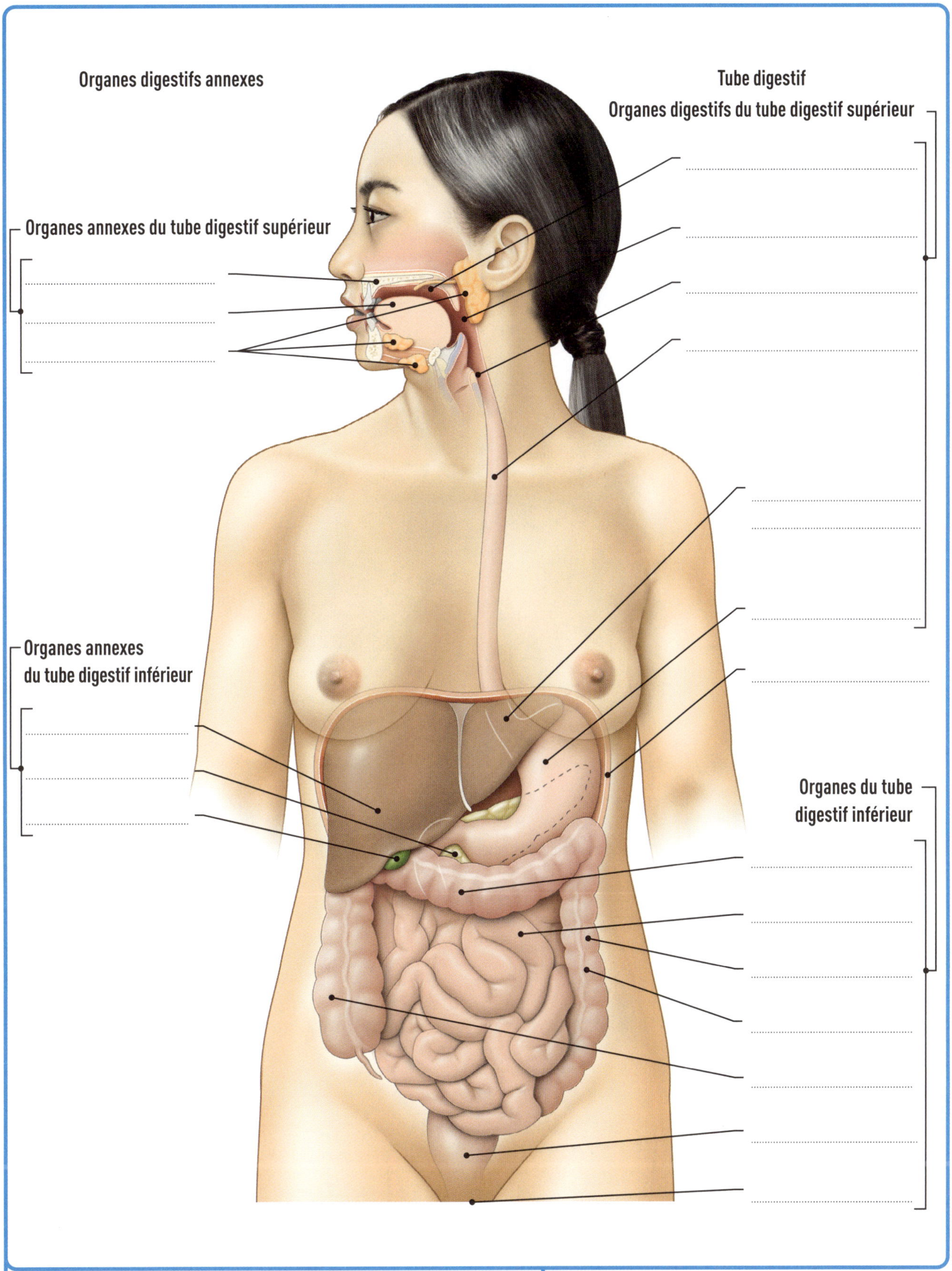

Figure 70. L'organisation générale du tube digestif et de ses annexes

Schéma légendé p. 89

SYSTÈME DIGESTIF

a. Dentition permanente

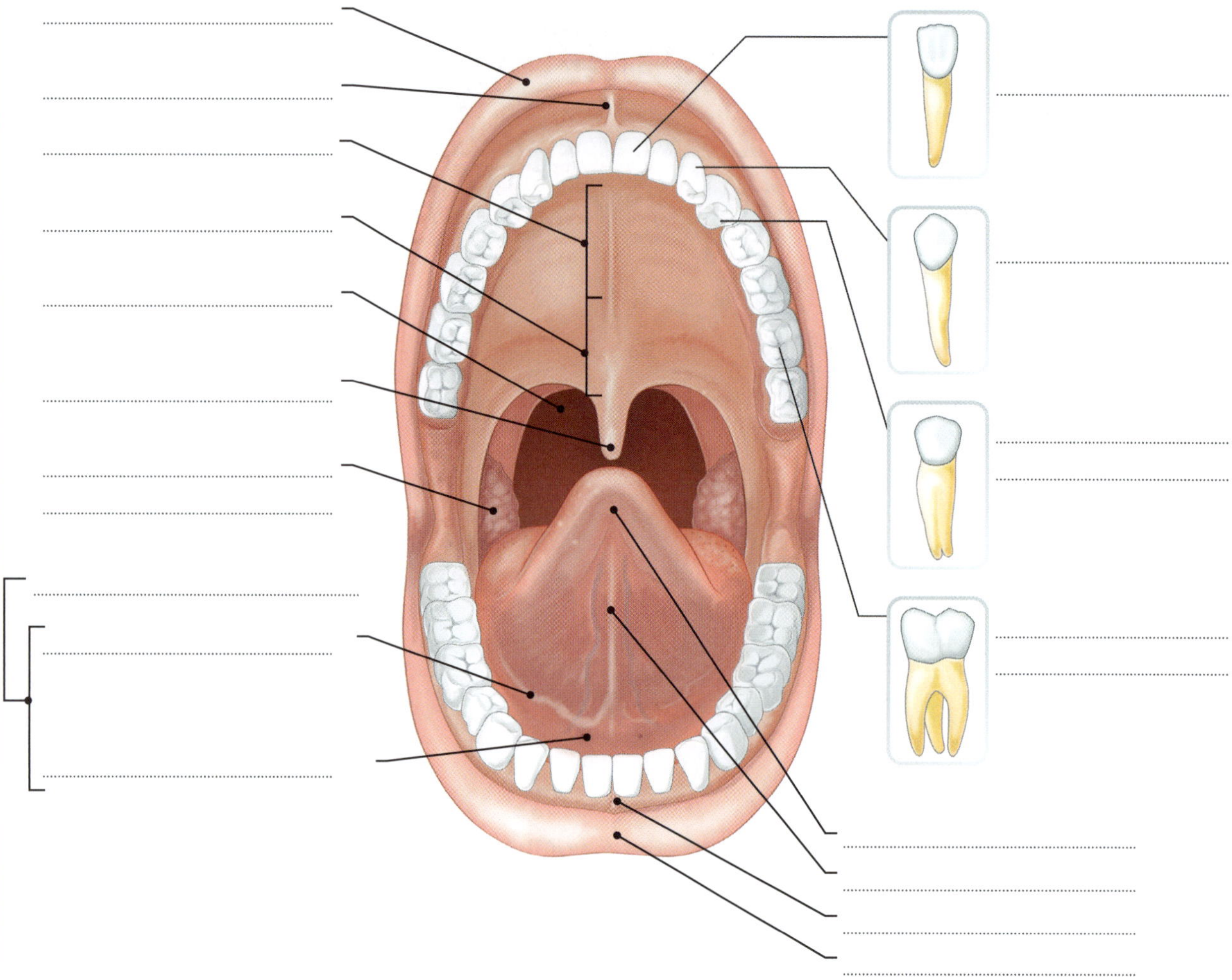

b. Dentition déciduale (temporaire ou «dents de lait»)

Dents supérieures droites

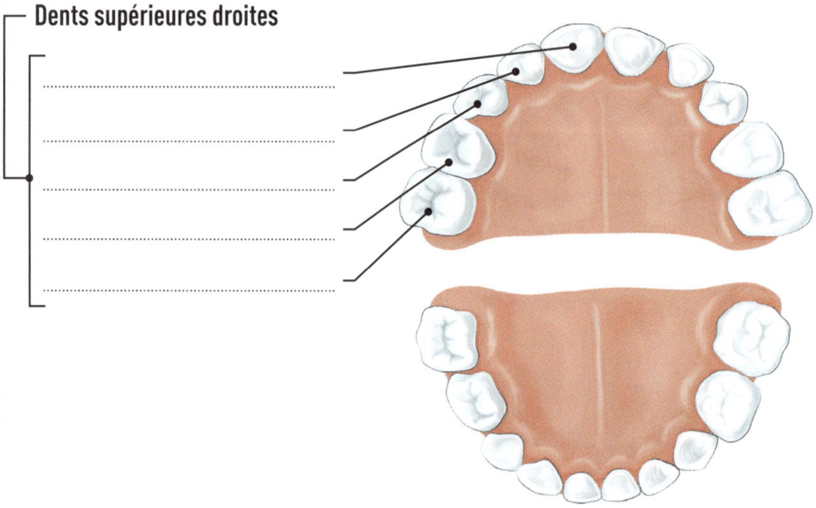

Figure 71. La cavité buccale et les dents : (a. chez l'adulte ; b. chez l'enfant)

Schéma légendé p. 90

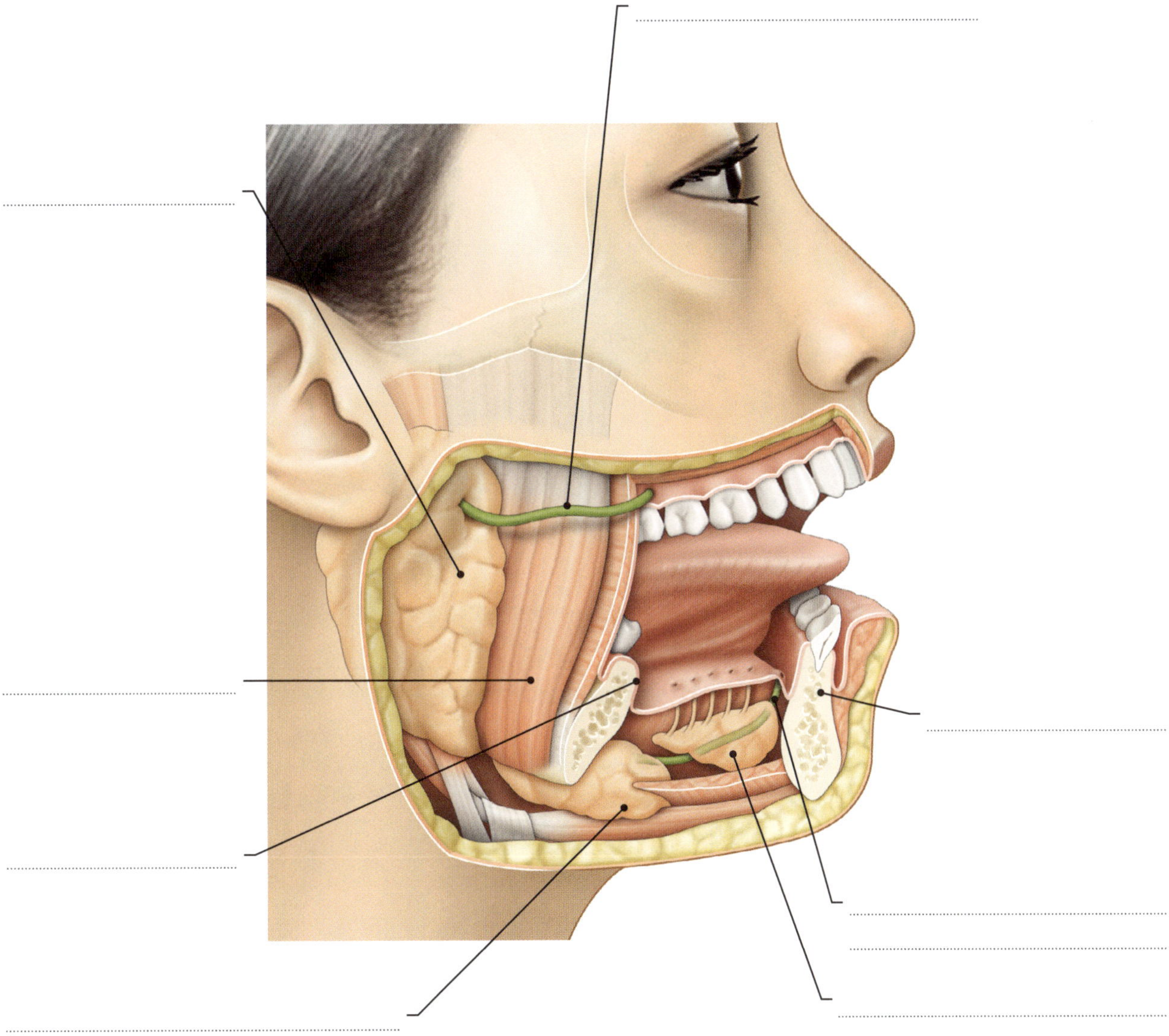

Figure 72. Les glandes salivaires

Schéma légendé p. 91

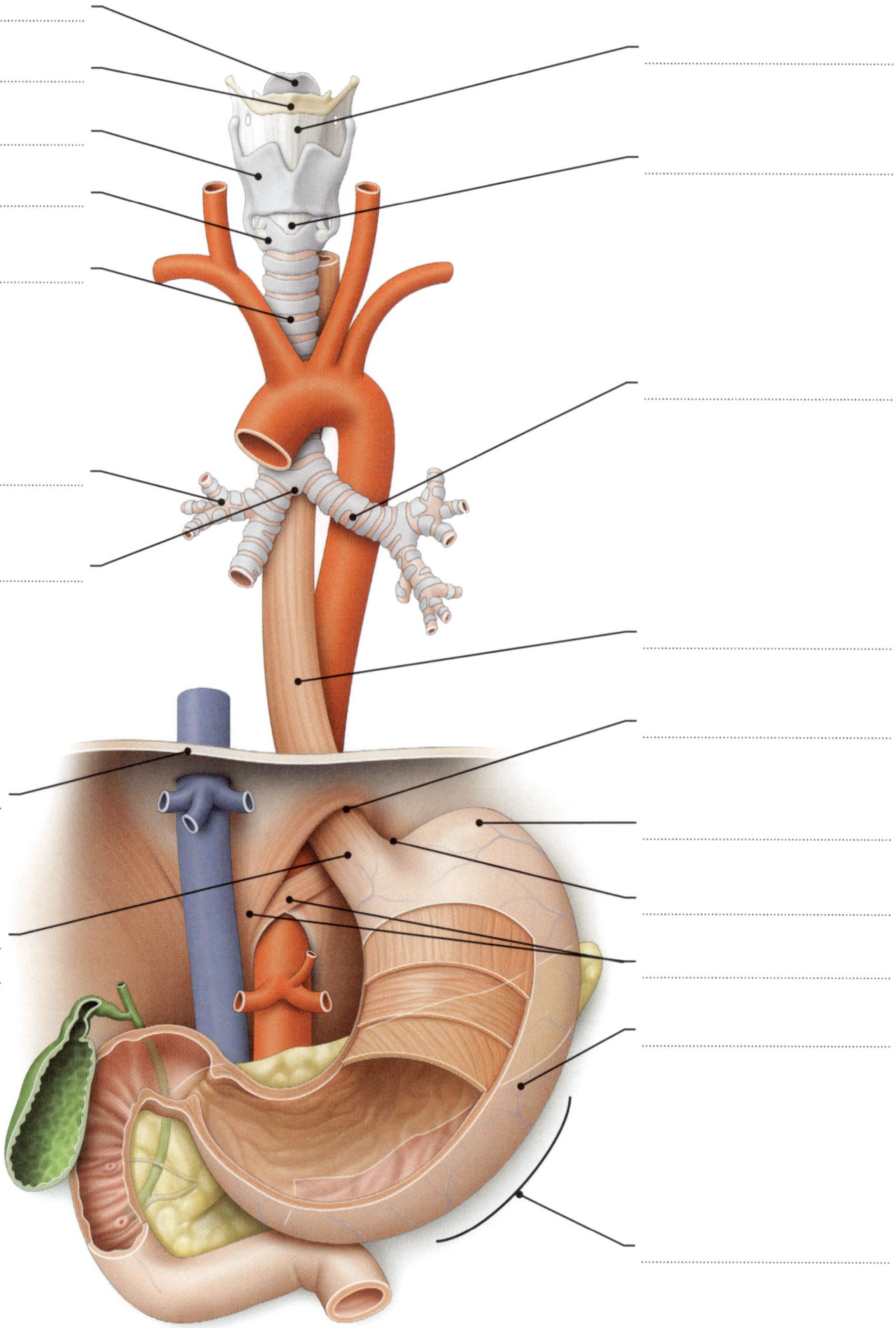

Figure 73. Le tube digestif haut

Schéma légendé p. 92

SYSTÈME DIGESTIF

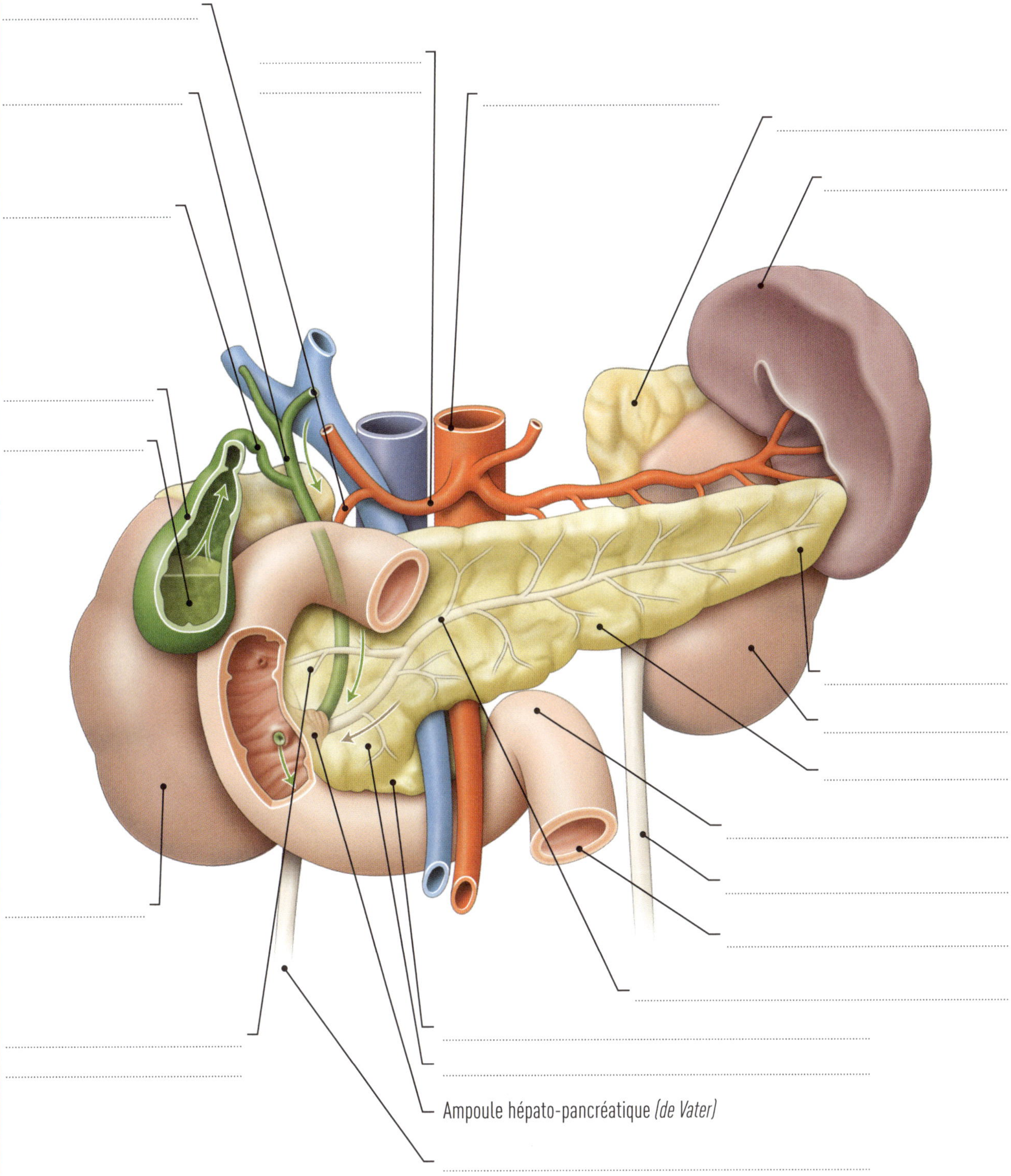

Figure 74. Les voies biliaires, la vésicule et le pancréas

Schéma légendé p. 93

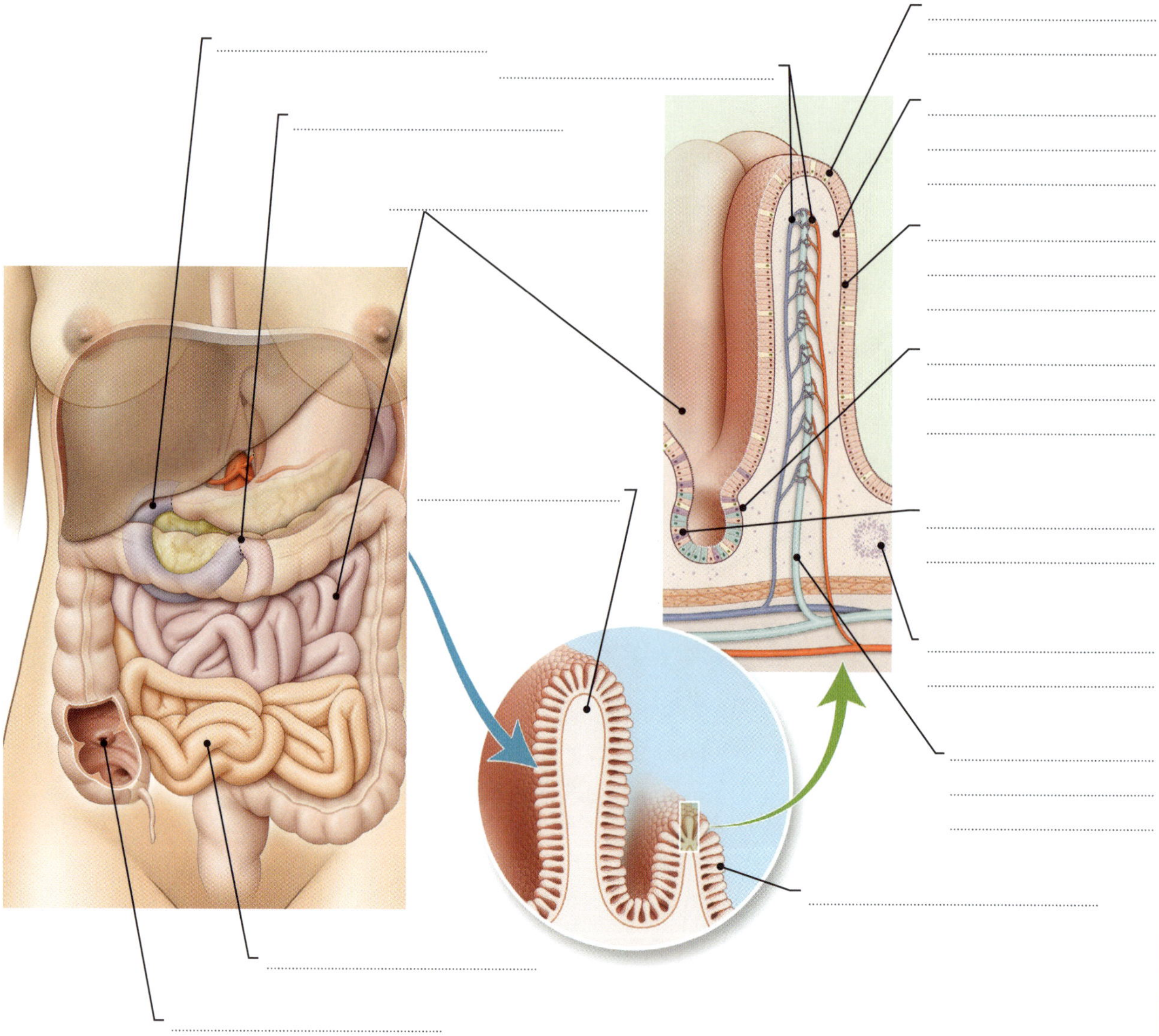

Figure 75. L'intestin grêle et son histologie

Schéma légendé p. 94

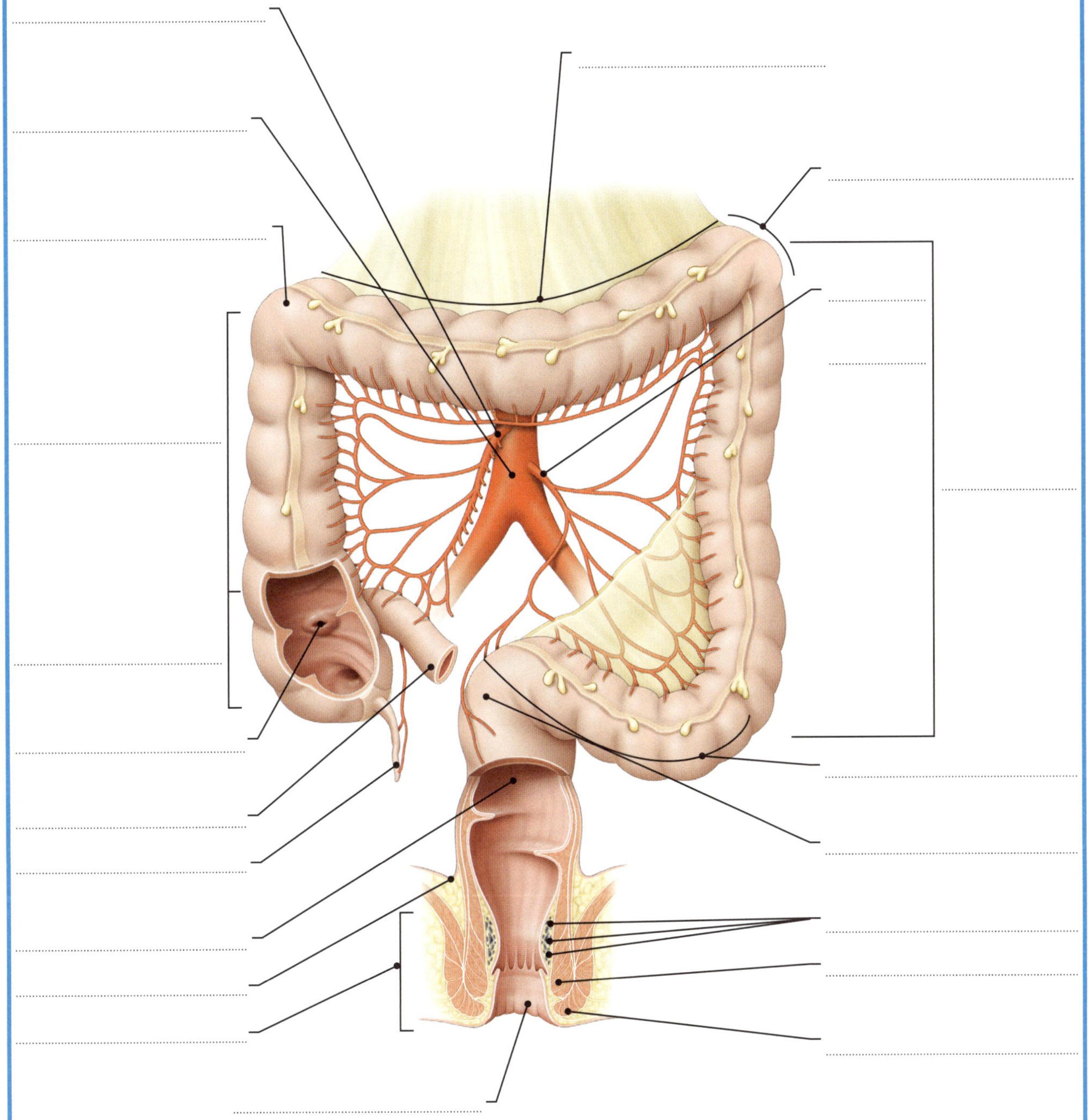

Figure 76. Le gros intestin et le rectum

Schéma légendé p. 95

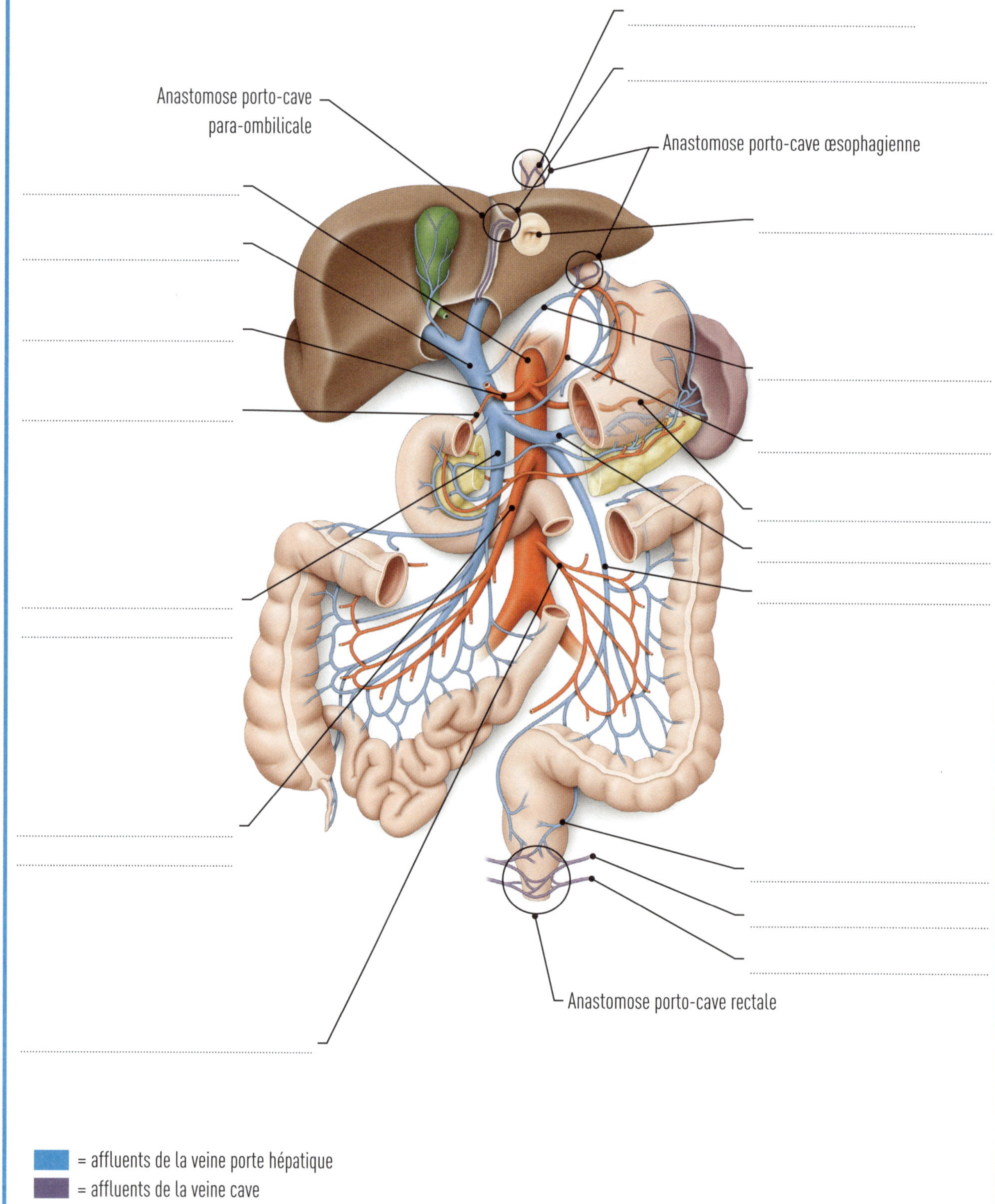

Figure 77. La vascularisation artérielle et veineuse du tube digestif

Schéma légendé p. 96

SYSTÈME DIGESTIF

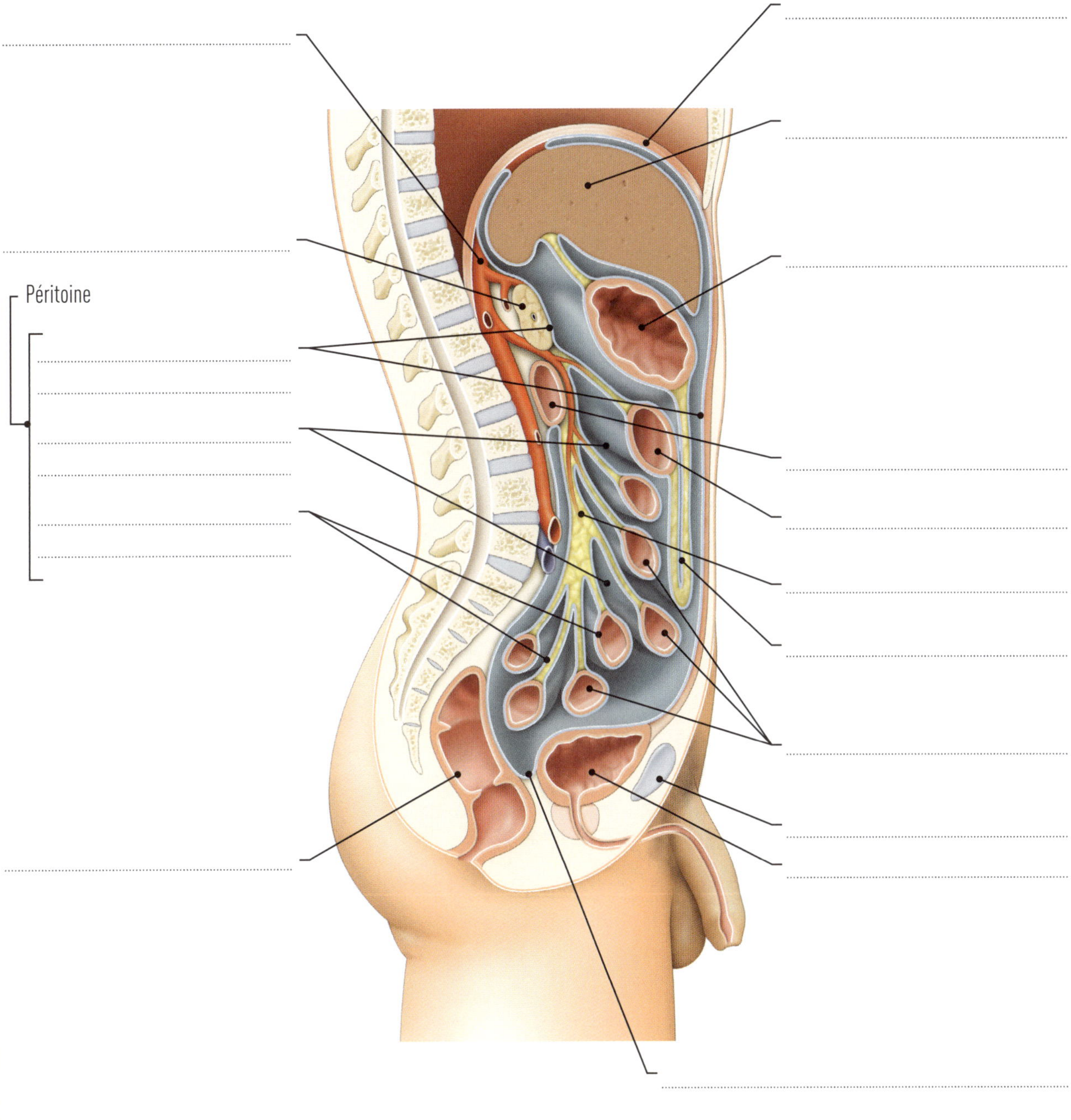

Figure 78. Le péritoine (coupe sagittale)

Schéma légendé p. 97

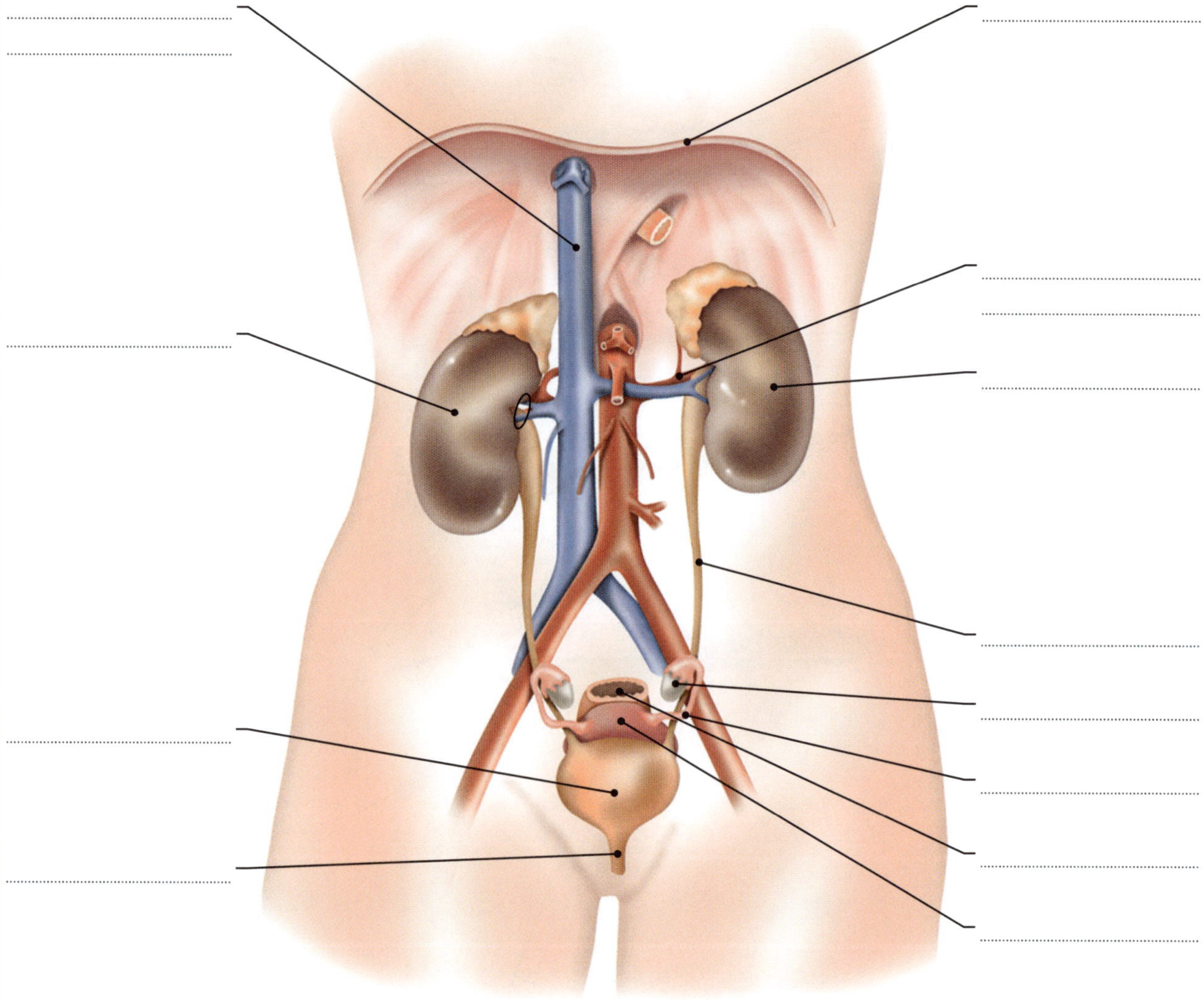

Figure 79. L'organisation générale de l'appareil urinaire chez la femme (vue antérieure)

Schéma légendé p. 99

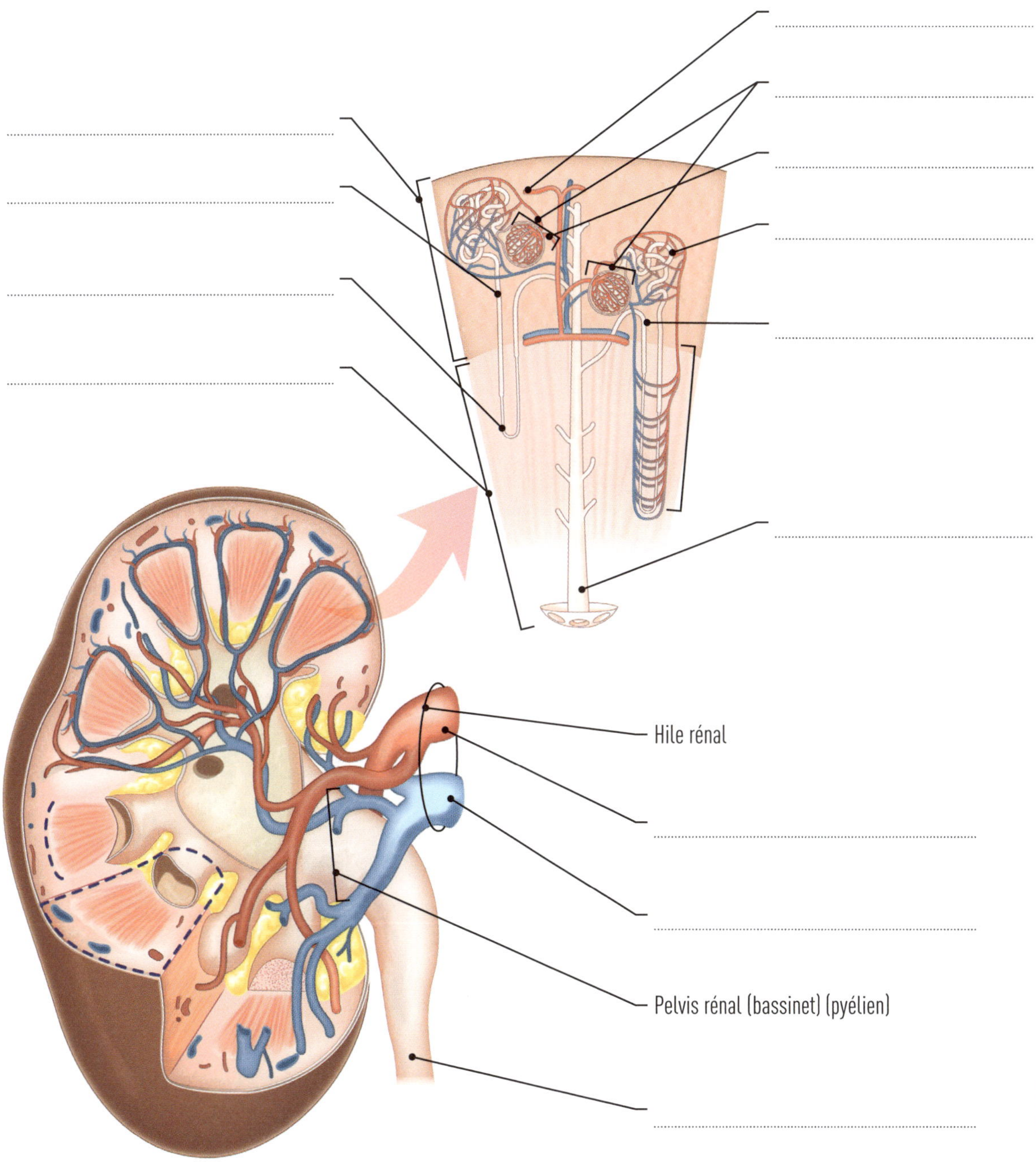

Figure 80. Le rein

Schéma légendé p. 100

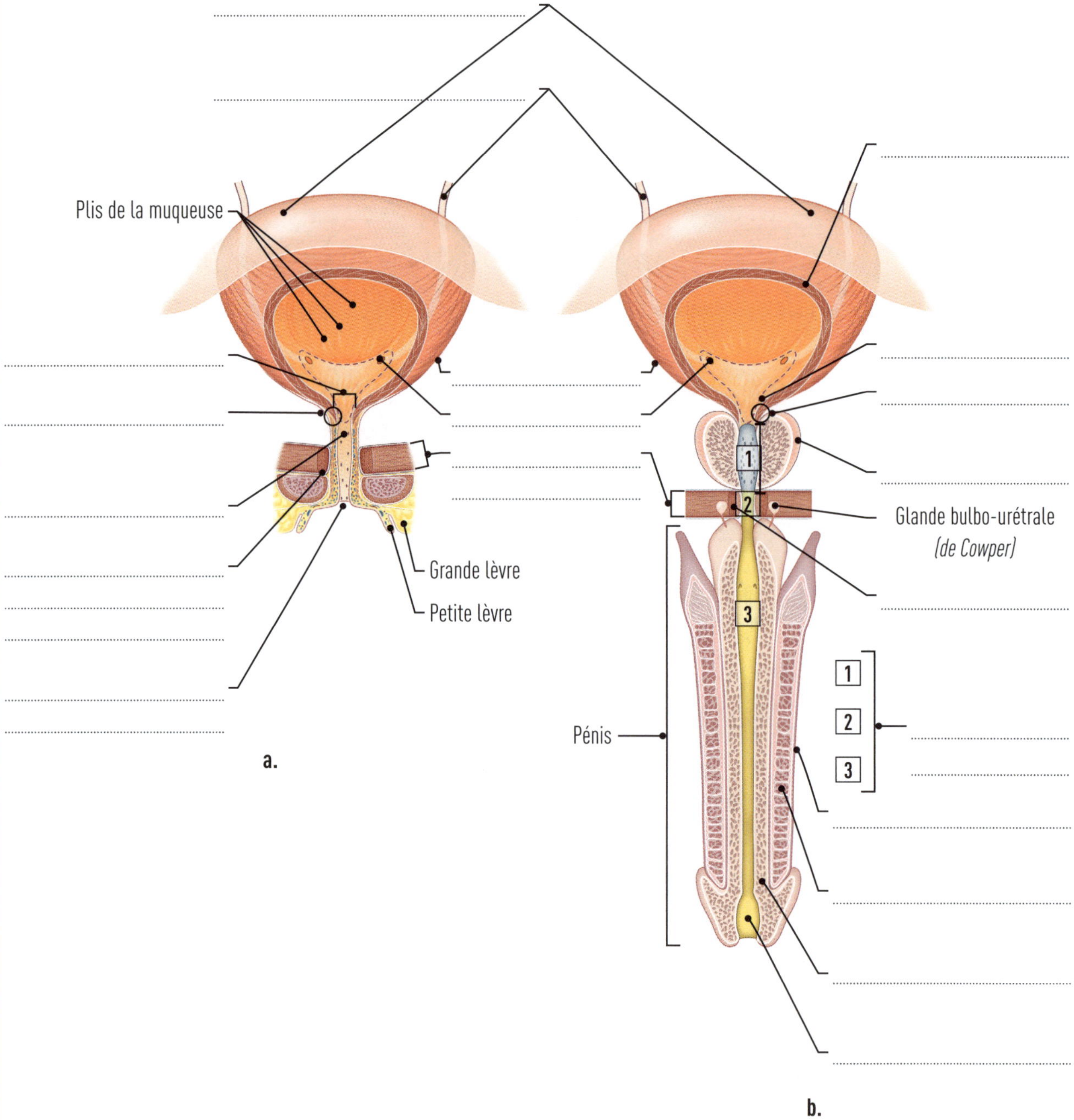

Figure 81. Le tractus urinaire et la vessie (a. chez le femme ; b. chez l'homme)

Schéma légendé p. 101

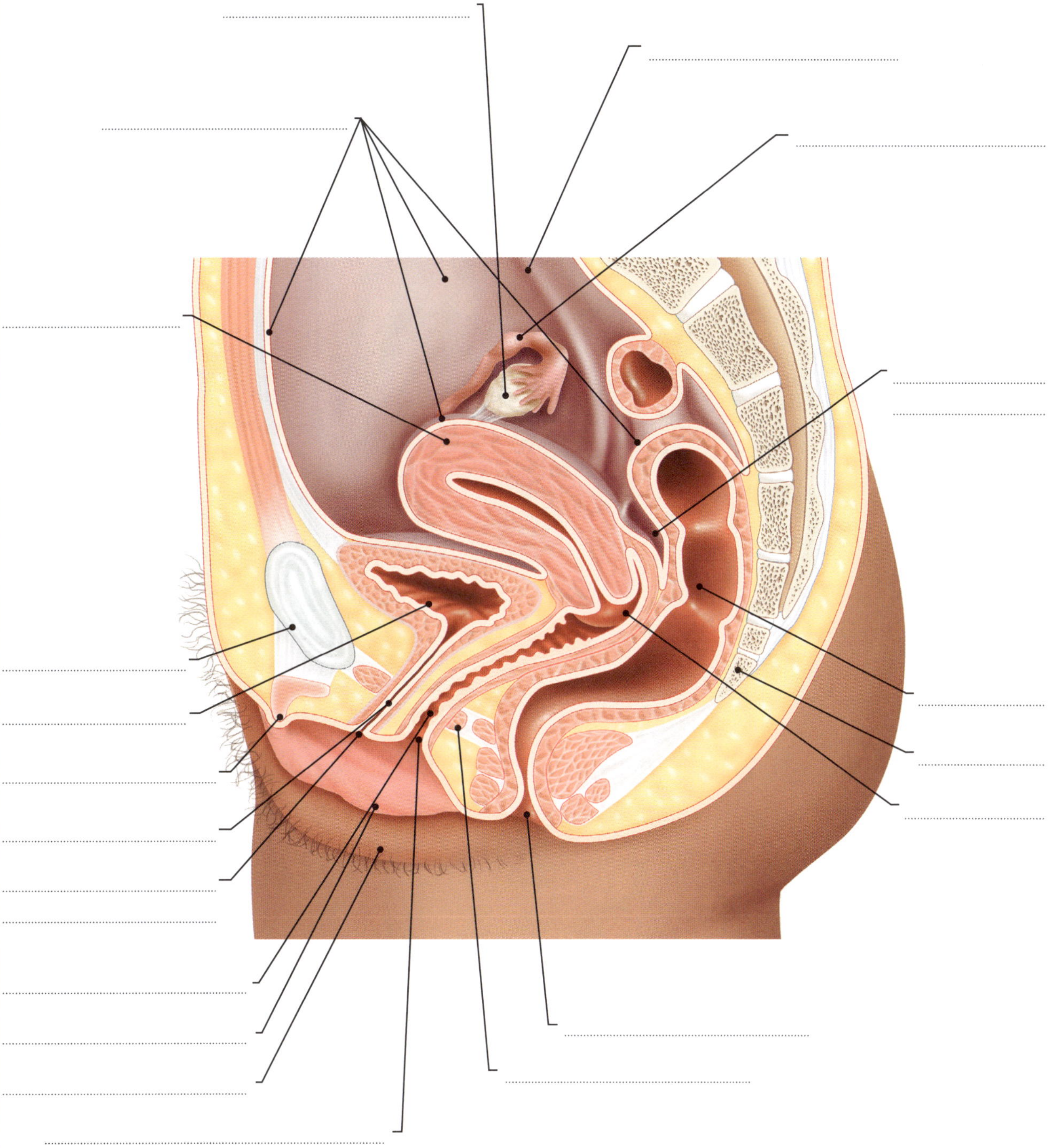

Figure 82. L'organisation générale de l'appareil génital féminin

Schéma légendé p. 103

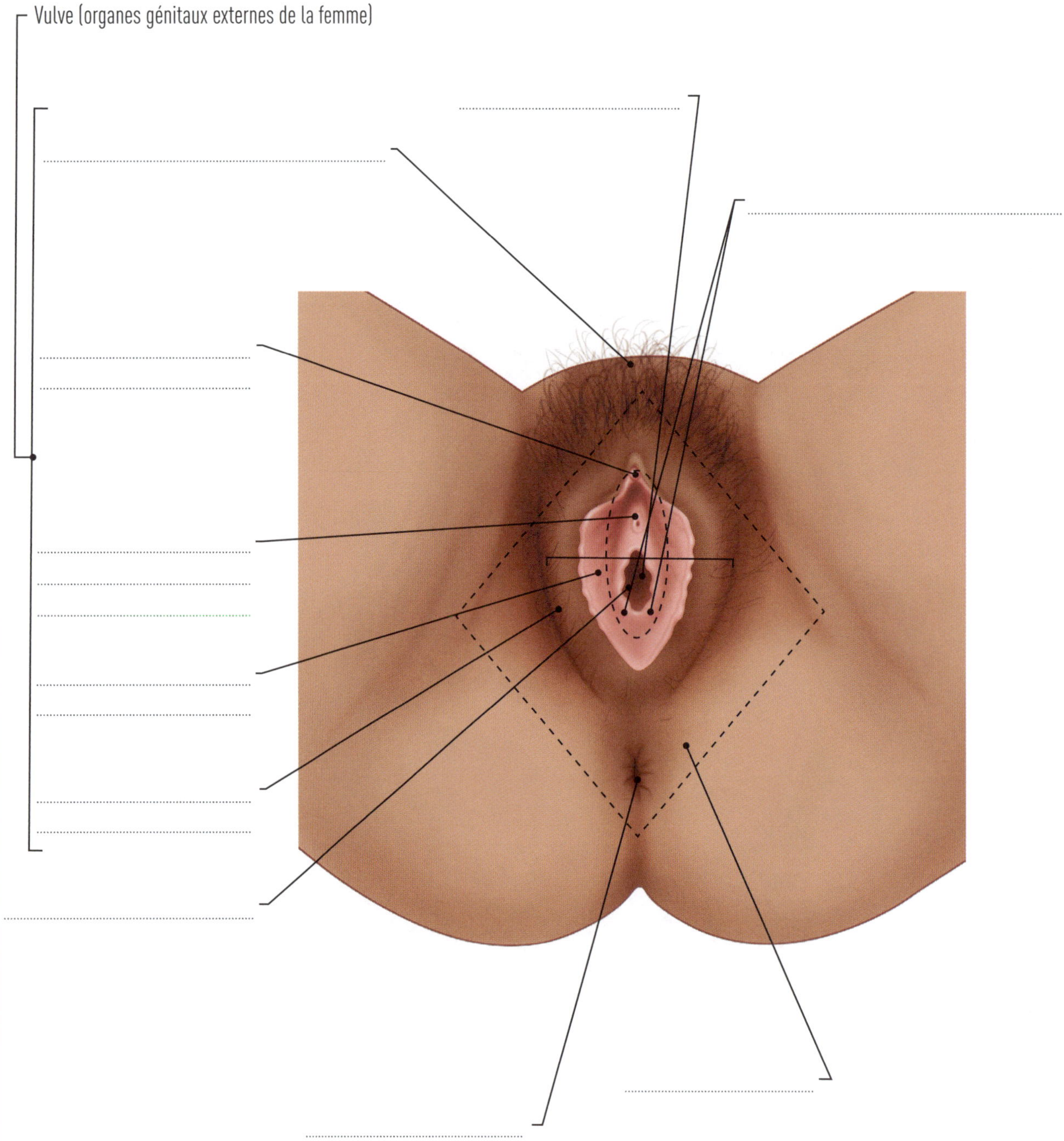

Figure 83. La vulve

Schéma légendé p. 104

SYSTÈME REPRODUCTEUR

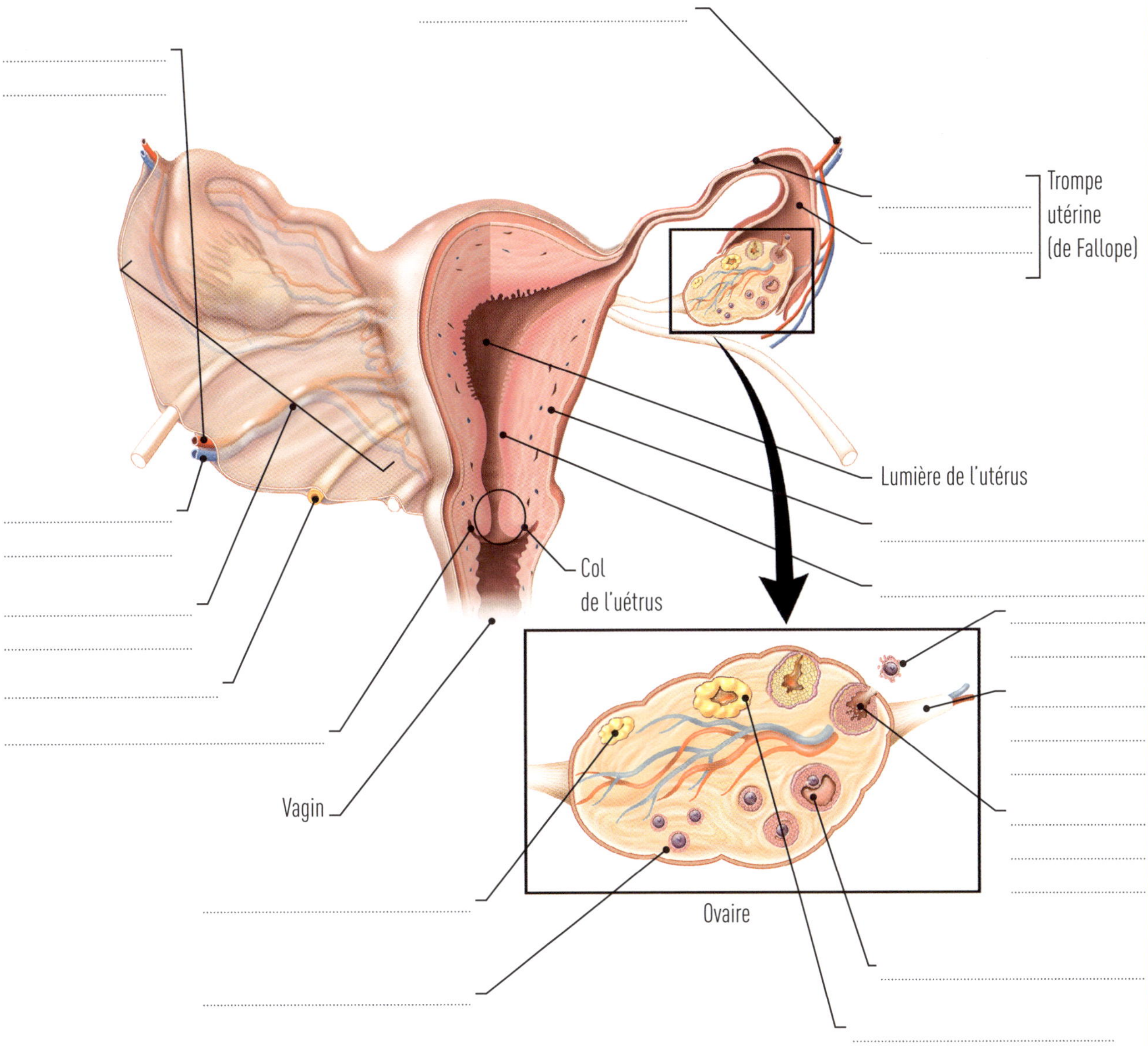

Figure 84. L'utérus et l'ovaire

Schéma légendé p. 105

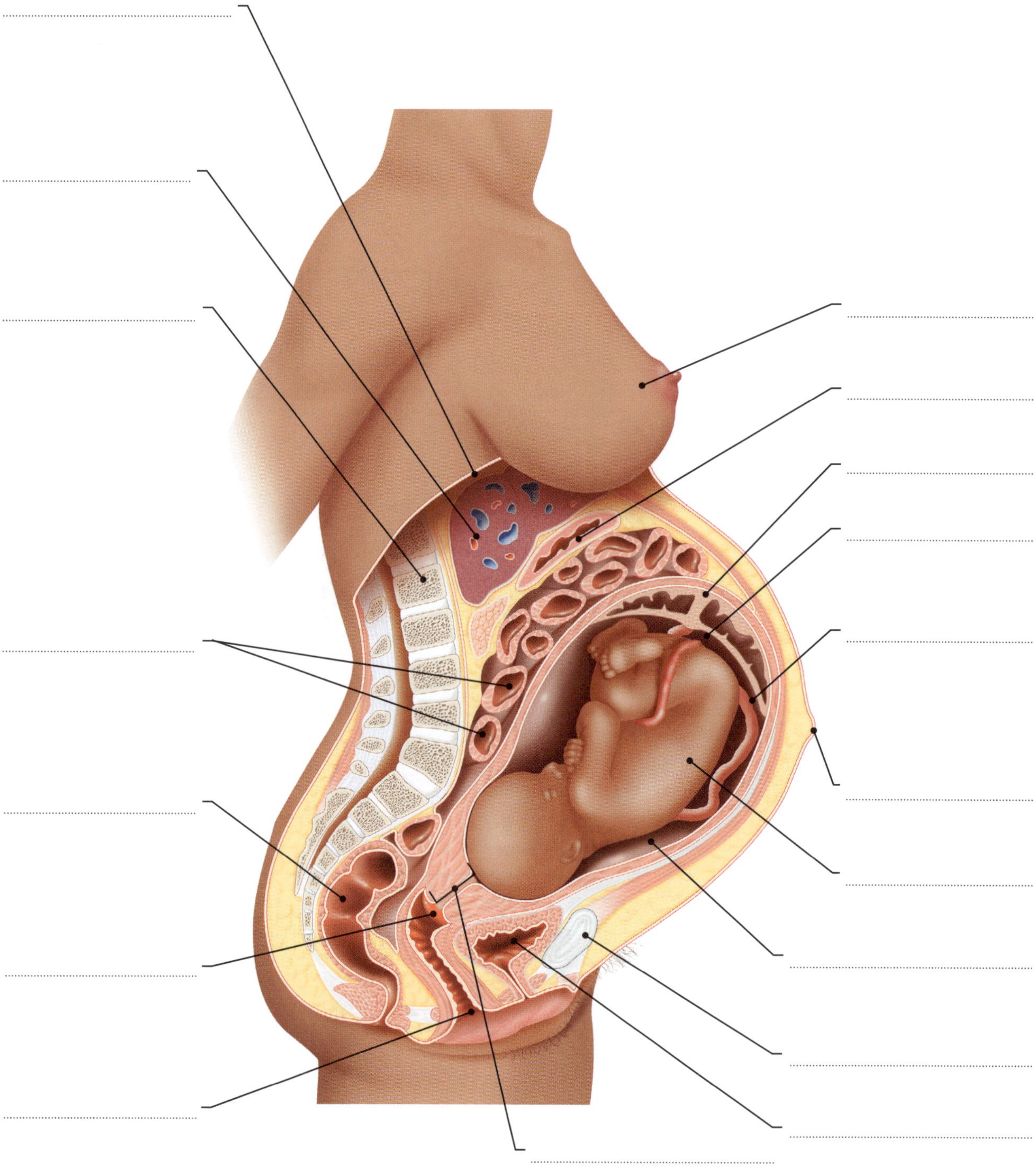

Figure 85. L'utérus gravide (coupe sagittale)

Schéma légendé p. 106

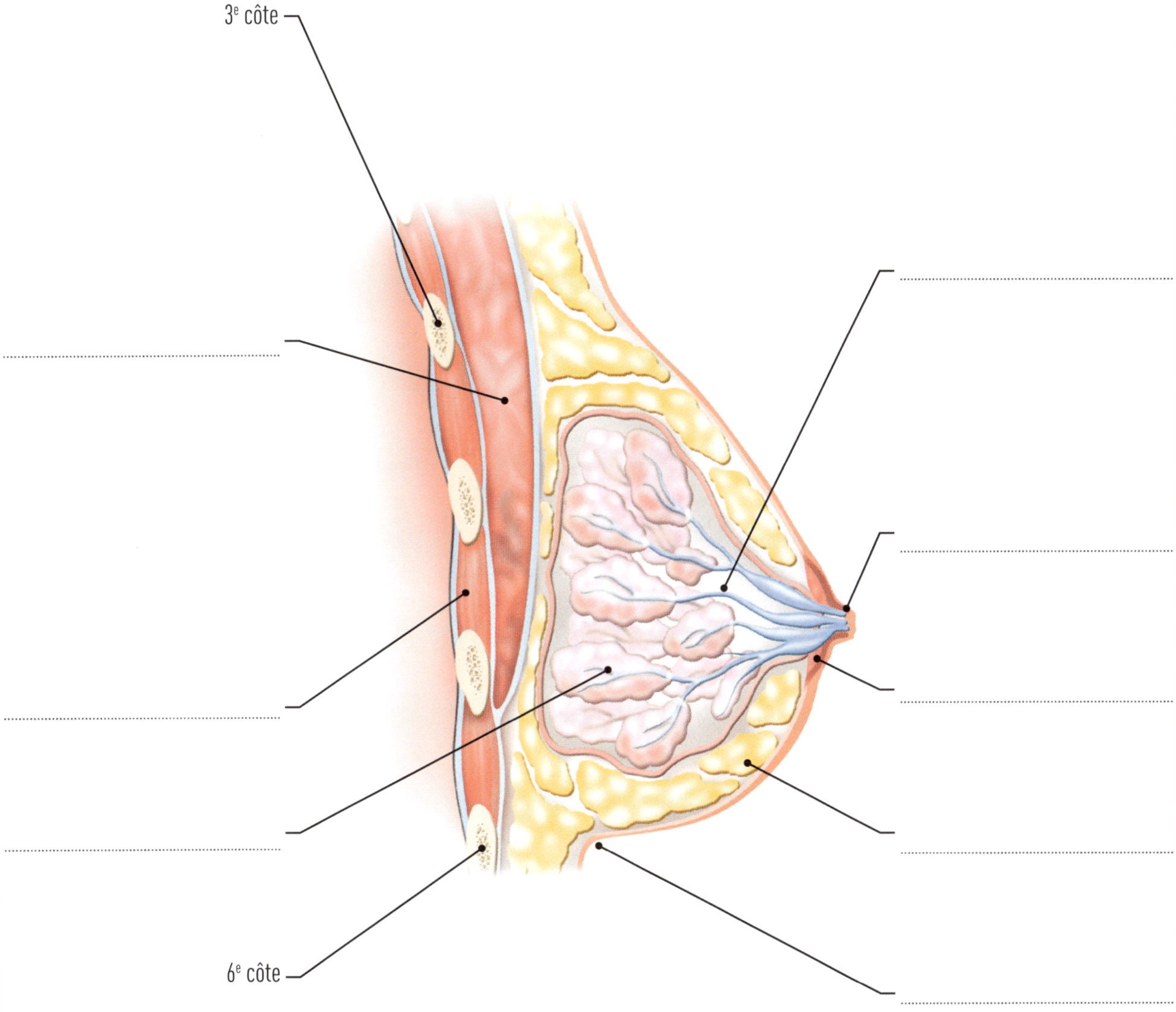

Figure 86. Le sein et la glande mammaire (coupe sagittale)

Schéma légendé p. 107

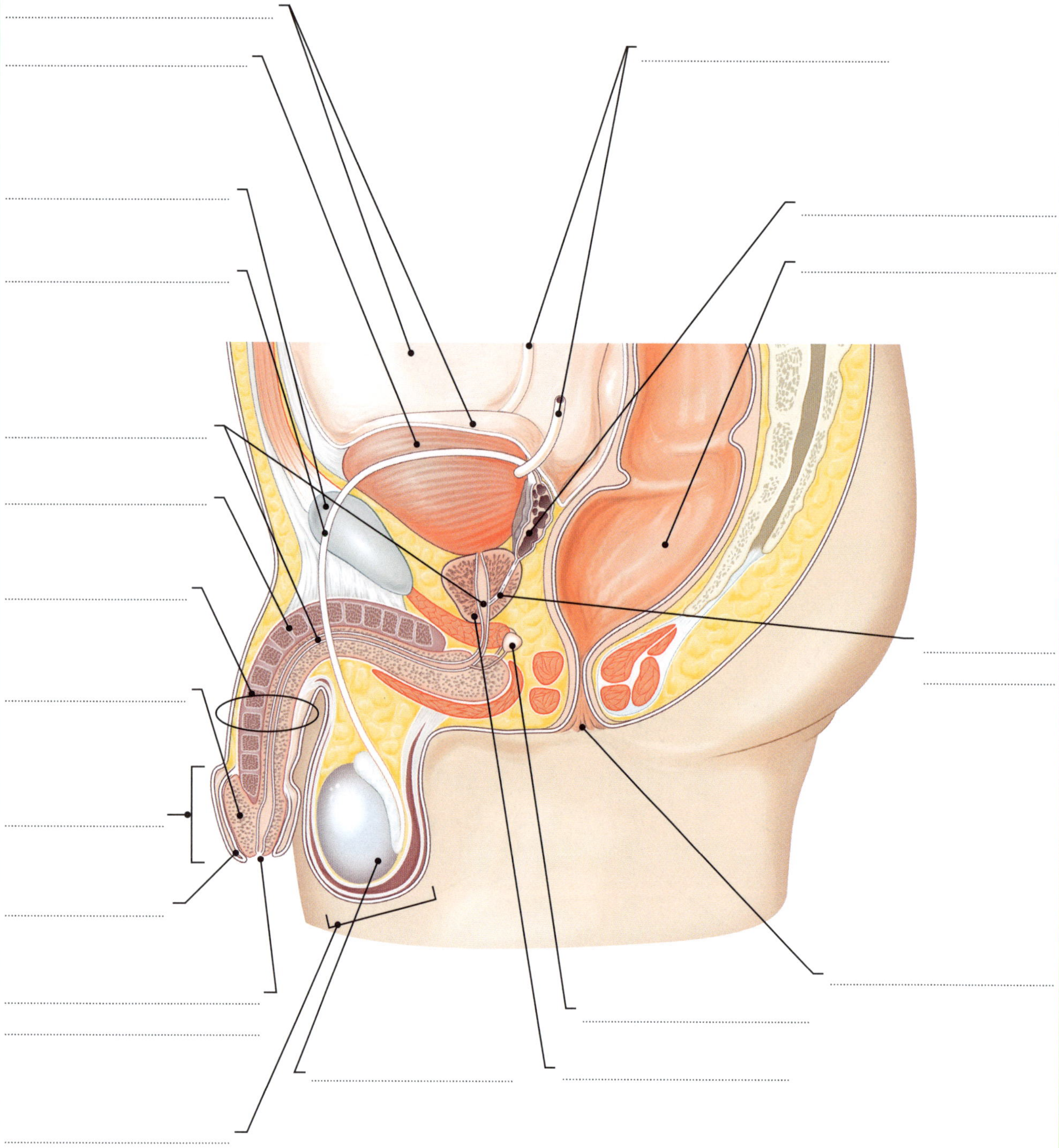

Figure 87. L'organisation générale de l'appareil génital masculin

Schéma légendé p. 108

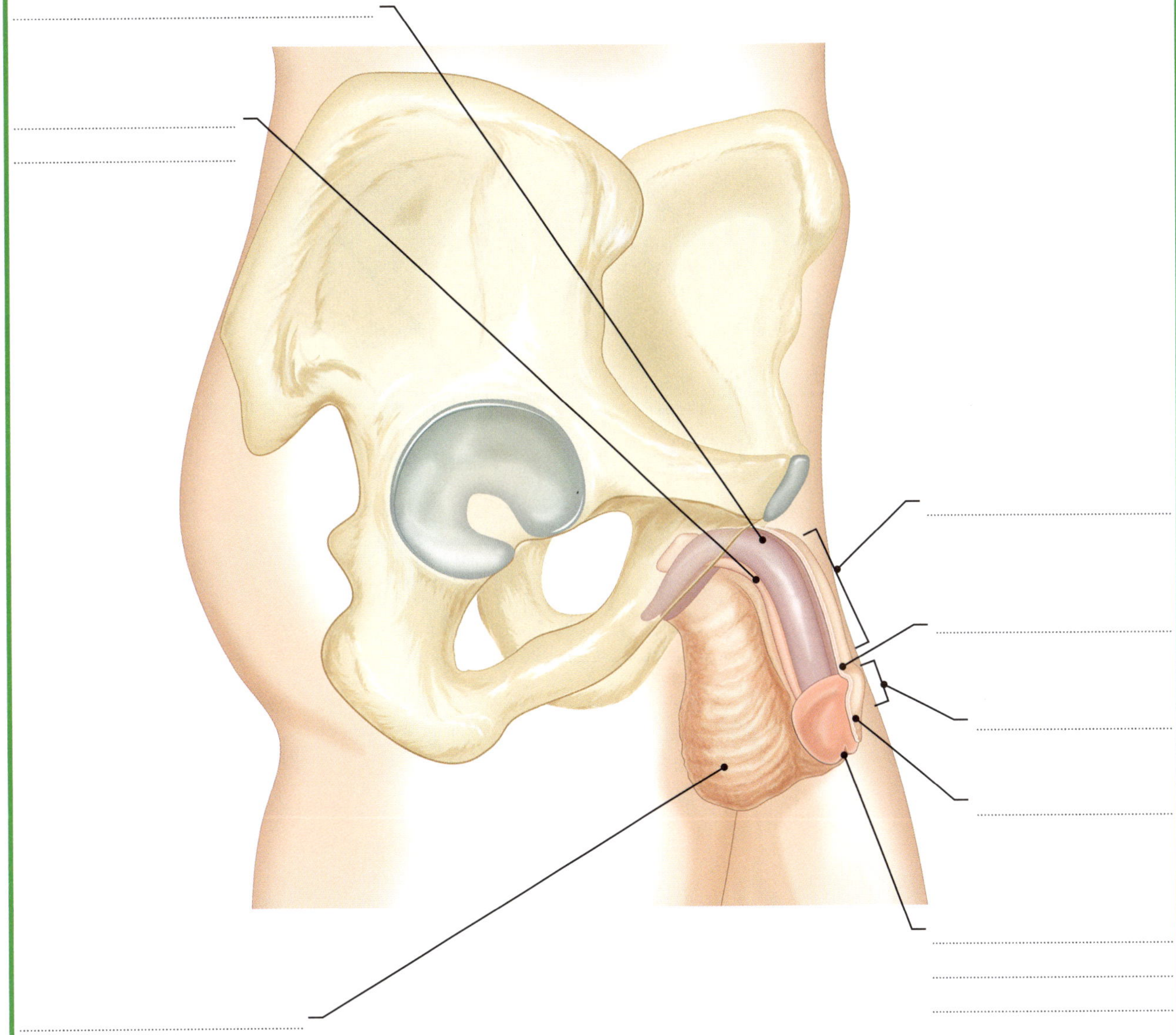

Figure 88. Les organes génitaux externes masculins

Schéma légendé p. 109

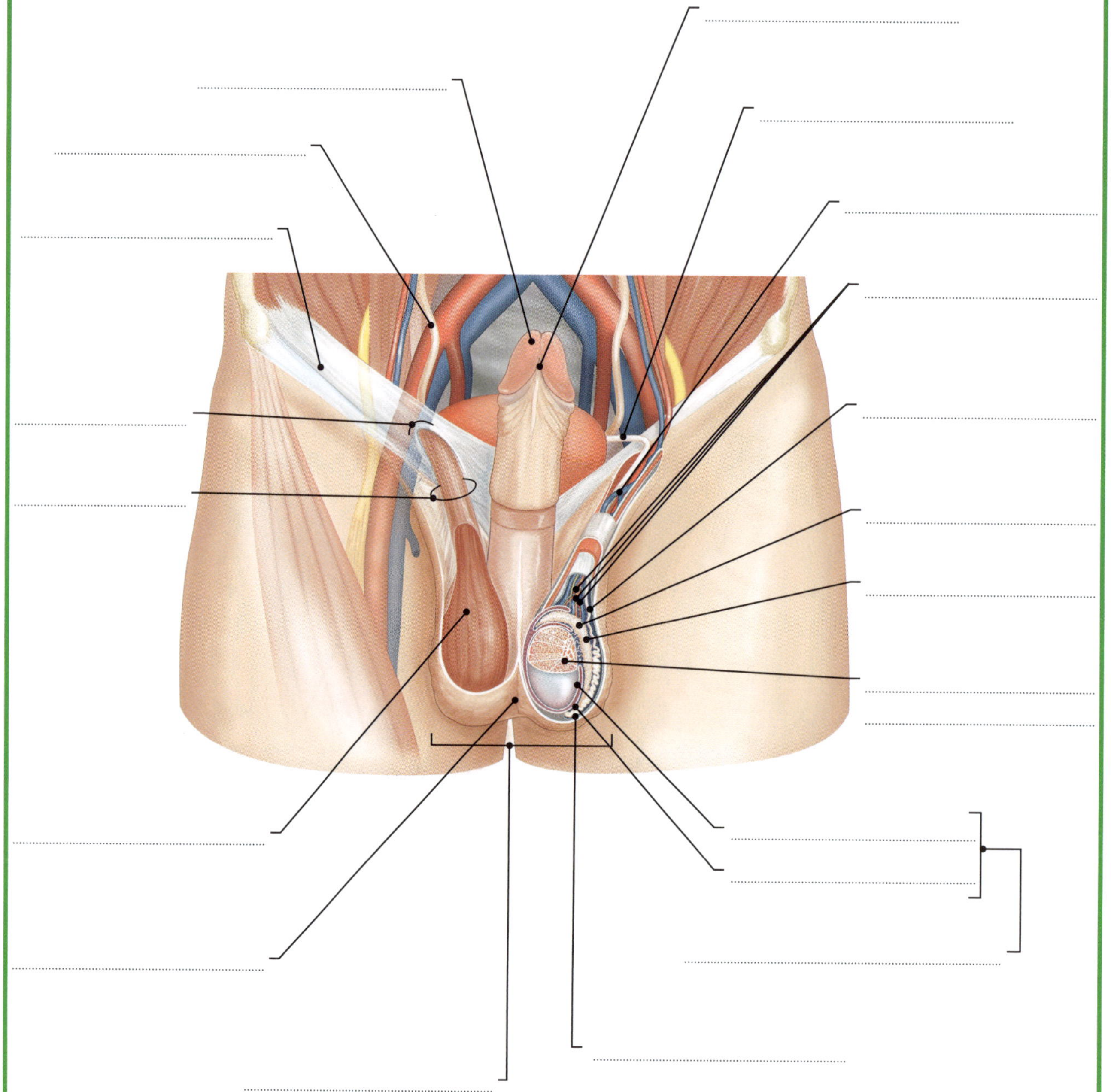

Figure 89. Les testicules, cordon et vascularisation (coupe sagittale)

Schéma légendé p. 110

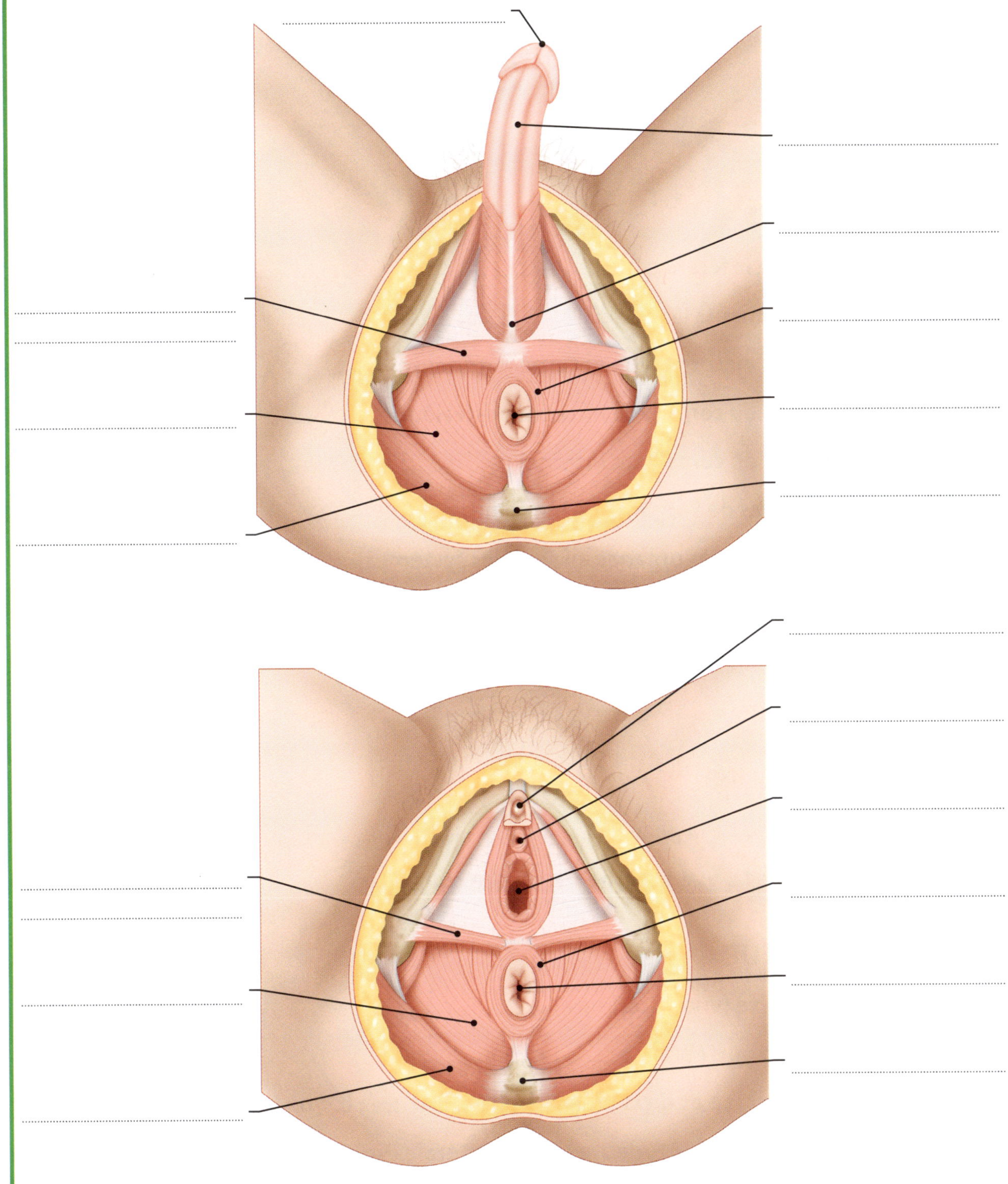

Figure 90. Les muscles du pelvis chez l'homme et la femme (vue inférieure en coupe)

Schéma légendé p. 111

TABLE DES MATIÈRES

SYSTÈME NERVEUX

SYSTÈME SENSORIEL